新编专科护理理论与护理实践

主编 陈艳琼 王颖竹 何莉莉 等

河南大学出版社
HENAN UNIVERSITY PRESS
·郑州·

图书在版编目（CIP）数据

新编专科护理理论与护理实践 / 陈艳琼等主编 . —
郑州 : 河南大学出版社 , 2020.8
ISBN 978-7-5649-4438-4

Ⅰ . ①新… Ⅱ . ①陈… Ⅲ . ①护理学 Ⅳ . ① R47

中国版本图书馆 CIP 数据核字 (2020) 第 159081 号

责任编辑： 付会娟
责任校对： 林方丽
封面设计： 卓弘文化

出版发行： 河南大学出版社
　　　　　地址：郑州市郑东新区商务外环中华大厦 2401 号
　　　　　邮编：450046
　　　　　电话：0371-86059750（高等教育与职业教育出版分社）
　　　　　　　　0371-86059701（营销部）
　　　　　网址：hupress.henu.edu.cn
印　　刷： 广东虎彩云印刷有限公司
版　　次： 2020 年 8 月第 1 版
印　　次： 2020 年 8 月第 1 次印刷
开　　本： 880 mm × 1230 mm　1/16
印　　张： 12.5
字　　数： 405 千字
定　　价： 76.00 元

编 委 会

前　言

　　随着现代医学模式的转变和医疗技术的发展，当今护理事业的发展比任何时候都更加迅速，人们对健康的重视日益增长，为了适应广大人民群众的需求，护理专业和护士的职能已经不仅仅只在医院、病房为住院病人服务，它的作用和职能已经延伸到社区和家庭，护理职能也在走向专业化。护理人员的角色和职能不断地更新，不仅仅只是执行医嘱和简单服从于医生，已经远远超过了护理专业形成的单一医院病人护理和在病房为病人进行基础护理。

　　本书主要内容包括：急性左心衰竭的护理、循环内科疾病的护理、神经外科疾病的护理、心脏大血管外科急救护理、血液透析护理、脊柱疾病的护理、老年人常见疾病与护理、儿科疾病的护理、烧伤各期的护理、感染科疾病的护理、眼科疾病患者的护理等内容。

　　为了进一步提高临床护理人员的护理水平，本编委会人员在编写过程中结合多年临床护理经验基础上，参考诸多书籍文献资料，认真编写了此书，全书结构编排合理、简明扼要、可操作性强，为临床护理工作提供了实践性很强的指导。可供各级临床护理人员参考使用。

　　由于编者水平有限加之经验不足，涉及面广，内容繁多而精深，书中难免存在疏漏之处，恳请广大读者不吝指正，以期再版完善。

编　者

2020 年 8 月

目　　录

第一章　临床常用护理技术

第一节　铺床

病床是病室的主要设备，是患者睡眠与休息的必须用具。患者，尤其是卧床患者与病床朝夕相伴，因此，床铺的清洁、平整和舒适，可使患者心情舒畅，增强治愈疾病的自信心，并可预防并发症的发生。

铺床总的要求为舒适、平整、安全、实用、节时、节力。常用的病床有：①钢丝床：有的可通过支起床头、床尾（二截或三截摇床）而调节体位，有的床脚下装有小轮，便于移动。②木板床：为骨科患者所用。③电动控制多功能床：患者可自己控制升降或改变体位。

病床及被服类规格要求是：①一般病床：高 60 cm，长 200 cm，宽 90 cm。②床垫：长宽与床规格同，厚 9 cm。以棕丝作垫芯为好，也可用橡胶泡沫，塑料泡沫作垫芯，垫面选帆布制作。③床褥：长宽同床垫，一般以棉花作褥芯，棉布作褥面。④棉胎：长 210 cm，宽 160 cm。⑤大单：长 250 cm，宽 180 cm。⑥被套：长 230 cm，宽 170 cm，尾端开口缝四对带。⑦枕芯：长 60 cm，宽 40 cm，内装木棉或高弹棉、锦纶丝棉，以棉布作枕面。⑧枕套：长 65 cm，宽 45 cm。⑨橡胶单：长 85 cm，宽 65 cm，两端各加白布 40 cm。⑩中单：长 85 cm，宽 170 cm。以上各类被服均以棉布制作。

一、备用床

（一）目的
铺备用床为准备接受新患者和保持病室整洁美观。

（二）用物准备
床、床垫、床褥、枕芯、棉胎或毛毯、大单、被套或衬单及罩单、枕套。

（三）操作方法
1. 被套法
（1）将上述物品置于护理车上，推至床前。
（2）移开床旁桌，距床 20 cm，并移开床旁椅置床尾正中，距床 15 cm。
（3）将用物按铺床操作的顺序放于椅上。
（4）翻床垫，自床尾翻向床头或反之，上缘紧靠床头。床褥铺于床垫上。
（5）铺大单，取折叠好的大单放于床褥上，使中线与床的中线对齐，并展开拉平，先铺床头后铺床尾。①铺床头：一手托起床头的床垫，一手伸过床的中线将大单塞于床垫下，将大单边缘向上提起呈等边三角形，下半三角平整塞于床垫下，再将上半三角翻下塞于床垫下。②铺床尾：至床尾拉紧大单，一手托起床垫，一手握住大单，同法铺好床角。③铺中段：沿床沿边拉紧大单中部边沿，然后，双手掌心向上，将大单塞于床垫下。④至对侧：同法铺大单。

（6）套被套：①S形套被套法（图1-1）：被套正面向外使被套中线与床中线对齐，平铺于床上，开口端的被套上层倒转向上约1/3。棉胎或毛毯竖向三折，再按S形横向三折。将折好的棉胎置于被套开口处，底边与被套开口边平齐。拉棉胎上边至被套封口处，并将竖折的棉胎两边展开与被套平齐（先近侧后对侧）。盖被上缘距床头15 cm，至床尾逐层拉平盖被，系好带子。边缘向内折叠与床沿平齐，尾端掖于床垫下。同上法将另一侧盖被理好。②卷筒式套被套法（图1-2）：被套正面向内平铺于床上，开口端向床尾，棉胎或毛毯平铺在被套上，上缘与被套封口边齐，将棉胎与被套上层一并由床尾卷至床头（也可由床头卷向床尾），自开口处翻转，拉平各层，系带，余同S形。

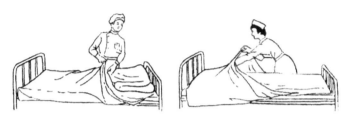

图1-1　S形套被套法

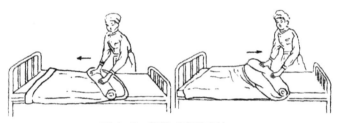

图1-2　卷筒式套被套法

（7）套枕套，于椅上套枕套，使四角充实，系带子，平放于床头，开口背门。

（8）移回桌椅，检查床单，保持整洁。

2. 被单法

（1）移开床旁桌、椅，翻转床垫、铺大单，同被套法。

（2）将反折的大单（衬单）铺于床上，上端反折10 cm，与床头齐，床尾按铺大单法铺好床尾。

（3）棉胎或毛毯平铺于衬单上，上端距床头15 cm，将床头衬单反折于棉胎或毛毯上，床尾同大单铺法。

（4）铺罩单，正面向上对准床中线，上端与床头齐，床尾处则折成斜（45°），沿床边垂下。转至对侧，先后将衬单、棉胎及罩单同上法铺好。

（5）余同被套法。

（四）注意事项

（1）铺床前先了解病室情况，若患者进餐或做无菌治疗时暂不铺床。

（2）铺床前要检查床各部分有无损坏，若有则修理后再用。

（3）操作中要使身体靠近床边，上身保持直立，两腿前后分开稍屈膝以扩大支持面增加身体稳定性，既省力又能适应不同方向操作。同时手和臂的动作要协调配合，尽量用连续动作，以节省体力消耗，并缩短铺床时间。

（4）铺床后应整理床单及周围环境，以保持病室整齐。

二、暂空床

（一）目的

铺暂空床供新入院的患者或暂离床活动的患者使用，保持病室整洁美观。

（二）用物准备

同备用床，必要时备橡胶中单、中单。

（三）操作方法

（1）将备用床的盖被四折叠于床尾。若被单式，在床头将罩单向下包过棉胎上端，再翻上衬单做 25 cm 的反折，包在棉胎及罩单外面。然后将罩单、棉胎、衬单一并四折，叠于床尾。

（2）根据病情需要铺橡胶中单、中单。中单上缘距床头 50 cm，中线与床中线对齐，床缘的下垂部分一并塞床垫下。至对侧同上法铺好。

三、麻醉床

（一）目的

（1）铺麻醉床便于接受和护理手术后患者。

（2）使患者安全、舒适和预防并发症。

（3）防止被褥被污染，并便于更换。

（二）用物准备

1. 被服类

同备用床，另加橡胶中单、中单二条。弯盘、纱布数块、血压计、听诊器、护理记录单、笔。根据手术情况备麻醉护理盘或急救车上备麻醉护理用物。

2. 麻醉护理盘用物

治疗巾内置张口器、压舌板、舌钳、牙垫、通气导管、治疗碗、镊子、输氧导管、吸痰导管、纱布数块。治疗巾外放电筒、胶布等。必要时备输液架，吸痰器、氧气筒、胃肠减压器等。天冷时无空调设备应备热水袋及布套各两只、毯子。

（三）操作方法

（1）拆去原有枕套、被套、大单等。

（2）按使用顺序备齐用物至床边，放于床尾。

（3）移开床旁桌椅等同备用床。

（4）同暂空床铺好一侧大单、中段橡胶中单、中单及上段橡胶中单、中单，上段中单与床头齐。转至对侧，按上法铺大单、橡胶中单、中单。

（5）铺盖被：①被套式：盖被头端两侧同备用床，尾端系带后向内或向上折叠与床尾齐，将向门口一侧的盖被三折叠于对侧床边。②被单式：头端铺法同暂空床，下端向上反折和床尾齐，两侧边缘向上反折同床沿齐，然后将盖被折叠于一侧床边。

（6）套枕套后将枕头横立于床头，以防患者躁动时头部碰撞床栏而受伤（图 1-3）。

（7）移回床旁桌，椅子放于接受患者对侧床尾。

（8）麻醉护理盘置于床旁桌上，其他用物放于妥善处理。

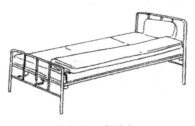

图 1-3　麻醉床

（四）注意事项

（1）铺麻醉床时，必须更换各类清洁被服。

（2）床头一块橡胶中单、中单可根据病情和手术部位需要铺于床头或床尾。若下肢手术者将单铺于床尾，头胸部手术者铺于床头。全麻手术者为防止呕吐物污染床单则铺于床头。而一般手术者，可只铺床中部中单即可。

（3）患者的盖被根据医院条件增减。冬季必要时可置热水袋两只加布套，分别放于床中部及床尾的盖被内。

（4）输液架、胃肠减压器等物放于妥善处理。

四、卧有患者床

（一）扫床法

1. 目的

（1）使病床平整无皱褶，患者睡卧舒适，保持病室整洁美观。

（2）随扫床操作协助患者变换卧位，又可预防褥疮及坠积性肺炎。

2. 用物准备

护理车上置浸有消毒液的半湿扫床巾的盆，扫床巾每床一块。

3. 操作方法

（1）备齐用物，推护理车至患者床旁，向患者解释，以取得合作。

（2）移开床旁桌椅，半卧位患者，若病情许可，暂将床头、床尾支架放平，以便操作。若床垫已下滑，须上移与床头齐。

（3）松开床尾盖被，助患者翻身侧卧背向护士，枕头随患者翻身移向对侧。松开近侧各层被单，取扫床巾分别扫净中单、橡胶中单后搭在患者身上。然后自床头至床尾扫净大单上碎屑，注意枕下及患者身下部分各层应彻底扫净，最后将各单逐层拉平铺好。

（4）助患者翻身侧卧于扫净一侧，枕头也随之移向近侧。转至对侧，以上法逐层扫净拉平铺好。

（5）助患者平卧，整理盖被，将棉胎与被套拉平，掖成被筒，为患者盖好。

（6）取出枕头，揉松，放于患者头下，支起床上支架。

（7）移回床旁桌椅，整理床单位，保持病室整洁美观，向患者致谢意。

（8）清理用物，归回原处。

（二）更换床单法

1. 目的

（1）使病床平整无皱褶，患者睡卧舒适，保持病室整洁美观。

（2）随扫床操作协助患者变换卧位，又可预防褥疮及坠积性肺炎。

2. 用物准备

清洁的大单、中单、被套、枕套，需要时备患者衣裤。护理车上置浸有消毒液的半湿扫床巾的盆，扫床巾每床一块。

3. 操作方法

（1）适用于卧床不起，病情允许翻身者（图1-4）。

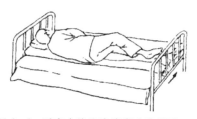

图1-4 卧有允许翻身患者床换单法

①备齐用物推护理车至患者床旁，向患者解释，以取得合作。移开床旁桌椅，半卧位患者，若病情许可，暂将床头、床尾支架放平，以便操作。若床垫已下滑，须上移与床头齐。清洁的被服按更换顺序

放于床尾椅上。②松开床尾盖被，助患者侧卧，背向护士，枕头随之移向对侧。③松开近侧各单，将中单卷入患者身下，用扫床巾扫净橡胶中单上的碎屑，搭在患者身上再将大单卷入患者身下，扫净床上碎屑。④取清洁大单，使中线与床中线对齐。将对侧半幅卷紧塞于患者身近侧，半幅自床头、床尾、中部先后展平拉紧铺好，放下橡胶中单，铺上中单（另一半卷紧塞于患者身下），两层一并塞入床垫下铺平。移枕头并助患者翻身面向护士。转至对侧，松开各单，将中单卷至床尾大单上，扫净橡胶中单上的碎屑后搭于患者身上，然后将污大单从床头卷至床尾与污中单一并丢入护理车污衣袋或护理车下层。⑤扫净床上碎屑，依次将清洁大单、橡胶中单、中单逐层拉平，同上法铺好。助患者平卧。⑥解开污被套尾端带子，取出棉胎盖在污被套上，并展平。将清洁被套铺于棉胎上（反面在外），两手伸入清洁被套内，抓住棉胎上端两角，翻转清洁被套，整理床头棉被，一手抓棉被下端，一手将清洁被套往下拉平，同时顺手将污棉套撤出放入护理车污衣袋或护理车下层。棉被上端可压在枕下或请患者抓住，然后至床尾逐层拉平后系好带子，披成被筒为患者盖好。⑦一手托起头颈部，一手迅速取出枕头，更换枕套，助患者枕好枕头。⑧清理用物，归回原处。

（2）适用于病情不允许翻身的侧卧患者（图1-5）。

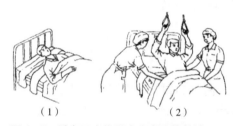

（1）　　　　　　　　（2）

图 1-5　卧有不允许翻身患者床换单法

①备齐用物推护理车至患者床旁，向患者解释，以取得合作。移开床旁桌椅，半卧位患者，若病情许可，暂将床头、床尾支架放平，以便操作。若床垫已下滑，须上移与床头齐。清洁的被服按更换顺序放于床尾椅上。②两人操作。一人一手托起患者头颈部，另一人一手迅速取出枕头，放于床尾椅上。松开床尾盖被，大单、中单及橡胶中单。从床头将大单横卷成筒式至肩部。③将清洁大单横卷成筒式铺于床头，大单中线与床中线对齐，铺好床头大单。一人抬起患者上半身（骨科患者可利用牵引架上拉手，自己抬起身躯），将污大单、橡胶中单、中单一起从床头卷至患者臀下，同时另一人将清洁大单也随着污单拉至臀部。④放下上半身，一人托起臀部，一人迅速撤出污单，同时将清洁大单拉至床尾，橡胶中单放在床尾椅背上，污单丢入护理车污衣袋或护理车下层，展平大单铺好。⑤一人套枕套为患者枕好。一人备橡胶中单、中单，并先铺好一侧，余半幅塞患者身下至对侧，另一人展平铺好。⑥更换被套、枕套同方法一，两人合作更换。

（3）盖被为被单式更换衬单和罩单的方法：①将床头污衬单反折部分翻至被下，取下污罩单丢入污衣袋或护理车下层。②铺大单（衬单）于棉胎上，反面向上，上端反折10 cm，与床头齐。③将棉胎在衬单下由床尾退出，铺于衬单上，上端距床头15 cm。④铺罩单，正面向上，对准中线，上端和床头齐。⑤在床头将罩单向下包过棉胎上端，再翻上衬单作25 cm的反折，包在棉胎和罩单的外面。⑥盖被上缘压于枕下或请患者抓住，在床尾撤出衬单，并逐层拉平铺好床尾，注意松紧，以防压迫足趾。

4. 注意事项

（1）更换床单或扫床前，应先评估患者及病室环境是否适宜操作。需要时应关闭门窗。

（2）更换床单时注意保暖，动作敏捷，勿过多翻动和暴露患者，以免患者过劳和受凉。

（3）操作时要随时注意观察病情。

（4）患者若有输液管或引流管，更换床单时可从无管一侧开始，操作较为方便。

（5）撤下的污单切勿丢在地上或他人床上。

第二节　鼻饲

鼻饲是将胃管经鼻腔插入胃内，从管内注入流质食物、药物及水分的方法。

一、适应证与禁忌证

（一）适应证

（1）不能经口进食者，如昏迷、口腔手术后、严重口腔疾患及张口困难（如破伤风患者），或吞咽功能障碍者。

（2）拒绝进食的患者。

（3）早产及病情危重的婴幼儿。

（二）禁忌证

（1）食管下段静脉曲张如肝硬化、门静脉高压者。

（2）食管梗阻的患者如食管狭窄、肿瘤等。

（3）鼻腔严重疾患者。

二、用物准备

治疗盘内备有治疗碗，碗内放消毒的胃管、镊子、纱布、压舌板、50 mL注射器、棉签、弯盘、胶布、液状石蜡、治疗巾、夹子或橡皮圈、听诊器、鼻饲流质饮食200 mL，适量温开水等。

三、操作方法

（一）插管法

（1）备齐用物，检查胃管是否通畅、完整，携至患者床旁。向清醒患者说明目的、方法，以取得患者合作。昏迷患者，应向家属解释。

（2）患者取坐位或半坐位，昏迷患者取仰卧位，头稍后仰，颌下铺治疗巾，弯盘置口角旁，检查并清洁鼻孔。

（3）测量长度，从前发际至剑突的长度。成人45～55 cm，婴幼儿14～18 cm，必要时做标记。

（4）用液状石蜡润滑胃管的前端，左手以纱布托住胃管，右手持镊子夹住胃管前端，沿着一侧鼻孔缓缓插入，到咽喉部时（约15 cm）嘱患者做吞咽动作，同时将胃管送至所需长度。

（5）昏迷患者因吞咽和咳嗽反射消失，不能合作。当胃管插至14～16 cm时，用左手将患者头部托起，使下颌靠近胸骨柄，以增大咽喉部的弧度，便于胃管前端沿咽后壁下滑，徐徐插至所需长度。

（6）用胶布将胃管固定于上唇或鼻翼两侧，待验证胃管在胃内后，再将胃管固定于面颊部。验证胃管在胃内的方法：①连接注射器，回抽有胃液吸出。②用注射器注入10 mL空气，同时用听诊器在胃部听到气过水声。③将胃管末端置于盛清水的杯中，无气体逸出；如有大量的气体逸出，表示误入气管内，应立即拔出。

（7）胃管外露口接注射器，有胃液抽出，先注入少量温开水，再缓慢注入流质液或药液（如为药片应研碎溶解后注入）。注毕再注入少量温开水，以冲净管内食物。

（8）将胃管提高，使液体流入胃内。将开口端反折，用纱布包好、夹子夹紧，再用别针固定于枕旁。必要时记录鼻饲量。

（9）撤去弯盘、治疗巾，整理床单位，将注射器冲净放入治疗盘内备用，用物每日消毒一次。

（二）拔管法

如患者停止鼻饲或长期鼻饲，为减少黏膜刺激，更换胃管时，需拔管。

（1）弯盘置患者口角旁，取下别针，轻轻揭去胶布。

（2）一手用纱布包裹鼻孔处的胃管，另一手拔管，拔到咽喉处时快速拔出，以免液体滴入气管，胃管放于弯盘中，必要时，用汽油擦拭胶布痕迹。

（3）撤去弯盘帮助患者取合适的卧位，整理床单位。

四、注意事项

（1）插管动作应轻稳，特别是通过食管三个狭窄处时（环状软骨水平处、平左支气管分叉处、食管穿膈肌处），以免损伤食管黏膜。

（2）插管过程中注意观察患者，若患者出现恶心，应停插片刻，嘱患者深呼吸以减轻不适，随后迅速将胃管插入。如胃管插入不畅时，应检查胃管是否盘在口中，若在口中盘曲，应拔出重插。如患者出现呛咳、呼吸困难、发绀等情况，表示误入气管，应立即拔出，待患者好转后重插。

（3）再次注食前，应确定胃管在胃内方可注入，每次鼻饲量不超过 200 mL，间隔时间不少于 2 h。

（4）长期鼻饲者，应每天进行口腔护理，以防并发症的发生。胃管每周更换一次，一般于晚间最后一次注食后拔出，翌日晨由另一侧鼻孔插入。

第三节　导尿

导尿是在无菌条件下，将无菌导尿管插入膀胱引出尿液的方法。导尿术常用于尿潴留、尿细菌培养或昏迷、休克、烧伤等危重患者，需准确记录尿量或做某些化验，以观察病情，如糖尿病昏迷时观察尿糖变化等。

一、导尿目的

（1）采集无菌尿标本，做细菌培养。

（2）测量膀胱容量、压力和残余尿量，鉴别尿闭和尿潴留，以助诊断。

（3）为尿潴留患者放出尿液，解除痛苦。

（4）抢救休克及危重患者时，留置尿管，可记录尿量、尿比重，以观察肾功能。

（5）为膀胱内肿瘤患者进行膀胱内化疗。

二、用物准备

治疗盘内放无菌导尿包（包内有：导尿管 2 根、血管钳 2 把、弯盘、药杯、液状石蜡棉球、洞巾、治疗碗、培养试管、纱布 2 块、棉球 7 个），治疗碗 1 个、血管钳 1 把、棉球数个、手套、橡胶单、治疗巾等。若为男患者导尿需另加纱布 2 块。

三、操作方法

（一）女患者导尿术

女性尿道短，长 3 ~ 5 cm，富扩张性。尿道外口在阴蒂下方呈矢状裂。

（1）护士着装整洁、洗手、戴口罩。在治疗室备齐用物放在治疗车上推至病员床旁，关闭门窗，用屏风遮挡，使其平卧，向患者说明目的，取得合作。

（2）操作者站于患者右侧，松开近侧床尾盖被，帮助患者脱去对侧裤腿，盖于近侧腿上，两腿屈曲外展，暴露外阴部。

（3）垫橡胶单、治疗巾于臀下，弯盘置会阴处。

（4）治疗碗置弯盘后，左手戴一次性手套，右手持血管钳夹紧消毒棉球。按自上而下、由外向内的顺序依次擦洗阴阜、大阴唇，用左手分开大阴唇，擦洗小阴唇，尿道口和肛门。一个棉球只用一次，脱去手套放于弯盘，将治疗碗、弯盘放于治疗车下层。

（5）置导尿包于患者两腿间并打开，夹0.5%碘附棉球于药杯内，戴无菌手套，铺洞巾，使其与导尿包形成一无菌区。用液状石蜡棉球润滑导尿管前端放于碗内备用。

（6）弯盘置于会阴处，左手拇指、示指分开小阴唇，右手用血管钳夹0.5%碘附棉球由内向外、由上向下分别消毒尿道口、小阴唇，每个棉球只用一次，弯盘移至床尾。

（7）将治疗碗放于洞巾旁，右手持血管钳夹导尿管，对准尿道口轻轻插入4～6 cm，见尿液出后，再插入1 cm，然后用左手距尿道口2 cm处固定尿管，使尿液流入碗内。

（8）需做尿培养时，用无菌试管接取尿液约5 mL，放于适当处。

（9）导尿完毕，拔出导尿管置弯盘内，撤下洞巾，擦净外阴，脱去手套为患者穿裤，取合适的卧位。整理床单，清理用物、做好记录，将尿标本贴好标签后送验。

（10）如需留置导尿管时，用胶布固定牢固，或使用双腔导尿管向囊腔内注入无菌生理盐水10～15 mL。导尿管的管端连接无菌尿袋并固定于床旁。

（11）撤去屏风，开窗通风。

（二）男患者导尿术

男性尿道18～20 cm，有两个弯曲：即耻骨前弯和耻骨下弯，前弯能活动，下弯是固定的。有三个狭窄部：即尿道内口膜部和尿道外口。导尿时必须掌握这些特点，才能使导尿顺利进行。

（1）备齐用物，携至病员床旁，向患者说明目的，取得合作，查对患者。关闭门窗，遮挡患者。

（2）患者仰卧，两腿平放分开，脱下裤子至膝部，露出会阴部，用毛毯及棉被盖好上身及腿部。

（3）操作者站于患者右侧，垫橡胶单、治疗巾于臀下，弯盘置会阴处。左手戴一次性手套，用纱布裹住阴茎提起并将包皮向后推，露出尿道口。

（4）右手持血管钳夹0.5%碘附棉球自尿道口向外旋转擦拭消毒数次，注意擦净包皮及冠状沟，一个棉球只用一次。脱手套放于弯盘内，将弯盘放于治疗车下层。

（5）将导尿包置患者两腿之间打开，夹取0.5%碘附棉球于药杯内，戴手套、铺洞巾，润滑导尿管前端。左手用无菌纱布包裹阴茎并提起与腹壁成60°角，将包皮后推，露出尿道口，用消毒棉球消毒尿道口及龟头。

（6）右手持血管钳夹导尿管，轻轻插入20～22 cm，见尿液流出，再插入1～2 cm，左手固定尿管，尿液流入治疗碗内。

（7）如插管过程中有阻力，可稍停片刻，嘱患者深呼吸，徐徐插入，避免暴力，以免损伤尿道黏膜。

（8）如做尿培养，取5 mL尿液于无菌试管内，放于稳妥处。

（9）尿导完毕，将导尿管慢慢拔出并置于弯盘中，倒掉尿液、撤下洞巾，用纱布擦净外尿道口及外阴部。

（10）如需留置导尿管时，用胶布固定牢固，或使用双腔导尿管向囊腔内注入无菌生理盐水10～15 mL。导尿管的管端连接无菌尿袋并固定于床旁。

（11）脱手套，整理用物，撤去橡胶单、治疗巾，帮助患者穿好裤子，取合适的位置，整理床单。做好记录，将尿标本贴好标签后送检。

（12）撤去屏风，开窗通风。

四、注意事项

（1）必需严格执行无菌操作原则，用物严格消毒灭菌，以防医源性感染。

（2）保持导尿管的无菌，一经污染必须更换。为女患者导尿时，如误入阴道，应更换导尿管。

（3）选择光滑、粗细适宜的导尿管，插管动作要轻、慢，以免损伤尿道黏膜。

（4）若膀胱高度膨胀，患者又极度衰弱时，第一次放尿不应超过1 000 mL。因大量放尿，可导致腹腔内压力突然降低，大量血液滞留于腹腔血管内，引起血压突然下降而产生虚脱。另外，膀胱突然减压，可引起膀胱黏膜急剧充血发生血尿。

（5）测定残余尿量时，先嘱患者自解小便，然后导尿。剩余尿量一般为 5 ~ 10 mL，如超过 100 mL，可考虑留置导尿管。

（6）留置导尿管时，每日用 0.2% 碘附棉球擦洗 1 ~ 2 次，每天更换无菌尿袋，每周更换导尿管 1 次（双腔尿管 20 ~ 30 天更换 1 次）。

（7）做尿培养时，应留取中段尿于无菌试管中送检。

第二章 急性左心衰竭的护理

第一节 概述

一、概念

充血性心力衰竭（congestive heart failure）又称心力衰竭（heart failure），是指因心肌病变或长期负荷过重等疾病，心肌收缩力减弱或舒张功能障碍，心排血量减少，不能满足机体组织细胞代谢需要，同时静脉血回流受阻，静脉系统瘀血，引发血流动力学、神经体液的变化，从而出现一系列的症状和体征。根据心力衰竭的发展过程，可分为急性和慢性心力衰竭；根据心脏收缩、舒张功能障碍，分为收缩性心力衰竭和舒张性心力衰竭；又有根据解剖部位，分为左心衰竭、右心衰竭及全心衰竭。

心力衰竭和心功能不全（cardiac insufficiency）在本质上是一致的，故常把这两个概念等同起来，但其含义不尽相同，前者仅指心功能失代偿阶段，而后者包括心功能正常代偿发展到失代偿整个过程，范围较前者为广。

急性心力衰竭是指由于急性心脏病变引起心排血量显著、急骤降低导致组织器官灌注不足和急性瘀血综合征，临床上最常见的是急性左心衰竭，是 CCU 常见的急危重症之一，患者起病急骤，若不及时抢救或处理不当可直接危及患者生命。

二、急性左心衰竭的病因

明确心力衰竭发生的病因是很重要的，解除病因或减少其已形成的损害是治疗心力衰竭最根本的治疗。下列各种原因，使心脏排血量在短时间内急剧下降，甚至丧失排血功能，即可引起急性左心衰竭。

1. 急性弥漫性心肌损害引起心肌收缩无力

如急性心肌炎、AMI 时左心室排血量急剧下降，肺循环压力升高。

2. 心脏负荷增加（包括前负荷和后负荷）

如血压突然显著升高引起后负荷突然增加；主动脉窦瘤破裂，大量经主动脉反流进入心房或心室，致使心脏前负荷显著增加。

3. 严重的风湿性心瓣膜病

二尖瓣狭窄，尤其伴有心动过速时，心室舒张期缩短，左心房的血液不能充分地流入左心室，左心房瘀血扩张，因而引起肺静脉压升高。

4. 心脏阻力负荷加重

急性机械性阻塞引起的心脏阻力负荷过重，至排血受阻，如心室流出道梗阻、心房内球瓣样血栓或黏液瘤嵌顿，动脉总干或大分支栓塞等。

5. 严重的心律失常

如室性心动过速（简称室速）和其他发作较久的快速性心律失常或严重的心动过缓等，使心脏排血量显著减少，导致左心房及肺静脉压升高。

6. 输液不当

输液的过多过快使左心的前负荷突然增加而引起急性左心衰竭。

7. 急起的心室舒张受限制

如急性心包积液或积血等。

8. 其他诱因

感染、劳累或情绪激动、妊娠等。其中肺部感染是最常见诱发心力衰竭的因素，主要是因为呼吸道感染是常见病、多发病，而且大多数的心力衰竭病人伴有程度不同的肺瘀血，更易发生肺部感染。

第二节　急性左心衰竭的临床表现

主要表现为肺充血后引起的症状，现概括如下。

一、呼吸困难

1. 劳力性呼吸困难

这是左心衰竭最早出现的征象，起初在剧烈劳动时如上楼梯、跑步、持重行路等出现呼吸困难，休息后可缓解，故称为劳力性呼吸困难。此是由于劳动促使回心血量增加，在右心功能正常时，更促使肺瘀血加重的缘故。随着心功能的进一步减退，呼吸困难逐渐加重，以至于在轻体力劳动或情绪激动甚至交谈时都可以出现呼吸困难。

2. 端坐呼吸

端坐呼吸是急性左心衰竭的特有体征。随病情的进展，轻度体力活动即感呼吸困难，严重者休息时也感呼吸困难，以致被迫采取半卧位或坐位，称为端坐呼吸（迫坐呼吸）。表现为患者平卧时呼吸急促，斜卧或端坐时症状可明显缓解。其产生机制是坐位可使血液受重力影响，多积聚在低垂部位如下肢与腹部，回心血量较平卧时减少，肺瘀血减轻，同时坐位时横膈下降，肺活量增加，使呼吸困难减轻，减少肺充血。

3. 阵发性夜间呼吸困难

为急性左心衰竭肺瘀血急性加重的临床表现，典型表现为患者在夜间平卧后或熟睡数小时后突然惊醒，感胸闷气急、呼吸急促，可伴有频繁咳嗽，咳泡沫样痰及哮鸣。端坐后方可好转。其产生机制是由于平卧位时，下肢及腹腔的血液逐渐回流至右心室和肺，当肺毛细血管压达到临界点时，液体外渗至肺间质，影响了肺的气体交换，出现呼吸困难，再加上熟睡后呼吸中枢敏感性降低，因此患者的肺充血必须达到严重阶段时才会因气喘而惊醒，故被迫采取端坐体位。

4. 急性肺水肿

为急性左心衰竭的主要表现。急性肺水肿时肺毛细血管压迅速升高，当肺毛细血管压升高超过血浆胶体渗透压时，液体即从毛细血管漏到肺间质、肺泡甚至气道内，引起肺水肿。此时肺毛细血管楔嵌压多在 30 mmHg（4 kPa）以上。典型发作为突然、严重气急，呼吸可达 30 ~ 40 次 /min，患者呈端坐呼吸，烦躁不安，咳嗽，皮肤苍白、湿冷、口唇发绀、大汗、常咯出大量泡沫样稀薄痰，严重者可从口腔和鼻腔内涌出大量粉红色泡沫样痰，肺部可听到哮鸣音，称心源性哮喘。两肺可布满湿啰音，血压可下降，甚至休克。

二、咳嗽和咯血

咳嗽和咯血是急性左心衰竭的常见症状。咳嗽是由于肺静脉压力升高，肺泡和支气管黏膜充血刺激所引起。充血扩张的肺毛细血管破裂时可引起咯血，肺毛细血管高压时也可以渗出少量的血液，如急性肺水肿时出现的血性泡沫痰，但很少引起大量咯血。

三、体征

除原有心脏病体征外，还可有以下体征：

（1）心脏扩大（以左心室的扩大为主），心尖区可闻及舒张期奔马律，多发生在舒张早期，但常被肺部水泡音掩盖。心界扩大常常提示器质性心脏病的存在，为诊断心力衰竭提供诊断线索。舒张期奔马律的存在对诊断急性左心衰竭具有较高的特异性。

（2）因多有肺动脉高压，肺动脉瓣听诊区可出现第二心音亢进；心肌收缩力减弱，故心尖区第一心音减弱，亦可听到第三心音及舒张期奔马律；心率增快，若合并心律失常时可出现心律不整齐。瓣膜病、先天性心脏病以及主动脉窦瘤破裂的患者可以闻及心脏杂音。

（3）端坐呼吸，呼吸频率显著增快，可达 30 ~ 50 次 /min，晚期出现呼吸衰竭时可出现呼吸减慢或呼吸节律的改变。由于肺毛细血管压的增高，液体外渗至肺泡，故两肺可听到散在湿性啰音，又因受重力的影响，肺下垂部位的瘀血相对较为严重，故湿啰音多位于双肺的底部及背部。重症者两肺满布湿啰音并伴有哮鸣音。肺部啰音是诊断急性左心衰竭的重要体征之一，在实际工作中常需注意以下几点：①急性左心衰竭的早期可能只有间质性肺水肿，而肺泡尚未出现明显的渗出，则此时可能没有湿性啰音，或仅有哮鸣音；②急性左心衰竭典型的啰音是双侧对称、均匀的中等水泡音；③经正规抗心力衰竭治疗后病人症状改善则啰音明显减少；④因肺部感染诱发的急性左心衰竭，其肺部啰音不典型，难以与肺部感染相鉴别。

（4）可出现交替脉，即脉搏的节律正常，而强弱交替出现。其产生机制目前认为是参与心室收缩的心肌纤维数量不同所造成的。当部分心肌处于相对不应期时，不能兴奋收缩，因此参与收缩的心肌纤维较少，心室的收缩力就较弱，心排血量较少，故脉搏较弱；在下一次收缩时，全部心肌均恢复应激参与收缩过程，故心排血量明显增多，产生强脉搏。

（5）严重急性左心衰竭可以出现皮肤及黏膜发绀、血压下降、神志改变等心源性休克的体征。

四、实验室检查

1. X 线胸片

胸部 X 线早期可表现为肺间质云絮状影、肺纹理增粗、肺门阴影模糊，重症时可见蝴蝶形大片阴影由肺门呈放射状向周围扩展，甚至扩展为全肺野模糊阴影。胸片可以作为急性左心衰竭和肺部疾患的初步鉴别线索。

2. 心电图

心电图的表现一般并无特异性，但可以看到以下能提示左心衰竭的诊断线索：①左心室肥大，左心房扩大；②窦性心动过速；③快速心房颤动或其他快速性心律失常；④房室传导阻滞或显著的心动过缓；⑤ST 段的显著下移或抬高，多提示心肌的急性损伤。

3. 超声心动图

超声心动图是确诊急性左心衰竭最重要的诊断措施，它可以直接测定心脏的大小、结构、心功能（包括收缩及舒张功能）、肺动脉压力等客观指标，因而对心源性哮喘和支气管哮喘的鉴别诊断具有重要的参考价值。

4. 血气分析

多出现氧分压降低、氧饱和度降低（高浓度吸氧下常低于 95%）、二氧化碳分压降低、呼吸性碱中毒和代谢性酸中毒。

5. 其他

心肌炎和心肌梗死合并急性左心衰竭时心肌酶学升高，肌钙蛋白阳性等。

第三节　急性左心衰竭的诊断与鉴别诊断

一、诊断

急性左心衰竭是一组复杂的综合征，其诊断是一项综合病因、病史、症状、体征及各辅助检查而做出的诊断。根据典型症状和体征，诊断急性左心衰竭并不困难。迅速出现的呼吸困难，咯粉红色泡沫痰，心尖部舒张期奔马律，双肺布满湿啰音、哮鸣音，既可以基本上确立急性左心衰竭的诊断。进一步做辅助检查可以确立诊断。对诊断急性左心衰竭比较有价值的辅助检查：X 线显示肺水肿征象；心脏彩超提示器质性心脏病（如瓣膜病变、先天性结构缺损、心腔扩大等）以及射血分数显著降低；心电图显示心房和心室的肥大、能够诱发心力衰竭的严重心律失常以及心肌急性坏死的心电图变化；血流动力学检查示肺毛细血管楔嵌压增高。

二、心力衰竭程度的判定

1. 纽约心脏病学会（NYHA）心功能分级

临床上根据患者的心脏功能状态分为四级，若以心力衰竭来划分，则分Ⅲ°，心功能二级相当于心力衰竭Ⅰ°，其余类推：①心功能一级，有心血管疾病，但一切劳动都不受限制（无症状）；②心功能二级（心力衰竭Ⅰ°），能胜任一般日常劳动，但做较重体力活动可引起心悸，气短等心功能不全症状；③心功能三级（心力衰竭Ⅱ°），休息时无任何不适，但做普通日常活动时即有心功能不全表现；④心功能四级（心力衰竭Ⅲ°），任何活动均有症状，即使在卧床休息时，亦有心功能不全症状。

2. Killips 分级

对 AMI 合并左心功能不全者，采用 Killips 分级则更为准确。其判断标准为：①心功能Ⅰ级，病人无明显心功能不全表现，肺部无湿性啰音；②心功能Ⅱ级，双测肺部出现对称的中、小水泡音，范围不超过肺野的一半；③心功能Ⅲ级，双测肺部出现对称的中、小水泡音超过肺野的一半，有第三心音奔马律，常有窦性心动过速，常表现为急性肺水肿；④心功能Ⅳ级，出现心源性休克；⑤心功能Ⅴ级，同时出现心源性休克和急性左心衰竭，病死率极高。

三、急性左心衰竭的鉴别诊断

主要与支气管哮喘及其他原因引起的休克相鉴别。

1. 急性左心衰竭发生肺水肿时，肺部哮鸣音应与支气管哮喘鉴别

支气管哮喘患者多有长期哮喘发作病史或慢性呼吸道疾病病史，发作可与过敏因素有关，双肺有哮鸣音，但无心脏有关体征，咳白色黏痰，肺毛细血管嵌压不高，血气分析多有动脉血二氧化碳分压增高。心浊音界向左扩大、心尖部奔马律有利于肺水肿的诊断。有时病史不明确或者心脏及呼吸系统的病史均有，则鉴别诊断较困难，可先给予中性处理（如吸氧、激素、氨茶碱、洋地黄等），然后借助辅助检查如心脏超声、胸片、血气分析等进行鉴别诊断。

2. 出现咯血时应与支气管扩张鉴别

二尖瓣狭窄的病人常常在劳力性呼吸困难的基础上出现咯血，一般为小量咯血，偶有大咯血。查体心脏扩大、心脏杂音，支持左心衰竭。而支气管扩张常在长期反复支气管感染，出现反复咳大量脓痰的基础上出现大咯血，肺部有局限性湿啰音或无体征，可见杵状指，而心脏无阳性体征。

3. 急性左心衰竭时合并心源性休克与其他原因引起的休克鉴别

心源性休克时静脉压、肺毛细血管嵌压和心室舒张末期压升高，且伴有急性左心衰竭的所有临床表现，与其他原因引起的休克不同。

4. 与其他原因引起呼吸困难相鉴别

其他原因引起急性呼吸困难的原因有气胸、大量胸腔积液、肺栓塞等。气胸有典型的肺部体征（气

管移位、病变侧肺部的叩诊过清音、呼吸音减弱或消失），胸部透视或胸片可以确诊。大量胸腔积液也有典型的肺部体征（一侧肺部叩诊浊音，呼吸音减弱或消失）以及 X 线表现，不难鉴别。肺栓塞时肺部听诊往往无明显的体征，心脏彩超主要表现为肺动脉系统和右心系统的病变，肺部螺旋 CT 有助于确诊。

第四节　急性左心衰竭的治疗

急性左心衰竭是 CCU 急症，病情危急，必须及时诊断，积极迅速抢救，治疗措施必须是以解除或缓解症状为首要的任务，尤其是缺氧和高度的呼吸困难，这些均具有致命的威胁。

一、治疗原则

（1）病因治疗是缓解和根本消除肺水肿的积极措施。

（2）迅速减轻心脏前、后负荷，降低左房压和（或）左室充盈压，增加左室心搏量。

（3）加强心肌收缩力，可使用正性肌力药物如洋地黄类。

（4）充分供氧，纠正低氧血症，必要时正压通气或呼吸末正压通气，维持气道通畅。

（5）降低肺毛细血管压，减少肺泡内液体渗入，保证气体交换。

二、治疗措施

1. 减少静脉回流

患者取坐位或半卧位，两腿下垂，以减少静脉回流，必要时，可加止血带于四肢，轮流结扎三个肢体，每 5 min 换一肢体，平均每肢体扎 15 min，放松 5 min，以保证肢体循环不受影响，可降低前负荷，减少回心血量。

2. 吸氧

通过鼻导管或面罩加压高流量给氧，6 ~ 8 L/min，加压给氧不仅能纠正缺氧，还可通过增高肺泡和胸腔内压力，减少液体渗入肺泡内和降低静脉回心血量，同时静脉回流受阻还使周围静脉压增高，有利于液体自血管内漏入组织间隙，循环血量也因此减少。可选用 20% ~ 70% 乙醇为湿化液后吸入，因乙醇能降低泡沫的表面张力使泡沫破裂，从而改善通气，应避免使用 70% 以上的乙醇作为湿化剂。也可选用消泡剂（为硅溶液）气雾，以减少肺部泡沫的形成。面罩给氧较鼻导管给氧效果好，对于神志不清的病人或面罩给氧后氧饱和度仍低于 80% 者，可考虑用气管插管以呼吸机供氧。

3. 镇静

皮下注射（重症病人可直接静脉注射）吗啡稀释液 5 ~ 10 mg，可使病人安静，并可迅速扩张外周血管，减少回心血量，降低左房压，减轻呼吸困难。还可降低周围动脉阻力，从而减轻左室后负荷，增加心排血量。并可降低交感神经的兴奋性，减少呼吸做功，松弛呼吸道平滑肌，有利于改善通气。如有呼吸抑制或老年人、神志不清、休克或已合并严重肺部感染者禁用（已经呼吸机辅助呼吸者则不受限制）。

4. 快速利尿

静脉给予作用快而强的利尿剂如呋塞米 20 ~ 40 mg 或利尿酸钠 25 ~ 40 mg 静脉注射，前者在利尿作用开始前即可通过扩张静脉系统降低左房压，减轻呼吸困难症状。大量利尿可减少血容量，进一步使左房压下降。对血压偏低的患者，尤其是 AMI 或主动脉狭窄引起的肺水肿应慎用，以免因大量利尿引起低血压或休克。同时应注意防止或纠正大量利尿时所伴发的低钾血症。

5. 正性肌力药物

对于因 AMI 导致的急性左心衰竭，洋地黄类药物应禁用或慎用，对于其他病因引起的急性左心衰竭，洋地黄类药物目前仍是首选。一般选用毛花苷 C 或毒毛旋花子甙 K 等缓慢静脉注射。该类药物的作用机制是增加钙离子进入细胞内，促进心肌收缩，它还能够刺激迷走神经，降低房室传导速度，减慢心率，延长舒张期，增加心室充盈，在一定的范围内增加心排血量。对二尖瓣狭窄所引起的肺水肿，除伴有心室率快的心房颤动外，不用强心药，以免因右心室输出量增加而加重肺充血。有洋地黄禁忌者，可使用多巴胺或多巴酚丁胺，持续静脉注射，剂量为 2 ~ 10 μg/（kg·min），对合并低血压者更为适用。

6. 氨茶碱

对伴有支气管痉挛者可选用氨茶碱 0.25 g 加入 10% 葡萄糖液 20 mL 稀释后静脉缓慢注入（15 ~ 20 min 注完），可减轻支气管痉挛，减轻呼吸困难，还可能增强心肌收缩，扩张周围血管，降低肺动脉和左房压，扩张冠状动脉和加强利尿而减少心肌负担。因有可能会引起室性期前收缩或室性心动过速，故对合并有快速性心律失常的患者应慎用。

7. 血管扩张剂

血管扩张剂治疗心力衰竭的基本原理是通过减轻前或（和）后负荷来改善心脏功能。常用的血管扩张剂种类繁多，根据其主要作用机制可为分：①静脉扩张剂即容量血管扩张剂，如硝酸甘油和二硝酸异山梨醇等。该类药物主要作用于静脉系统，对阻力血管的作用不强，但大剂量可直接扩张动脉，引起血压显著下降。可直接扩张容量血管，使静脉系统容量增大，减低静脉张力，右心回血量减少，从而降低心室舒张末压，减轻心脏前负荷，心室收缩时室壁张力下降，心肌耗氧量减少，有利于心功能改善。含服该类药物后可显著降低肺毛细血管楔嵌压、左室充盈压，但心排血量或心搏血量无大改变。硝酸甘油 0.6 mg 含服，只维持 20 ~ 30 min，二硝酸异山梨醇 5 mg 含服，可维持 60 ~ 90 min。现多获取硝酸甘油持续微量泵静脉注射，在剂量上可以随时根据血压调整，比含服硝酸甘油更为安全可靠。②小动脉扩张剂，如肼屈嗪等。心力衰竭时，由于心排血量减少，交感神经系统受到兴奋，导致外周血管收缩，左室射血阻力增加，后负荷加重。该类药物可以降低动脉压力，减少左心室射血阻力，因而心搏出量和心排出量增加，但可以引起反射性心率增快，故现已少用。③小动脉和静脉扩张剂，如硝普钠、酚妥拉明、哌唑嗪等。硝普钠兼有扩张小动脉和静脉的作用，因而有效地减轻心室前、后负荷。作用强，维持时间短，适用于各种原因所致的急性左心衰竭。用法：硝普钠 25 ~ 50 mg 加入葡萄糖液 500 mL 中避光静脉滴注，开始剂量 8 ~ 16 μg/min，以后每 5 ~ 10 分钟增加 5 ~ 10 μg，剂量应因人而异，也可以用微量泵持续静脉推注（硝普钠 50 mg 加入盐水稀释至 50 mL）。应用时应注意低血压，长期或输入较大剂量时，应注意发生氧化物中毒，有肾功能不全的患者尤其小心。酚妥拉明为 α-肾上腺素能抑制剂，能直接松弛血管平滑肌，对小动脉和静脉、均有扩张作用，但对小动脉的扩张更强，故能降低外周血管阻力，增加静脉血容量，降低左室充盈压，从而增加每搏血量及心排血量，改善左心室功能。剂量因人而异，一般以 10 ~ 20 mg 酚妥拉明加入 10% 葡萄糖液 250 mL 内静脉缓慢滴入，开始 0.1 mg/min，每 10 ~ 15 分钟增加 0.1 mg，用药过程应密切观察防止低血压。

8. 升压药物的应用

伴低血压的肺水肿患者，宜先静脉滴注多巴胺 2 ~ 10 μg/（kg·min），保持收缩压在 100 mmHg（10.3 kPa）或以上，再进行扩血管药物治疗。

9. 皮质激素

氢化可的松 100 ~ 200 mg 加入葡萄糖液中静脉滴注，或地塞米松 10 mg 静脉注射，也可以静脉推注甲基泼尼松龙 40 mg，有助肺水肿的控制。

10. ACEI 类药物

ACEI 类已经作为各种原因和类型心力衰竭的一线药物，对急性左心衰竭，仍可以给予 ACEI 如苯钠普利或福辛普利 5 ~ 10 mg 口服，1 次 /d，可以巩固心力衰竭的疗效，预防急性左心衰竭的再次发作。

11. 呼气末正压通气治疗重度急性左心衰竭

重度急性左心衰竭常迅速出现危及生命的严重低氧血症，当用常规治疗方法仍不能缓解左心衰竭时，机械通气是纠正缺氧的有效手段，适时提供机械通气加呼气末正压通气（PEEP）进行呼吸支持具有重要意义。其作用机制是机械通气能迅速纠正低氧血症和酸中毒，减少呼吸做功，减少胸腔内正压，降低心室负荷，有利于心力衰竭的改善，同时 PEEP 可降低肺毛细血管渗出，防止肺不张，使萎陷的小气道和肺泡复张，减少肺内的分流，并且随着缺氧和酸中毒的纠正，抗心力衰竭药物更能发挥其疗效。机械通气的方法有两种，即无创正压通气（NIPPV）和侵入性气道正压通气（IIPPV）。NIPPV 具有操作简单、无创、经济、对呼吸机的依赖性低因而容易较早脱机且病人及其家属容易接受的优点，其适应证是：血流动力学稳定、合作、呼吸频率 > 30 次 /min、脉搏血氧饱和度（SPO_2）< 90%（吸氧 4 L/min），对初始正规治疗反应不佳。其禁忌证为：血流动力学不稳定、心跳呼吸停止、气道分泌物过多、不能控制的呕吐、心律失常、不合作以及不能耐受面罩或异常的面部解剖等。通气模式有两种：持续气道正压（CPAP）和双水平气道正压通气（BIPAP）。在使用 NIPPV 模式正压通气时，应注意随时根据病人的情况调节正压的数值。一般 CPAP 从 5 cmH_2O 开始，BIPAP 开始时的吸气相气道正压（IPAP）为 8 ~ 10 cmH_2O，呼气相气道正压（EPAP）为 2 ~ 4 cmH_2O，最大可调至：IPAP < 24 cmH_2O，EPAP < 20 cmH_2O，CPAP 10 ~ 12.5 cmH_2O。当 NIPPV 治疗 1 ~ 2 h 内呼吸频率、心率、血压、和血氧饱和度无改善时应及时改为侵入性通气。侵入性通气的指征是：血流动力学不稳定、严重心律失常、NIPPV 后血流动力学无改善、严重呼吸窘迫、严重烦躁、抽搐、呼吸频率 235 次 /min、呼吸道有大量分泌物、意识丧失、呼吸停止、病人不能耐受面罩或面罩封闭不严。侵入性通气模式具有效果肯定的优点，但操作复杂、侵入性、费用高、需要严格的专科护理、对呼吸机依赖性大而不容易撤机等是其缺点，应严格掌握指征。

三、待病情稳定后再进行基本病因和诱发因素的治疗

1. 高血压

短时间内血压迅速增高，是急性左心衰竭最常见的原因。治疗上主要控制血压，可选择硝酸甘油、硝普钠、酚妥拉明、乌拉地尔、佩尔地平等药物，也可以合用呋塞米 20 ~ 40 mg 静脉注射。在急性左心衰竭的初 30 min 内，将血压控制在 160/100 mmHg 以下，以后视心力衰竭改善的程度，可以逐渐将血压控制在 140/90 mmHg 以下。

2. 心律失常

最常见的诱发心力衰竭的心律失常是快速心室率的心房颤动，其他有室上性心动过速、室性心动过速、窦性心动过缓、房室传导阻滞等。对严重心力衰竭特别是伴有低血压者，应紧急电转复，轻症患者可以在严密监护的情况下使用抗心律失常药物，但预激合并心房颤动者仍主张首选电转复（因为合并心力衰竭者不适宜用普罗帕酮，而胺碘酮转复及控制心室率的效果差，洋地黄则属于禁忌证）。控制房颤的心室率可首选洋地黄类，希望能转复窦律者可选用胺碘酮，一般不主张用普罗帕酮（因为其负性肌力作用）。室性心动过速可选择胺碘酮或利多卡因。过缓性心律失常可考虑安置临时起搏器，一般不主张用阿托品、异丙肾上腺素、肾上腺素等提高心室率药物，因为在缺氧状态下，肾上腺素类药物可诱发室性心律失常，阿托品运用后，一旦心率增快，往往可以持续较长时间，对心力衰竭控制不利。

3. 其他

感染诱发的心力衰竭，可以在治疗心力衰竭的同时给予抗生素。液体输入过多的患者可以使用呋塞米，并及时控制液体输入速度。妊娠诱发的急性左心衰竭，在给予上述抢救措施后，待病情相对比较稳定时及时终止妊娠。AMI 应及时开通梗死相关血管，挽救濒死的心肌，缩小梗死面积。急性心肌炎引起者，可给予大剂量肾上腺皮质激素。主动脉窦瘤破裂者，在给予药物治疗的同时，准备行主动脉窦修补术。

第五节　急性左心衰竭的监护内容

急性左心衰竭是 CCU 常见的急危重症之一，起病急骤，病情变化快，必须对病人实施严密的监护。在实际工作中应注意从以下几点进行监护。

1. 呼吸

呼吸困难是急性左心衰竭的主要临床表现，它既是诊断的依据，也是治疗效果的重要判断指标。因此，呼吸的监测非常重要。急性左心衰竭的病人一般都有显著的呼吸困难、强迫坐位、张口呼吸、频率明显增快且幅度加大，晚期由于呼吸肌疲劳、中枢性呼吸抑制等可以出现呼吸微弱、频率减慢、节律异常的等异常呼吸。经治疗好转后，呼吸由急促转为平稳，频率和节律恢复正常，应及时观察这些病情的变化并做好记录，为诊断和治疗提供可靠的依据。

2. 血压

急性左心衰竭时，由于病人极度呼吸困难，往往都合并有濒死感和极度烦躁，故早期一般血压升高，若原有高血压的基础则会出现显著的升高，晚期由于心排血量显著下降和酸中毒的存在，特别当使用了呼吸机后血压会出现显著下降。在抢救急性左心衰竭时一般都使用了较强的血管扩张剂和利尿剂，对血压也有一定的影响，因此，对血压必须实施动态监测，并根据血压的演变及时调整治疗措施以及血管扩张剂的输注速度。

3. 血氧饱和度及血气分析

急性左心衰竭的一个严重后果就是引起肺泡的气体交换困难，其中以氧气的交换障碍为主，由于过度呼吸，且 CO_2 的弥散能力较强，故多数出现低 CO_2 血症，因此，急性左心衰竭多出现低氧血症、低氧饱和度、低 CO_2 血症，即出现 Ⅰ 型呼吸衰竭。但部分病人可合并支气管（特别是小支气管）痉挛，或者病人在晚期出现呼吸无力时可出现 CO_2 潴留，此时可出现 Ⅱ 型呼吸衰竭。不同的呼吸衰竭类型以及严重程度其治疗措施不同，因此，及时地监测血气的变化非常必要，但血气分析监测需要频繁抽血且费用较高，而血氧饱和度可以通过仪器无创性获得，因而是血气分析的重要补充，但它不能对呼吸衰竭的类型以及酸碱平衡紊乱做出判断，还不能替代血气分析。临床上可以将二者结合起来应用。当氧饱和度完全正常时可减少血气分析的次数，若氧饱和度显著下降，应及时做血气分析。

4. 心电图

各种快速性心律失常如心房颤动、心房扑动、室性心动过速，常常是急性左心衰竭的诱因，及时地发现这些心律失常并进行针对性处理是抢救急性左心衰竭的重要措施。晚期因心脏严重缺氧和酸中毒可以出现各种致命性心律失常如心室颤动、心室扑动、持续性室速、室性逸搏、窦性停搏、Ⅲ° 房室传导阻滞等。因此，在抢救过程中应注意病人心电图的动态变化，及时诊断对治疗有重大影响的心律失常，可直接关系到抢救的成败。

5. 神志

初期病人多处于紧张和烦躁状态，随着病情的改善和镇静剂的使用，可逐渐恢复平静，但若病情进一步进展，则可出现各种神志障碍，如昏睡、浅昏迷、深昏迷等。观察病人的神志的改变可以为病情的严重程度、治疗的效果以及预后提供重要的线索。

6. 尿量及肾功能监测

急性左心衰竭的一个严重后果就是心排血量下降，从而引起有效血容量下降。肾脏对有效血容量非常敏感，如果下降到一定的程度，肾血流量下降，即可以引起尿量减少，进一步即可造成肾脏缺血，出现急性肾功能不全，因此，尿量和肾功能的监测有助于对急性左心衰竭的严重程度做出判断，并有利于疗效的判断。例如，在抢救过程中常常使用呋塞米，如果仍无尿或少尿，则说明治疗效果差，而如果尿量增多，往往病人能在短时间内缓解症状。

第六节　医护配合

急性左心衰竭是完全可以逆转的，多数病人经及时抢救可以迅速转危为安。但如不及时抢救或处理不当可危及患者生命。在抢救过程中，需要在短时间内实施一系列抢救措施（包括药物和非药物措施），因此，医护之间的配合非常重要。可从以下几个方面内容进行配合。

（1）作为一名 CCU 护士，应熟练掌握其发病的症状、体征，加强巡视，严密观察病情，及时发现急性左心衰竭的早期征象，并及时地汇报医生。医生应及时对病情做出判断，迅速得出正确的诊断，然后实施抢救。

（2）急性左心衰竭的抢救工作中，医护之间的分工相对比较明确。医生主要负责对急性左心衰竭的诊断（包括病因、诱因、心力衰竭的严重程度）做出判断，并决定需采取的抢救措施，要求医生必须在短时间内完成上述过程，并准确地通知护士（根据病情的严重程度，可采取口头或正式医嘱的形式）。护士则负责具体实施抢救措施。

如吸氧、静脉应用各种治疗急性左心衰竭的药物。在需要气管插管时，则由医生实施插管，护士配合医生准备气管插管的各项物品，在操作过程中还要协作医生进行各项动作，如摆放并维持正确的体位、递送相关物品、固定气管插管、连接气囊或呼吸机等。在以上过程中，还有一些可以由医生或者护士完成的内容，如做心电图、抽血、记录口头医嘱等，则根据当时在场的医生、护士比例来决定，若医生在场人数多，则由医生完成，反之，可由护士完成。

第七节　护理

急性左心衰竭的护理，其主要内容是配合医生对患者进行诊断、治疗以及心理和健康教育。

1. 急性左心衰竭发作时的护理

发生急性左心衰竭，立即使其半卧位双下肢垂于床边，尽可能减少静脉回心血量。

2. 氧疗的护理

积极纠正缺氧是治疗急性左心衰竭的首要环节，应立即予高流量吸氧，5 ～ 10 L/min，并使用20% ～ 70%乙醇为湿化液以减少肺泡沫表面张力，使泡沫破裂易于咳出，从而保证呼吸道通畅，改善缺氧。给氧前应调节好流量，避免氧流量剧增而损伤鼻黏膜及呼吸道黏膜。使用鼻导管吸氧时，加入的乙醇浓度宜稍高，为70%，如患者不能耐受，可选用20% ～ 30%的乙醇，以后逐渐增加，或开始使用低流量吸氧，待患者适应后逐渐提高氧气流量。面罩吸氧时，可将30% ～ 40%的乙醇放入湿化瓶内，一般一次时间不宜超过20 min，如果需要可间歇使用。给氧过程中应监测血氧饱和度和血气，根据患者动脉血氧分压和二氧化碳分压决定给氧方式并调整氧流量：鼻导管给氧时若提高氧浓度后氧饱和度仍低于90%，应改为面罩给氧；血气分析提示有低二氧化碳血症和碱中毒时，即使氧饱和度在90%以上，也应改为面罩给氧，以增加血液中CO_2的浓度；面罩给氧时若氧饱和度仍低于80%，需及时给予呼吸机辅助呼吸。及时清除呼吸道分泌物，保持呼吸道通畅，以保证氧的供给。

3. 呼吸道的护理

使用机械通气加呼气末正压通气（PEEP）进行呼吸支持时，需严密监测心率、心律、血压、呼吸及肺部啰音等体征，做好呼吸道管理，特别要掌握正确的吸痰方法，定时监测血气，根据血气分析结果调整通气模式及呼吸机参数。

4. 指导病人合理用药

病人用药的护理有以下几个方面：①遵嘱应用镇静类药物如吗啡、哌替啶时，应同时注意其对呼吸中枢的抑制作用而加重呼吸困难，对于昏迷、休克、发绀明显、老年人及有严重肺部感染伴呼吸抑制者禁用，因此，在使用这些药物前和用药过程中，应密切观察病人的呼吸频率、节律、和深浅；②应用利尿剂时，注意检查患者下腹部是否有尿潴留，必要时放置导尿管，准确记录尿量，同时监测血钾浓度，防止发生低血钾；③应用血管扩张剂时，应密切观察血压、心率的变化，有条件时应监测肺毛嵌压（PCWP）和心脏指数，根据病情调整用量，同时还应注意药物的不良反应，如硝普钠易氧化，对光敏感，故使用过程中应避光，配制好的药物必须在4 ～ 6 h内使用，需维持用药时，每隔4 ～ 6 h更换药液，最好使用微量泵，控制药量及血压关系，并随时观察患者呼吸频率，哮鸣音及患者指端及口唇发绀情况是否好转，并随时进行记录，使用硝普钠开始一般5 μg/min，并连续进行血压监测，必要时可按医嘱加入适量多巴胺，直至血压稳定，用药剂量按医嘱逐渐加量，直至病情稳定，在用药的初半小时内应特别注意血压的监测，以免造成严重的低血压，在血压尚未稳定前可将监护仪上的血压自动监测时间定为2 ～ 5 min，因硝普钠偶可引起氰化物中毒，临床表现为恶心、呕吐、定向力障碍性精神病和肌痉挛，护士如发现上述症状时，应及时报告医生监测肾功能和硫氰酸盐浓度，同时遵嘱予维生素B_{12}肌肉注射以预防氧化物中毒。

5. 做好血流动力学监测

在急性左心衰竭的发病机制中，左心室功能减退占十分重要的地位，血流动力学监测对指导心力衰竭的治疗、血管扩张剂的选用有重要的价值，但仅凭测定中心静脉压力（实际临床中往往因操作不准确等原因多数测定的仅系外周静脉压力）往往不能真实反映左心室情况。实践证明，中心静脉压的压力值常受下述 4 个因素的影响，即中心静脉的容量和流量，心脏充盈时右心室的扩张性和收缩性，中心静脉的舒缩活动以及胸腔内压。为此，单凭中心静脉压的测定，可能导致错误的结论。自 1970 年 Swan-Ganz 气囊漂浮导管技术应用于临床之后，为心力衰竭患者的血流动力学监测，提供了重要的参考依据，为血管扩张剂的使用奠定了理论基础。Swan-Ganz 气囊漂浮导管可通过测定肺毛细血管楔嵌压（PCWP），间接了解左心房和左心室舒张末压（LVDEP）或左心室充盈压（LVFP），同时根据心排血量（CO）以及其他测得的数据，可比较全面、准确地反映心力衰竭时，心脏及血管的病理、生理改变。因此在有条件的冠心病监护室，可酌情予患者放置漂浮导管，进行血流动力学监测，根据患者前后负荷情况制订更为详细准确的治疗方案。护士应熟悉操作步骤，熟练配合医生进行操作，特别应掌握心腔内各部位的压力曲线的波形特点，以及其正常值，并能及时发现压力系统的故障，懂得排除故障的方法。

6. 做好心电监护并及时记录

在整个抢救过程中，随时观察心电变化，特别是在使用较大剂量洋地黄制剂后，监护有无心律失常，一旦出现，随时报告医师协助处理。监测电解质及酸碱情况，并随时向医师介绍检查结果，并按医嘱进行处理。

7. 皮肤护理

注意患者皮肤温度，经治疗后，肢体逐渐变暖是治疗有效的指标之一。

8. 加强心理护理

患者发生急性左心衰竭时由于呼吸困难可产生恐惧、焦虑甚至濒死感，这种心理可影响大脑皮质促交感－肾上腺系统活动明显增加，加重心脏负荷。因此，护士在整个抢救过程中应沉着、镇静，熟练准确地进行各项操作，以增加患者的安全感和信赖感，待病情稳定后，护士给予患者安慰鼓励，介绍该疾病的治愈情况，讲述疾病与情绪的关系，避免各种不良言语的刺激，帮助患者树立战胜疾病的信心。

9. 饮食护理

待病情稍稳定后，对患者进行清洗，饮食应先给予清淡饮食，少食多餐。观察患者大便情况，如有便秘，待病情稳定后，给予缓泻剂，必要时灌肠通便。

10. 健康教育

急性左心衰竭经积极治疗后，大多能迅速（常常在数小时以内）缓解，但仍有可能再次加重，因此，当病人病情趋于稳定后，应及时展开健康教育：①合理的饮食对控制心力衰竭非常重要，特别应注意盐和水的摄入，护士应严格监督病人的饮食，正确指导合理的饮食；②休息特别是精神上的休息对改善心力衰竭非常重要，紧张和睡眠不足往往是心力衰竭加重的诱因，因此，必须告知病人尽量放松，严格卧床休息，特别要保证充足的睡眠（急性左心衰竭时，病人严重呼吸困难，体力消耗极大，睡眠可以帮助恢复体力，以避免呼吸肌无力），当病人因紧张和焦虑而难以睡眠时应及时给予镇静催眠药，以及时打断恶性循环；③按时服药是治疗心力衰竭的必要措施，对服药顺应性差的病人应反复、耐心地讲清道理，并督促病人及时服药，出院后仍需交代长期坚持按时服药；④心力衰竭稳定后应逐渐增加活动量，注意劳逸结合，锻炼身体时不要急功近利，应循序渐进，逐渐、缓慢地增加活动量，以免因过度劳累而诱发心力衰竭；⑤对出院时心功能仍在 2～4 级的，要备好家庭氧气，开展家庭氧疗。

第三章　循环内科疾病的护理

第一节　心律失常

一、窦性心律失常

窦性心律冲动起源于窦房结，受神经体液因素的调节以适应身体内外环境改变的需要。迷走神经兴奋可抑制窦房结的自律性，使其冲动的产生减慢以致暂停；交感神经兴奋则提高窦房结的自律性使心率增快。各种体液因素如脑垂体、肾上腺、甲状腺等激素；钾、钠、钙、镁等电解质以及氧与二氧化碳张力，氢离子浓度等都对心脏活动起着调节作用。正常窦性节律比较匀齐，婴幼儿较快每分钟可达 130 ~ 150 次，成人一般为 60 ~ 100 次。其心电图特点为：①窦性 P 波（导联Ⅰ、Ⅱ和 aVF 直立，aVR 倒置）。②P-R 间期正常范围是 0.12 ~ 20 s。③P 波频率为 60 ~ 100 次 / 分。

（一）窦性心动过速

成人窦性心律超过 100/min 者称为窦性心动过速，短暂的窦性心动过速极为常见，多为剧烈运动或情绪激动时的一种生理反应。异丙肾上腺素、麻黄素、阿托品等药物；发热、疼痛、缺氧、贫血、低血压等全身性疾患，甲状腺功能亢进，心肌炎、心包炎以及伴有心功能不全的各种器质性心脏病均可引起窦性心动过速。心率一般不超过 140/min，罕有超过 170/min 者。当速率超过 140/min 时需与室上性阵发性心动过速，以及 2∶1 传导的心房扑动相鉴别。其心电图特点：①窦性 P 波。②P 波频率在 100/min 以上。③P-R 间期大于 0.12 s。

对窦性心动过速，除病因治疗外，常不需特殊处理。少数可酌情选用镇静剂，β 阻滞剂对高动力循环状态的心动过速有效，但对心力衰竭时的心动过速，因其减弱心肌收缩力不宜应用。

（二）窦性心动过缓

窦性心律频率低于每分钟 60 次者称为窦性心动过缓，常见于老年人，运动员和迷走神经张力过高者。有些抗心律失常药物或其他药物，如利舍平、吗啡等也可以引起窦性心动过缓。心率多在 45/min 以上，偶有低于 40/min 者。一般不引起症状，若心率过于缓慢或伴有器质性心脏病时，可有头昏、乏力、胸闷或心功能不全等表现。其心电图特点为：①窦性 P 波。②P 波频率低于 60/min。③P-R 间期大于 0.12 s。

窦性心动过缓是否需要治疗，取决于患者是否有自觉症状。短暂的发作，如继发于迷走神经反射亢进或前壁心肌梗死并伴有低血压时，可以采用阿托品 1 mg 静脉注射治疗。如果是长期慢性病变，则需要安装心脏起搏器。伴有心室功能不良的心动过缓可引起进行性心功能不全。

（三）窦性心律不齐

窦性心律时出现较明显的快慢不规则称为窦性心律不齐，常见于健康儿童和青少年。大多数窦性心律不齐与呼吸周期有关，称为呼吸性窦性心律不齐。吸气时心率较快，呼气时变慢，深呼吸时尤为显著，屏气时消失，其产生与呼吸时迷走神经张力改变有关。窦性心律不齐一般无症状，其心电图特点为：①窦性 P 波。② P-P 间隔不匀齐，相差大于 0.12 s。③ P-R 间期大于 0.12 s（图 3-1）。

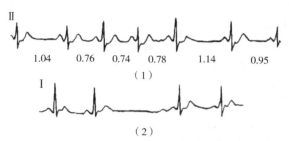

图 3-1　（1）窦性心律不齐（2）窦性停搏

（四）窦性停搏

窦房结在多个心动周期中不能形成冲动，以致不能激动心房或整个心脏时称为窦性停搏或窦性静止。窦房结功能低下见于迷走神经兴奋或洋地黄中毒、高血钾、心肌炎、病窦综合征等。其心电图特点为：一段长间歇中见不到 P 波，间歇期与基本的窦性 P-P 间期无公倍数关系（图 3-1）。

治疗除针对病因外，可予以阿托品、麻黄素或异丙基肾上腺素。若患者有头昏、头晕、黑蒙、晕厥等脑缺血症状时，护理中要注意患者的安全，防止发生意外。

二、房性心律失常

（一）房性期前收缩

房性期前收缩很常见，可发生于正常人，也可能是各种临床情况的反应，如肺部疾病，心肌缺血、感染等。若无症状、房性期前收缩不需要治疗。但有时房性期前收缩是其他房性心律失常的先兆，如房扑、房颤等。其心电图特点为：①提前出现的 P' 波，P' 波形态不同于窦性 P 波。② P-R 间期 ≥ 0.12 s。③ QRS 波群形态与窦性心律者相似。④期前收缩后往往有个完全性代偿间歇（图 3-2）。

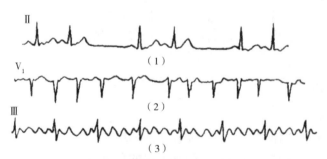

图 3-2　（1）房性期前收缩（2）心房扑动（3）心房颤动

（二）心房扑动与心房颤动

均为房性快速心律失常，其房性异位激动频率分别达到 250 ~ 350/min 与 350 ~ 600/min。心房颤动远较心房扑动常见，其发生率约为（10 ~ 20）：1，二者在病因与发病机理方面密切相关，且可互相转化。

心房颤动时，房性异位激动快而不规则，心房肌处于连续而不协调的颤动中，不能进行有效而协调的收缩，失去了辅助心室充盈的作用。其对心脏功能，血流动力学影响及所引起的症状，主要取决于原有心脏病基础和心室率的快慢。早期症状心室率多较快，常在 120 ~ 200/min，可有心悸、胸闷、晕厥、心绞痛、肺水肿或充血性心力衰竭等表现，病程较久者，尤以老年人常同时合并有房室结病变，房室间传导减少，心室率可接近正常。心脏听诊心律极不规则，心率忽快忽慢，心音强弱不一，体格检查可见脉率低于心率的细脉，体力活动的心率加速，不规则更加明显。其心电图特点为：① P 波消失，由大小，形态不一，毫无规律的 f 波所取代，其频率在 350 ~ 600/min。② QRS 波群间距不等，形态与窦性心律相似，伴有室内差异性传导时形态可有变异（图 3-2）。

心房扑动多为阵发性，可历时数分钟，数日或转为心房颤动，少数也可持续数年之久。室率快而不规则时常有心悸、胸闷、眩晕等，室率慢而规则的可无症状。通常心房率为 250～350/min 快而规则。多按 2：1，3：1 或 4：1 传入心室，以 2：1 传导最为常见，心室率乃在 150/min 左右。若为 3：1 或 4：1 房室传导，心室率则为 70～100/min，听诊可被误认为正常窦性心律；若房室传导比例不固定，也可被误认为心房颤动。其心电图特点为：①P 波消失，代以形态，间距及振幅均绝对规整呈锯齿样的 F 波，F 波间无等电位线，其频率为 250～350/min。②QRS 波群形态多与窦性心律时类似，也可有室内差异性传导。③房室传导比例多为 2：1，3：1 或 4：1，有时传导比例不固定，则心室律也不规则（见图 3-2）。

（1）准确识别心电图，分清房颤和房扑，同时观察患者的心律、心率与脉搏，确定有无短细脉，了解患者心房颤动发作的性质是阵发性还是持续性的。

（2）房颤发作时，患者宜安静休息，必要时给予镇静，吸氧，对发作短暂，无明显症状者可不予处理，但应定期随访。

（3）房颤发作的主要处理是控制心室率。一般选用洋地黄制剂来增加心肌收缩力，减慢心室率，改善全身血液供应。常用的洋地黄制剂有毛花苷 C、地高辛，毛花苷 C 0.4～0.8 mg 稀释后静脉缓慢注射，必要时 2 h 后可以重复使用初始剂量的一半，以后改为地高辛口服。使用洋地黄制剂护理上要注意及时发现洋地黄的毒性反应。

（4）药物复律，主要用奎尼丁，用法为：第 1 日每次 0.2 g，每 2 h 1 次，连服 5 次；如已转复，每日用 2～3 次维持疗效即可。如未奏效，又无明显毒性反应可加大剂量。由于奎尼丁的安全范围小，不良反应多，且个体差异大，所以患者必须住院，在严密的护理与心电图监测下才能服用。服药安排在白天，每次给药前后均应记录患者的血压，心率与心律的变化，若有血压下降，要防止发生奎尼丁晕厥；若 QRS 波群增宽超过 25% 提示接近中毒，若超过 50% 则肯定为奎尼丁中毒。阵发性房颤应用胺碘酮效果更佳。

（5）药物复律无效者可选用同步直流电复律。

（6）房扑无症状者可以不予治疗。伴有心功能不全且持续时间较长的患者，应当吸氧，建立通畅的静脉通路，控制液体入量，接受同步电复律治疗，电击能量 50 J，其成功率在 90% 以上。

（7）心房颤动或扑动时，房内可形成血栓，血栓脱落可引起动脉栓塞，护理中注意防止脑栓塞和肺栓塞。

三、室性心律失常

（一）室性期前收缩

室性期前收缩是较常见的心律失常之一。随着年龄的增长，其发生率有明显的增加，而且，室性期前收缩也是很多疾病的临床表现之一。在心肌受到直接的化学或电刺激时，也可以发生室性期前收缩，引起室性期前收缩的几个最常见的因素包括：心肌缺血、感染和全身麻醉。个别的或偶发的期前收缩多不引起症状，常在体检时偶然发现，在部分比较敏感的患者可有心悸或漏搏感。频发期前收缩可使心排血量降低和重要脏器的灌注减少，出现乏力、头晕、胸闷或使原有的心绞痛或心力衰竭症状加重。其心电图特点为：①提前出现的 QRS 波群，其前无相关的 P 波。②提前 QRS' 波群宽大畸形，时程常 ≥ 0.12 s。③有继发性 ST-T 改变。④常有完全性代偿间歇（图 3-3）。

治疗与护理措施如下：

（1）注意观察室性期前收缩发生的频率及有无相关诱因。尤其是急性心肌梗死或低钾血症出现的室性期前收缩，应密切观察心电监护，可能是室性心动过速或室颤的前奏。

（2）嘱患者安静休息，给予高流量的氧气吸入，及时建立静脉通路合理用药。心力衰竭患者的室性期前收缩，若系洋地黄剂量不足引起者，则应酌加洋地黄剂量；反之，对洋地黄本身毒性反应引起的室性期前收缩，则宜用苯妥英钠，而对于频繁的室性期前收缩则宜用利多卡因。

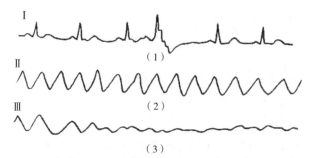

图 3-3 （1）室性期前收缩（2）心室扑动（3）心室颤动

（二）心室扑动与心室颤动

心室扑动与心室颤动是最严重致命性的异位心律，心室呈快速微弱无效的收缩或心肌进行快速而完全不协调的颤动。心室扑动多为暂时性的，常迅速转为心室颤动，两者对循环功能的影响均相当于心室停搏，常为临终前的表现。发作时患者意识丧失，抽搐，继而呼吸停止，面色青紫或苍白，心音消失，血压脉搏测不出。其心电图特点为：心室扑动为各波不能分辨，代以一系列较为规律、宽大、连续出现振幅较高的波形，向上和向下的波幅相等，频率 150 ～ 300/min。心室颤动为各波消失，代以振幅较低，形态，大小不一，快慢不均的连续波动，频率 250 ～ 500/min（图 3-3）。

其急救应立即进行非同步直流电除颤，除颤的能量选用 200 ～ 400 J。

四、阵发性心动过速

（一）临床表现

阵发性心动过速是阵发性快速而规则的异位心律。突然发作，突然中止，发作持续时间长短不一，按异位起搏点的部位分为房性，房室交界区性和室性，前二者难以区分时统称室上性。

室上性者心率常为 160 ～ 220/min，多见于健康人，由于房室收缩顺序未受明显影响，仅有心悸、恐惧、多尿等轻微症状。如在器质性心脏病基础上，心率超过 200/min，持续时间长，可出现晕厥，休克，心绞痛或心衰，室上性心动过速心律绝对规则，心音强度一致，可通过刺激迷走神经的方法来中止发作。室性心动过速多发生在器质性心脏病基础上，房室收缩不协调，可产生严重的血流动力学障碍，出现休克，晕厥等严重表现。心率常为 140 ～ 160/min，节律可略不规则，刺激迷走神经不能中止发作。

（二）心电图特点

1. 房性心动过速

（1）房率通常为 160 ～ 220/min，节律整齐。

（2）异位 P 波形态与窦性 P 波不同，常与前面的 T 波重叠，与 QRS 波群有固定关系，P-R 间期正常。

（3）QRS 形态与窦性心律相似。

2. 房室交界区性心动过速

（1）室率通常为 160 ～ 220/min，节律整齐。

（2）P′ 波为逆行性，可能在 QRS 波群之前，中或后。

（3）QRS 时间常不超过 0.1 s。阵发性室上性心动过速见图 3-4。

3. 室性心动过速

（1）三个或三个以上连续、快速和畸形的 QRS 波群，QRS 时间 ≥ 0.12 s，频率常在 140 ～ 200/min，节律不十分规整。

（2）窦性 P 波与 QRS 波群无关，往往埋没于 QRS 波群内不易发现。

（3）有时可见心室夺获和心室融合波（图 3-4）。

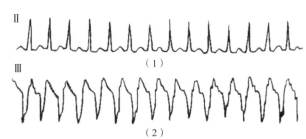

图 3-4 阵发性心动过速（1）阵发性室上性心动过速（2）阵发性室性心动过速

（三）治疗与护理

（1）发生在无器质性心脏病患者的短暂室上速可自行恢复，不需特殊处理。

（2）对几分钟内发作仍未停止者，可用刺激迷走神经方法使其终止。护理上要注意心律的变化，如果突发心脏停搏，应立即停止给予肾上腺素或阿托品。常用的方法有：①令患者深吸气后屏气，再用力做呼气运动。②刺激咽部（手指、压舌板）引起恶心、呕吐。③按摩颈动脉窦。患者取卧位，头稍向后仰并转向一侧，术者用中间三个指头放在甲状软骨上缘水平胸锁乳突肌内缘，向颈椎方向轻轻按压颈动脉窦，每次 10 s 以内。休息数分钟后可重复按摩，一般先压右侧，无效后再压左侧，切不可同时按摩两侧。有脑血管病史者禁用。④压迫眼球。患者平卧，闭目，眼球向下"看"。术者用手指压眼眶下方眼球上部，每次 10 ~ 30 s。一般先压一侧，不宜同时压两侧。有青光眼者忌用。

（3）伴有低血压的室上速者，可以使用儿茶酚胺类药物如：异丙肾上腺素 1 mg，静脉推注；伴有心功能不全的室上速，可以使用各种正性肌力药物如：毛花苷 C 0.2 ~ 0.8 mg 稀释后静脉推注；不伴有器质性心脏病的阵发性室上性心动过速，可首选维拉帕米 5 ~ 10 mg 稀释后缓慢静脉推注，数分钟内即可起效。

（4）对任何一个室性心动过速的患者，应当即给予高流量吸氧和心电监护；建立通畅的静脉通路，纠正低血压；服用地高辛者应急查血地高辛浓度。

（5）合理使用抗心律失常药利多卡因。立即给予利多卡因 50 ~ 100 mg 静脉注射，如无效在 10 ~ 15 min 后可重复使用，但总量不得超过 300 mg。继之以 2 mg/mL 或 1 mg/mL 的利多卡因液体维持使用 24 ~ 72 h。

（6）药物难以纠正的室性心动过速，特别是伴有休克或心衰者，应考虑行电击复律，使用功率在 250 ~ 300 J 之间。

五、窦房传导阻滞

指窦房结发出的冲动经窦房结周围的窦房连接组织传入心房时受阻。按其程度分为以下几种。

（一）Ⅰ度窦房阻滞

无临床症状及体征，常规心电图上也无表现。

（二）Ⅱ度窦房阻滞

临床上可无症状，若心动显著过缓可引起乏力、头昏、胸闷、心悸等，停顿间歇过长又无低位起搏点逸搏心律出现时诱发昏厥及抽搐，出现阿-斯综合征。心电图示在窦性心律中有一次或一次以上的 P-QRS-T 波群消失，其前后的 P-P 间距恰是原来窦性心律 P-P 间距的倍数。

（三）Ⅲ度窦房阻滞

临床表现与窦性停搏一样，心电图无法区别。

（四）病窦综合征

1. 临床表现

病窦综合征是由于窦房结及其周围组织的器质性病变引起起搏及传导机能障碍，导致心律失常和由此造成不同程度血流动力学障碍所产生的各种临床表现。起病隐袭，发展缓慢，常难以明确发病日期，往往有头昏、乏力、胸闷、心悸等症状，且可有阿-斯综合征的发作。平时心率常缓慢，即使在运动、疼痛、发热、心功能不全时亦不相应地增快。少数患者尚可合并有快速的室上性和室性心律失常，心动过缓与过速反复交替出现称为心动过缓一过速综合征。其心电图特点为：

（1）窦性心动过缓、心率常慢于 50/min。

（2）窦性停搏或窦房阻滞伴或不伴有房室交界区性逸搏或逸搏心律。

（3）窦性心动过缓伴快速性室上性或室性心律失常，如：室上性或室性心动过速、心房扑动或颤动，心室颤动等。

（4）心房颤动伴缓慢的心室率，电转复不能恢复窦性心律或窦房结恢复时间延长。

2. 治疗与护理

（1）病窦综合征患者若无明显症状不需特殊治疗。但要避免使用可能减慢心率的药物，即使出现快速心律失常必需使用时也应谨慎。

（2）心率较慢者可口服阿托品 0.3 mg，3 次 /d，心率过慢引起阿-斯发作者，护理上应做好患者自身安全的保护工作，抽搐时牙齿间垫以软棉垫防止咬断舌头；住院治疗时要密切注意心电监测情况，防止晕厥发作，必要时考虑安装心脏起搏器。

（3）心动过缓一过速综合征患者安装起搏器后也有利于心律失常的控制和抗心律失常药物的应用。

六、房室传导阻滞

房室传导阻滞指冲动从心房传至心室过程中的时间延迟，部分或全部传导受阻。阻滞部位可在心房、房室结、希氏束及双束支，希氏束图可协助鉴别，AH 间期延长超过 160 ms 提示房室结水平阻滞，H 波分裂或增宽提示希化束内阻滞，HV 间期延长超过 55 ms 为束支水平阻滞。根据阻滞程度可分为以下几种。

（一）Ⅰ度房室传导阻滞（Ⅰ度 AVB）

Ⅰ度房室传导阻滞指激动自心房传至心室的时间延长，但每次均能下传。常无自觉症状，听诊时心尖部第 1 音减弱，心电图示 P-R 间期延长至 0.20 s 以上或在心率无明显改变的情况下，P-R 间期虽未达 0.20 s，但较前延长超过 0.04 s，每个 P 波后均有 QRS 波群（图 3-5）。

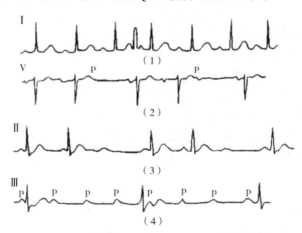

（1）Ⅰ度房室传导阻滞；（2）Ⅱ度Ⅰ型房室传导阻滞；（3）Ⅱ度Ⅱ型房室传导阻滞；（4）Ⅲ度房室传导阻滞

图 3-5 房室传导阻滞

（二）Ⅱ度房室传导阻滞（Ⅱ度 AVB）

自心房传至心室的激动部分受阻不能下传，因而心室激动次数少于心房。当心室脱漏偶有出现时，可无症状或有心悸感。若心室脱漏频繁致室率过慢时，可有头晕、乏力、胸闷、昏厥、抽搐和心功能不全。听诊时有心搏脱漏，视阻滞程度不同，心搏可在每 2 次、3 次……6 次、7 次中脱漏一次，成为有一定规律的不规则心律，若为 2：1，3：1 房室传导时，室率也可慢而规则。心电图表现可分为两型：Ⅱ度Ⅰ型称文氏现象或莫氏Ⅰ型，其特点为：P-R 间期逐渐延长，R-R 间期逐渐缩短，直至脱漏一次 QRS 波群，Ⅱ度Ⅱ型称为莫氏Ⅱ型（Mobitz），较少见。其特点为：P-R 间期固定不变，可正常或延长，间歇出现

QRS 波脱漏，房室传导比例可呈 2 ∶ 1，3 ∶ 2，4 ∶ 3 等。

（三）Ⅲ度房室传导阻滞（Ⅲ度 AVB）

心房激动完全被阻不能传入心室，房、室各按其自身节律搏动，互不相关。症状取决于起病缓急、病程长短、心肌情况，或与室率快慢关系密切，可无症状或有头晕、乏力、心悸、气急以及阿 - 斯综合征的突然发作。体检示心率慢而规则，多在 30 ~ 60/min 之间。阿 - 斯综合征发作时患者意识丧失，脉搏和心音消失，可伴有癫痫样抽搐和呼吸暂停，瞳孔扩大，多持续短暂自然恢复，否则造成死亡。Ⅲ度 AVB 心电图特点为：P 与 QRS 波以各自的频率和节律出现，互不相关，心房率大于心室率，室率慢而规则，起搏点来自希氏束分支以上者 QRS 波群不增宽，频率在 40 ~ 60/min；若起搏点位于束支侧 QRS 波呈宽大畸形，频率在 30 ~ 40/min（图 3-5）。

（四）治疗与护理

（1）Ⅰ度 AVB 与Ⅱ度Ⅰ型 AVB，症状不明显，一般不需特殊处理，定期复查心电图。

（2）Ⅱ度Ⅱ型 AVB 易发展为Ⅲ度 AVB，发作期内限制活动，卧床休息，给予心电监测严密观察病情发展趋势，适时给予阿托品，异丙肾上腺素等药物。阿托品用于迷走神经过度兴奋所致的房室传导阻滞，异丙肾上腺素适用于心室自身节律缓慢，高位房室传导阻滞者。

（3）Ⅲ度 AVB 患者发作时，要加强病情观察，给予阿托品，异丙肾上腺素持续静滴，持续心电监测，时刻警惕心源性脑缺氧综合征（阿 - 斯综合征）的发生，做好相应的准备。

（4）对伴发阿 - 斯综合征者的抢救。此综合征发生时无任何先兆，也可因心室率突然减慢而感到胸部或心前区不适。发作持续时间长短与病情有关。如果心室停搏仅 3 ~ 5 s，患者可感到暂时性头晕，眼前短暂发黑与全身乏力；如果心室停搏 5 ~ 10 s，常引起昏厥，伴有面色苍白、两眼发直；如果心室停搏 15 s 以上，将发生昏厥，抽搐，发绀，呼吸先困难后停搏；若停搏 3 ~ 5 min 以上，往往造成严重的脑缺氧性损害，甚至死亡。紧急处理包括：①立即用拳捶击心前区 2 ~ 3 次。②如果拳捶后心脏搏动仍未见恢复，即给予胸外心脏按压。③人工呼吸（口对口呼吸）。④如果心跳仍未恢复，向心脏内注射肾上腺素 1 ∶ 1 000 溶液 0.5 ~ 1.0 mL，并继续心脏按压。

（5）Ⅲ度 AVB 患者发作后的护理：①对Ⅲ度 AVB 患者的康复早期，无论有无阿 - 斯综合征发作史，其下床活动时间的迟早和增加活动量的多少，应依病情慎重确定，以防因活动失当而再次诱发房室传导阻滞与阿 - 斯综合征。对长期遗留Ⅲ度 AVB 而未安装人工心脏起搏器者，其活动量以活动后不觉头晕与心前区不适为宜。不宜情绪激动，不宜嬉戏追跑，因为突然增加活动量后，其心搏次数与心排血量均不能相应增加，冠状动脉暂时供血不足可诱发心搏骤停。②在窦性心律恢复初期，患者的自身心律不甚稳定，极易因翻身，在床上大小便或下地活动而再度出现Ⅲ度 AVB 或阿 - 斯综合征。对中止药物治疗，心脏起搏的患者，在 1 ~ 2 周内应保持静脉通路或保留起搏用电极，供发生紧急情况时再度使用。③应积极预防感冒，肺炎以及各种医院内感染。防止因发热，缺氧及电解质紊乱等因素诱发Ⅲ度 AVB 或阿 - 斯综合征。

七、心室内传导阻滞

指阻滞发生于希氏束以下的传导系统如左、右束支；左束支前、后分支；浦肯野纤维网和心室肌群内。可见于冠心病，风湿性心脏病，束支系统纤维性变，高血压病等，也可为功能性。

（一）完全性右束支传导阻滞

（1）QRS 时间 ≥ 0.12 s。

（2）V1 导联呈 rSR′ 型或宽大有切迹的 R 波，V5、V6、Ⅰ导联 S 波及 aVR 导联 R 波增宽。

（3）T 与 QRS 波群主波方向相反（图 3-6）。

（二）完全性左束支传导阻滞

（1）QRS 时间 ≥ 0.12 s。

（2）V5、V6、Ⅰ、aVL 导联呈宽大的 R 波，顶端平坦带有切迹，其前无 Q 波，V5 导联呈 QS 波或 rS 波，S 波宽大。

（3）T波与QRS波群主波方向相反（图3-7）。

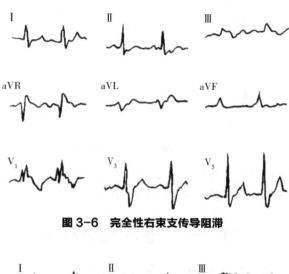

图3-6 完全性右束支传导阻滞

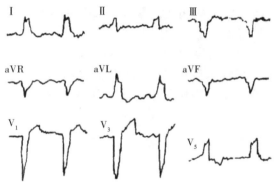

图3-7 完全性左束支传导阻滞

（三）不完全性左或右束支传导阻滞

与完全性左或右束支传导阻滞图形类似，但QRS时间不超过0.11 s。

（四）左前分支阻滞

（1）电轴左偏（-45° ~ -90°）。

（2）Ⅰ、aVL导联呈qR型，但RaVL > R1；Ⅱ、Ⅳ、aVF导联呈rS型，但SⅡ > SⅠ。

（3）QRS时间不超过0.11 s（图3-8）。

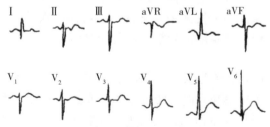

图3-8 左前分支阻滞

（五）左后分支阻滞

（1）电轴右偏（达 +120° 或以上）。

（2）Ⅰ、aVL导联呈rS型、Ⅱ、Ⅲ、aVF导联为qR型。

（3）QRS时间不超过0.11 s（图3-9）。

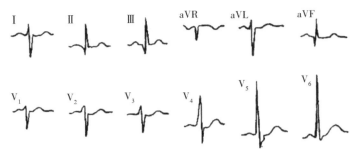

图 3-9　左后分支阻滞

束支阻滞除针对病因治疗外，本身常无特殊处理。若左、右束支同时阻滞引起高度房室传导阻滞时，因室性自主心律起搏点低，频率太慢容易发生阿－斯综合征，应及时安装人工心脏起搏器。

第二节　原发性高血压

高血压病可导致血管、心脏和肾脏的病变，是危害人类健康的主要疾病。1979 年我国采纳了 1978 年世界卫生组织建议的血压判别标准：①正常成人收缩压 ≤ 18.6 kPa，舒张压 ≤ 12.0 kPa。②成人高血压为收缩压 ≥ 21.3 kPa，及（或）舒张压 ≥ 12.6 kPa。③临界高血压指血压数值在上述二者之间。

在某些疾病中，高血压只是其临床症状之一，血压是随着其原发疾病的发展而变化的，此种高血压称为症状性高血压或继发性高血压。高血压作为主要临床表现而病因不明者称为原发性高血压或高血压病。临床所见高血压绝大多数属于原发性高血压，约占所有高血压的 90%，是危害人类健康的常见病。

一、病因

（一）家族与遗传

国内外研究已证实，双亲均为正常血压者子女患高血压的概率是 3%，而双亲均为高血压者其概率则为 45%。动物实验研究已成功地建立了遗传性高血压大鼠株，繁殖几代后几乎 100% 发生高血压，提示本病有遗传缺陷的内在因素。

（二）肥胖

流行病学调查发现，无论是工业发达国家还是不发达国家，血压正常人群均显示体重与血压呈正相关性。在体重不伴随年龄增长而增加的人群，动脉压亦不随年龄的增长而升高，超重是发生高血压的独立的危险因素。因热量过剩引起肥胖而导致高血压的可能机制有以下几个方面：①血容量和心排血量增加。②因伴有高胰岛素血症或肾素与醛固酮关系异常而引起体内水钠潴留。③神经内分泌调节的紊乱。④细胞膜协同转运功能缺陷，钠－钾泵活性异常，都可能是引起高血压和肥胖的细胞病理基础。

（三）饮酒

酒是导致许多疾病的危险因素，有研究报告表明，饮酒量与血压之间存在着剂量－反应关系，随着饮酒量的增多，收缩压和舒张压也逐渐升高，统计学差异有显著意义。重度饮酒者（约 65 g 酒精），或长期饮酒者的高血压患病率及平均血压值均升高，尤其是收缩压。饮酒引起血压升高的可能机制：①长期饮酒者的皮质激素水平升高，儿茶酚胺水平上升。②饮酒影响肾素－血管紧张素及血管加压素和醛固酮的作用。③饮酒影响细胞膜的流动性、通透性，引起钠－钾泵活性异常和离子转运功能障碍。

（四）高盐摄入

盐摄入与高血压患病率之间呈线性相关。高血压患者有盐敏感型和非盐敏感型，盐敏感者占高血压人群的 30% ~ 50%。高钠可能通过提高交感神经活性，促进排钠激素分泌，影响机体小动脉等自动调节机制而导致高血压。

（五）职业与环境

凡需要注意力高度集中，过度紧张的脑力劳动，对视听过度刺激的工作环境，均易使血压增高。城市中生活和工作环境也容易促使本病的发生。

（六）年龄

40 岁以后本病患病率明显增多，女性还常发生绝经期高血压，提示随年龄增长而发生的内在生理变化或长时间的外界因素作用，能促发本病。

二、发病机理

高血压病发病机制亦未完全阐明，主要学说如下。

（一）精神原学说

认为机体内、外环境的不良刺激，引起反复的精神紧张和创伤，导致大脑皮质兴奋和抑制过程失调，皮质下血管舒缩中枢形成以血管收缩神经冲动占优势的兴奋灶，引起全身小动脉痉挛，周围阻力增高，因而导致血压升高。

（二）神经原学说

认为周围小动脉是自主神经系统调节血压的反射弧的靶器官，当此反射弧出现异常情况，如压力感受器过度敏感，血管收缩传出神经刺激增多，加压激素释出增多，都可使靶器官—周围小动脉痉挛而致血压升高。

（三）肾原学说（肾素 – 血管紧张素 – 醛固酮学说）

认为肾脏缺血时，或（及）血钠减少，血钾增多时，引起肾素分泌增加。肾素进入血循环中将肝脏合成的血管紧张素原水解为血管紧张素Ⅰ，再在肺转换酶的作用下转化为血管紧张素Ⅱ。血管紧张素Ⅱ作用于中枢增加交感神经冲动发放，或直接收缩血管，还刺激肾上腺分泌醛固酮引起钠潴留。肾素 – 血管紧张素 – 醛固酮系统是体内调节血管阻力与细胞外液的重要机制，而后二者又是决定血压的主要因素。

（四）内分泌学说

认为肾上腺髓质的激素中去甲肾上腺素引起周围小动脉收缩，肾上腺素增加心排出量。肾上腺皮质激素使钠和水潴留，并影响血管的反应性，都可导致血压升高。近年来发现肾脏髓质产生前列腺素 A_2、E_2 调节肾血流分布，使皮质血流增多，髓质血流减少，抑制钠的再吸收，并影响肾外小动脉而降低血压。此外由肾、胰等器官产生的激肽酶作用于激肽原使其转化为激肽，激肽扩张血管，利钠利水，还促进前列腺素的释放，使血压下降。激肽酶 – 激肽 – 前列腺素系统的缺陷可以导致血压升高。

三、高血压病分期

根据 1979 年 "心血管病流行学和人群防治科研工作汇报讨论会" 修订的高血压临床分期标准，按临床表现将本病分为三期。

（一）第一期

血压达确诊高血压水平，临床无心、脑、肾表现。

（二）第二期

血压达确诊高血压水平并有下列一项者：

（1）体检、X 线、心电图或超声心动图示左心室肥大。

（2）眼底检查示眼底动脉普遍或局部狭窄。

（3）蛋白尿或血浆肌酐浓度轻度增高。

（三）第三期

血压达确诊高血压水平并有下列一项者：

（1）脑出血或高血压脑病。

（2）心力衰竭。

（3）肾衰竭。

（4）眼底出血或渗出，伴或不伴有视神经盘水肿。

四、临床表现

（一）缓进型高血压

起病隐匿，病程进展缓慢，故亦称良性高血压。早期多无症状，偶于体格检查时发现血压增高，或在精神紧张、情绪波动或劳累后出现轻度而暂时的血压升高，头晕、头痛、眼花、耳鸣、失眠、乏力、注意力不集中等症状。后期血压持续在高水平，可出现脑、心、肾等器官的器质性损害和功能障碍。

1. 脑部表现

头痛、头晕和头胀是本病常见症状。血管急剧升高常发生脑血管痉挛，短暂性的脑血管痉挛引起一过性脑缺血，出现头痛、失语、肢体瘫痪，历时数分钟至数天恢复。普遍而剧烈的脑血管痉挛引起脑水肿，颅内压增高，此时血压显著增高，头痛剧烈，并有呕吐、抽搐或昏迷。在脑部小动脉硬化的基础上，可发生脑出血或脑血栓。脑出血的临床表现视出血部位、出血量多少而定，多在体力或脑力紧张活动时发病，起病急，可有面瘫、失语、头痛、呕吐、嗜睡、昏迷等症状。脑血栓形成多发生在休息或睡眠之中，常有头晕、肢体麻木、失语等症状，然后逐渐发生偏瘫，一般无昏迷或有短暂神志不清。

2. 心脏表现

长期高血压引起心脏形态和功能改变称为高血压性心脏病。早期心功能代偿阶段，患者除有时感觉心悸外，其他心脏方面的症状可不明显。代偿功能失调时，出现左心衰竭，反复或持续的左心衰竭可发展为全心衰竭。体检发现心尖冲动呈抬举性，心浊音界向左扩大，主动脉瓣区第二音亢进。心电图示左心室肥厚及劳损，晚期有心律失常。X线检查见左心室肥大，主动脉弓延长弯曲。由于高血压可促进动脉粥样硬化，部分患者可合并冠状动脉粥样硬化性心脏病而有心绞痛、心肌梗死等表现。

3. 肾脏表现

长期血压增高致肾小动脉硬化，逐渐影响肾脏功能。开始时临床上一般无明显泌尿系统症状。当肾功能减退时，可出现多尿、夜尿等，反映肾脏浓缩功能减退。当肾功能进一步减退时，尿量减少，出现血尿，最后出现氮质血症及尿毒症。

4. 眼底改变

早期视网膜动脉痉挛，动脉变细（Ⅰ级）；以后发展为视网膜动脉狭窄，动脉交叉压迹（Ⅱ级）；眼底为出血或棉絮状渗出（Ⅲ级）；视神经乳头水肿（Ⅳ级）。

（二）急进型高血压

临床表现基本上与缓进型高血压病相似，但有病情严重、发展迅速、视网膜病变和肾功能迅速恶化等特点，故亦称为恶性高血压，占高血压的1%左右。可由缓进型突然转变而来，亦可以发病起即为急进型。血压显著升高，舒张压多持续在 16.7 ～ 18.5 kPa 或更高。各种症状明显，常予数月至 1 ～ 2 年内出现严重的脑、心、肾损害。常有视力模糊或失明，视网膜可有出血、渗出物及视神经盘水肿。迅速出现蛋白尿、血尿及肾功能减退，最后常因尿毒症死亡，也可死于脑血管意外或心力衰竭。

（三）高血压危象及高血压脑病

在高血压病程中，血压急剧升高，外周血管发生暂时性强烈痉挛，引起一系列血管加压性危象及某些器官性危象症状，称为高血压危象。脑部出现危象的严重状态，称为高血压脑病，多发生于急进型高血压。缓进型高血压患者除非血压超过 33.25/19.9 kPa（250/150 mmHg）否则少见。需积极处理常可迅速缓解，否则，预后凶险。

五、护理

1992 年世界卫生日的主题是：心搏——健康的节律。它从战略的高度，在世界范围内再次向人们敲响了警钟：心血管病每年夺走 1 200 万人的生命，接近世界人口总死亡的 1/4，已成为人类健康的头号大敌。可是，尽管心血管病是头号杀手，但如果积极开展预防，每年可挽救 600 万人的生命。高血压是冠心病、脑卒中的危险因素，大量材料证明高血压是可以预防的，伴随高血压病患病率的下降，脑卒中与冠心病的发病率和死亡率也下降了。

高血压病的预防策略可以分为三级，即一级预防、二级预防、三级预防。一级预防是指已有危险因素存在，而疾病尚未发生，或疾病处于亚临床阶段时即采取预防措施，控制或减少疾病的危险因素，以减少个体发病概率和群体发病率。一级预防的概念相当于祖国医学《黄帝内经》中的"上工治未病"。二级预防是指对已患病的个体或群体采取措施，防止疾病复发或加重，这些措施常包括一级预防的措施、合理药物治疗及病后咨询等。三级预防是指重病抢救，以预防其并发症的发生和患者的死亡，其中还包括康复治疗。二级预防和三级预防相当于《黄帝内经》中的"中工治已病"。

（一）一级预防措施

高血压患者群防治的目标不仅是要降低高血压患病率，更重要的是预防人群血压曲线右移，从而减少脑卒中发病，减少或延缓冠心病的发生。高血压的一级预防有两种互为补充的策略：一是针对高危人群进行，即寻找出将来可能发生高血压的人（如有明显的高血压家族史者，在儿童少年时期血压偏高者及肥胖者等），在非常早期、血压尚未升高前进行预防。二是针对整个人群进行预防，这种策略干预的是社会全体人群，促使人们从儿童-青年时期（一生习惯的形成期）就采取有益健康的生活方式和行为。

1. 减轻体重

许多研究几乎一致地证明超重或肥胖是血压升高的重要危险因素。体重指数［体重（kg）/身高平方（m^2）］在22时，心血管疾病及多种慢性病的患病率、死亡率最低，体重指数 > 25 称为超重，体重指数 > 30 称为肥胖。超重者至少有60%将发生高血压。肥胖人高血压的患病率是同年龄体重正常者的 2 ~ 3 倍。减重的措施一是限制过量的饮食，二是增加运动量。限制饮食要注意平衡膳食，不提倡使用抑制食欲的药物。由于各类脂肪提供的热量都很高，因此，脂肪的摄入应限制在总热量的20%以下。少吃多餐，每日四五餐有助减肥。在低热量饮食的同时，应增加体力活动，如开展一些体育运动、健美操等。工作单位应提供体育活动的场所，长期坚持，定会收到很好的减肥效果。

2. 改进膳食结构

（1）减少钠摄入：膳食中过多的钠盐可使血压升高，人群中高血压的患病率与平均食盐摄入量几乎呈线性相关。据 WHO 报告，人群每日摄盐量减少 5 g，能使舒张压平均下降 0.53 kPa。理想的摄钠标准应为每日 5 g 食盐，而我国人群中摄盐量，北方 15 ~ 18 g/ 日，南方 7 ~ 12 g/d。因此，建议北方居民第一步将食盐减到每天 10 g 以下，南方居民减到每日 7 g 以下。低钠高钾盐（含氯化钠约70%，氯化钾约25%）是一种较好的保健食盐，应推广食用。

（2）增加钾：钾与高血压之间呈明显的负相关。增加膳食钾主要是多食新鲜蔬菜、水果、豆类等。营养学建议每人每月吃蔬菜 12 kg（相当于每日 400 g），水果每月 1 kg（相当于每日 33 g）。

（3）增加钙：膳食中低钙与高血压有关，每日摄钙 450 ~ 500 mg 者患高血压的危险是日摄钙 1 400 ~ 1 500 mg 者的 2 倍。我国人群普遍钙摄入量不足，营养学建议的钙供给量标准为 800 mg（成年男子标准）。牛奶、豆类中含钙量较高，每毫升牛奶含钙约 1 mg，每日补充 250 mL 牛奶即可满足需要。新鲜蔬菜中油菜、芹菜、萝卜缨中含钙较高，蘑菇、木耳、虾皮、紫菜等用以配菜也可补充钙的成分。

（4）减少膳食脂肪，补充优质蛋白质。流行病学研究表明，即使不减少膳食中钠盐摄取和减重，如能将膳食脂肪控制在总热量25%以下，多不饱和脂肪酸与饱和脂肪酸比值（P/S）维持在1，连续40 d 可使男性收缩压和舒张压下降12%，女性下降5%。营养学建议成人每人每月摄入谷类 14 kg，薯类 3 kg，蛋类 1 kg，肉类 1.5 kg，鱼类 500 g。

3. 限制饮酒

一般少量饮酒对高血压发病率并无影响，但大量饮酒（指每日饮酒超过 2 ~ 4 份以上，每份相当于 15 mL 酒精或啤酒 300 mL 或葡萄酒 100 mL 或白酒 25 mL）肯定促使血压上升。饮酒与血压呈 U 形相关，存在"阈值"反应。每日 40 g 酒精是阈值，每日酒精摄入量超过 78 g 的重度饮酒者的高血压患病率是不饮酒者的 2 倍，但每日 40 g 酒精摄入量以下的饮酒者的血压水平与不饮酒者无明显差异。因此，为预防高血压，最好不饮酒，已有饮酒习惯的人要戒酒或减少饮酒量，每天最多不应超过 1 两（50 g）白酒。

4. 增加体力活动

经常坚持体力活动可预防和控制高血压。为取得运动训练的良好效果，要确定运动的方式、强度、时间和频度。运动的方式有两种：一种是耐力性运动训练或有氧运动训练，是影响血流动力学改变的大肌群运动，如快走、跑步、骑自行车、游泳、滑雪等，这种运动有降压作用。另一种运动方式是无氧运动训练或力量训练如举重、角斗等，只涉及有限的肌运动，并不引起血流动力学的改变，降压效果不明显。运动强度可根据 karvonen 公式计算：

$$运动时心率 = [X \cdot (最大心率 - 休息时心率)] + 休息时心率$$

$X < 50\%$ 为轻度运动量；

$X = 50\% \sim 75\%$ 为中度运动量；

$X > 75\%$ 为重度运动量。

（注：最大心率可由运动试验估计，也可用公式计算：最大心率 $= 210-$ 年龄）。每次运动持续的时间为 $10 \sim 30$ min，个人体力允许者可达 60 min。运动频度指每周运动次数，一般为 $3 \sim 7$ 次。以上公式并非十分精确，有时受药物的影响。对个体来说，先从轻度或中等强度的运动开始，逐渐增加运动量。

（二）二级预防的实施

二级预防就是及时的、正确地治疗高血压，以预防其病情加重或发生并发症。

现代观点认为，高血压的合理治疗应当包括：

（1）通过逐渐降压治疗，使血压降至正常范围。

（2）保持靶器官免受损害。

（3）兼顾其他危险因子的治疗。因此，心血管病的防治应采取综合性措施及因人而异的个体化治疗方案。

二级预防的具体实施是：①增强健康意识，培养健康行为：合理的膳食及其他非药物疗法，是健康的生活方式，是整个治疗必不可少的基础。对患者来说，只有提高自我保健的意识、知识和能力，提高其配合治疗的积极性，即提高"顺应性"，认识疾病的危害，看到治愈的希望和需要克服的困难，思想上有长期坚持配合的准备，才有可能在旷日持久的高血压预防中取得成功。往往因对治疗方法认识不足，许多患者不治疗，或间断治疗，或半途而废，仅有少数能坚持与医生长期配合取得良好效果。②采用简便、有效、安全、价廉的药物。③兼顾其他危险因素的治疗。

高血压的二级预防本身就是动脉粥样硬化、脑卒中、冠心病的一级预防。只有兼顾了控制吸烟、减少饮酒、控制体重、适当运动、保持心理平衡等综合治疗才能取得最佳效果。

第三节　冠状动脉粥样硬化性心脏病

冠状动脉粥样硬化性心脏病简称冠心病，是指由于冠状动脉粥样硬化或功能性冠状动脉痉挛使血管腔狭窄或阻塞，引起冠状动脉血流和心肌氧供需之间不平衡而导致心肌缺血缺氧或坏死的心脏病，亦称缺血性心脏病。血流动力学改变而引起的心肌缺血，严重心肌肥厚、主动脉瓣狭窄或关闭不全、主动脉夹层动脉瘤破裂等，则不包括在内。临床上冠心病可分成心绞痛、心肌梗死、隐性或无症状性冠心病、心肌硬化（心律失常和心力衰竭）、猝死五种类型。

一、冠心病与其他因素的关系

冠心病的易患因素主要有高血压、高血脂、吸烟、糖尿病等。

高血压引起心肌梗死的发病机制可能为：高血压诱发动脉粥样硬化过程的加速；左心室肥厚导致心肌代谢增加以及冠状动脉储备相对减少；高血压时血流阻力增加引起血管壁调节或机械疲劳。

（一）冠心病与高脂血症

世界各国的冠心病流行病学研究都证实了血浆胆固醇与冠心病的患病率和死亡率有肯定的关系。血浆中有各种脂质，如甘油三酯、磷脂、胆固醇及胆固醇酯等，它们以脂蛋白形式存在于血浆中，随血液循环而运转。脂蛋白对脂质代谢起调节作用。血浆的脂类和各种脂蛋白的质和量与动脉粥样硬化的发生有密切关系。一般认为动脉粥样硬化病变区的脂质来自血液，在病理情况下，血浆 β 脂蛋白大量透过动脉的内皮，沉积在血管壁内，可使内皮细胞及平滑肌细胞损伤，并结合其他各种因素的作用，最后形成粥样斑块。

（二）冠心病与吸烟

吸烟对心血管危害的机理是通过烟中尼古丁及血中一氧化碳含量对心血管造成损害，促使动脉壁平滑肌细胞蜕变，增加血小板凝集和血栓形成，减低室颤阈和诱发冠状动脉痉挛。

（三）冠心病与糖尿病

糖尿病患者冠心病的患病率及死亡率远较无糖尿病者高而且发病年龄早。糖尿病能单独促发冠心病，但其常伴有高血压、高脂血症、高胰岛素血症，而所有这些因子均增加冠心病的发生率。

（四）冠心病与其他易患因素

1. 肥胖

世界卫生组织的 MONICA 研究明确了中国人群平均体重指数与冠心病的发病率及死亡率呈正相关。肥胖是成人血脂及脂蛋白水平的一个重要决定因素。

2. 体力活动减少

体力活动减少者，冠心病发病率较高。体力活动能增加 HDL2 及脂蛋白脂肪酶的活性，减轻体重，降低血压，促进纤维蛋白溶解，减少血小板凝集和提高心电的稳定。

3. 心理社会因素

（1）反应过度：对体力或精神负荷的过度生理反应者易患冠心病。

（2）社会支持：配偶、亲友和团体的亲密关系对冠心病有独立的防护作用。

二、心绞痛护理

（一）症状

疼痛是心绞痛的主要症状，典型的发作为突然发生的疼痛，多有诱发因素，如劳力过度、情绪激动、饱餐或突然受冷等。典型的疼痛部位为胸骨后或心前区，可放射至颈颔部、左肩胛部、右臂内侧或上腹部。疼痛范围往往是一个区域，很少为一点。疼痛的性质因人而异，主诉有沉重、压榨、紧束、憋气或窒息感，刀刮样或针刺样痛大多不是心绞痛。疼痛的程度可轻可重，重者常迫使患者停止动作，面色苍白，甚至出冷汗。疼痛持续的时间多为 1 ~ 5 min。

1. 劳累性心绞痛

常在运动、劳累、情绪激动或其他增加心肌耗氧量时发生心前区疼痛，而在休息或舌下含服硝酸甘油后迅速缓解。

2. 稳定型心绞痛

反复发作劳累性心绞痛，且性质无明显变化，历时 1 ~ 3 个月。心绞痛的频率、程度、时限以及诱发疼痛的劳累程度无明显变化，并对硝酸甘油有明显反应。

3. 恶化性心绞痛

亦称剧增型心绞痛，即原为稳定型心绞痛，但在最近 3 个月内心绞痛程度和发作频率增加、疼痛时间延长以及诱发因素经常变动，通常在低心肌耗氧量时引起心绞痛，提示病情进行性恶化。

4. 自发性心绞痛

心绞痛发作与心肌耗氧量增加无明显关系，疼痛时间较长并且程度较重，含服硝酸甘油不易缓解。心电图出现一过性 ST-T 段改变，但不伴有血清酶变化。

5. 卧位型心绞痛

常在半夜熟睡时发生，可能与做梦、夜间血压波动或平卧位时使静脉回流增加，引起心功能不全，致使冠状动脉灌注不足和心肌耗氧量增加有关。严重者可发展为心肌梗死或心性猝死。

6. 变异性心绞痛

通常在某一固定时间自发性发作心前区疼痛，心绞痛程度严重，发作时心电图示有关导联 ST 段抬高及相背导联 ST 段压低，常伴严重室性心律失常或房室传导阻滞。

7. 中间综合征

亦称冠状动脉功能不全、心绞痛状态或损害前心绞痛。患者在休息或睡眠时自发性发作心绞痛，且疼痛严重，疼痛时间在 30 min 以上，但无心肌梗死的心电图和血清酶变化。

8. 梗死后心绞痛

为急性心肌梗死发生后 1 ~ 3 个月内重新出现的自发性心绞痛。由于与梗死有关的冠状动脉发生再通（不完全阻塞）或侧支循环形成，由存活但缺血的心肌导致心绞痛。这些患者的再梗死发生率较高。

9. 混合性心绞痛

患者在休息和劳累时均发生心绞痛，由于冠状动脉一处或多处严重狭窄，使冠状动脉血流突然和短暂减少等所致。

（二）体征

多数心绞痛发作时无特殊的体征，有的患者发生时可有心率增快和血压增高，发作严重者可面色苍白，满头大汗，有时可听到心尖部第 3、4 心音及乳头肌功能不全而产生关闭不全。

（三）检查

1. 心电图

在心绞痛发作时，心电图的连续记录有助于发现各种变化，包括以 R 波为主的导联上可有 ST 段压低及 T 波低平或倒置等心内膜下心肌缺血性改变。超急性期的 ST 段抬高，R 波幅度降低，出现室内或束支传导障碍和各种心律失常，最常见的是室性期前收缩。

2. 心电图负荷试验

心电图负荷试验的主要目的是观察患者对分级负荷试验的功能反应，运动中心率增加与心肌耗氧增加呈线性关系。活动平板是大运动量试验，运动负荷通过逐级增加运动量而获得，故又称多级运动试验。当运动中心率达该年龄组最大心率时，心肌耗氧量亦达最高值，称达极量；当心率达最大心率的 85% 称达亚极量。

（四）护理

1. 降低心脏负荷，缓解疼痛发作

降低心脏负荷。当心绞痛发作时立即停止步行或工作，休息片刻可缓解。对于频发或严重心绞痛者，严格限制体力活动，直至绝对卧床休息。

合理使用血管扩张剂缓解心绞痛发作。硝酸酯类是最有效的抗心绞痛药物，通过扩张全身小静脉，减少回心血量从而使心脏前负荷减轻；通过扩张全身小动脉，使外围阻力降低从而减轻心脏的后负荷，但前者作用明显地比后者作用强，由于心脏前后负荷减轻，因此心肌耗氧量减少。

常用的制剂有舌下含用的硝酸甘油片，作用时间迅速，2 ~ 3 min 即起作用，但维持时间短，只有 15 ~ 30 min。硝酸甘油贴片敷贴于左侧胸部，每日 1 ~ 2 片即可有效。较长效的亚硝酸异山梨醇（消心痛），舌下含用或口服，维持时间达 4 ~ 6 h。这类药物的不良反应有血管扩张引起的头痛、面红。有时剂量较大，使周围血管明显扩张而产生低血压、恶心等；β 受体阻滞剂主要作用为抑制或降低心肌对交感神经兴奋或儿茶酚胺的反应，减慢心率，使心肌收缩力减弱，从而降低心肌耗氧量使心绞痛缓解。但对于有潜在心衰及有支气管哮喘或阻塞性肺气肿者应忌用。

2. 严密观察病情，预防诱发心肌梗死

对于不稳定型心绞痛患者应卧床休息，密切观察心电图动态变化、胸痛、心率、心律等情况，及时发现缓慢或快速心律失常，及时处理，避免发展为心肌梗死。

3. 冠状动脉腔内成形术的开展

经皮腔内冠状动脉成形术（PTCA）是改善心肌血供、缓解症状并减少急性心肌梗死发生的一种内科治疗技术，其治疗效果较药物治疗可靠且理想，又较心外科冠状动脉搭桥术简单且痛苦小，是当今冠心病的主要治疗技术之一。

（五）患者教育

纠正冠心病易患因素：积极治疗高血压、高脂血症；饮食要少量多餐，限制动物脂肪及高胆固醇的食物，特别肥胖者要限制食量，减轻体重，从而减少心脏负担；停止吸烟；合并糖尿病者需降低血糖；如有贫血、甲亢、心力衰竭者注意均需避免使用任何增加心肌耗氧的药物。

指导调整生活方式：减轻或避免心肌缺血的发作。教会患者自测体力活动耐度，调整日常活动及工作量。避免突然型的劳力动作，尤其在较长时间休息以后（根据对昼夜心绞痛发作规律的研究发现，凌晨起来后的短时间内，心绞痛阈值较低），起床后活动动作宜慢，必要时需服用硝酸甘油作预防。性生活的劳力程度大约相当于心率 120/min 的体力活动，心绞痛者应注意 1 h 前及 15 min 前分别另加口服短时作用的 β 阻滞剂及口含硝酸甘油片 1 次，多数慢性稳定型心绞痛患者可继续正常性生活。对于频发或严重心绞痛者，应严格限制体力活动，并绝对卧床休息。寒冷天气可诱发心绞痛发作，外出应戴口罩或围巾。湿热环境也可触发心绞痛，应避免进入这类环境或安置空调。焦虑、过度兴奋、竞争性活动、饱餐后劳作均会诱发心肌缺血发作，应注意避免。

指导自救自护，预防病情突然加重：指导患者定期门诊检查；按医嘱服用各类药物。药物存放在避光干燥处为宜，避免潮解失效；随身携带心绞痛急救盒，当心绞痛发作时，立即就地休息，口含硝酸甘油，请求现场其他人员协助救护；备有氧气以便心绞痛发作时使用；自测心绞痛发作的特点，如果出现疼痛时间、程度等变化，立即就诊检查。

三、心肌梗死护理

（一）症状

1. 先兆

急性心肌梗死前出现的先兆以频发心绞痛最常见，其次是胸闷。临床上有下列情况应视为急性心肌梗死的先兆：原来稳定型或初发型心绞痛患者其运动耐量突然下降；心绞痛发作的频度、严重程度、持续时间增加，诱发因素不明显，以往有效的硝酸甘油剂量变为无效；心绞痛发作时出现新的临床表现，如伴有恶心、呕吐、出汗、心悸或心动过缓，疼痛放射到新的部位，出现心功能不全或原有的心功能不全加重，出现严重心律失常；心电图出现新的变化，如 T 波高耸，ST 段一时性明显抬高（变异性心绞痛）或压低，T 波倒置加深等。

2. 疼痛

疼痛是急性心肌梗死中最早出现、最为突出的症状。心肌梗死与心绞痛的性质和发生部位很相似，须予以鉴别：心肌梗死的疼痛多无明显诱因，常发生于安静时；发作后经安静休息不能使之消失，含硝酸甘油也无明显效果；疼痛时间较心绞痛长，可达数小时，甚至时重时轻达数日之久；疼痛更为剧烈，难以忍受，常需用麻醉性强镇痛药才能减轻；患者常烦躁不安；疼痛的范围较心绞痛更广，常包括整个心前区，疼痛也可放射至下颌，或颈、背等处，但不如心绞痛时明显。

急性下壁心肌梗死时可主要表现为上腹痛，易误诊为胃穿孔、急性胆囊炎、胆石症、急性胰腺炎等急腹症。

3. 全身症状

有发热、白细胞增高和红细胞沉降率增快等。一般在发病 24 ～ 48 h 出现，为组织坏死及炎性反应的非特异性表现。

4. 胃肠道症状

发病早期，特别是当疼痛剧烈时，常发生恶心、呕吐，少数患者以此为主要症状，机制可能与迷走神经受病变处的心肌刺激有关。

5. 心律失常

急性心肌梗死中心律失常的检出率高达 75% ～ 95%，发病早期即可出现。常见的心律失常有以下几种：窦性心律失常、房性心律失常、加速性交界性心律、室性心律失常、传导阻滞。

6. 充血性心力衰竭

急性心肌梗死患者 24% ~ 48% 存在不同程度的左心衰竭。表现为双肺有湿啰音，窦性心动过速及第 3 心音奔马律，可有轻重不一的呼吸困难。严重者发生肺水肿。严重右心室梗死患者伴有右心衰竭。

7. 休克

急性心肌梗死中心原性休克的发生率约为 4.6% ~ 16.1%，是由于心肌梗死面积广泛（40% 以上），心排出量急剧下降所致。

8. 不典型的临床表现

急性心肌梗死可以不发生疼痛。无痛病例绝大多数有休克、重度心力衰竭或脑血管意外等并发症或发生于外科各种手术后，胸痛被其他严重症状所掩盖。

（二）检查

1. 心电图

急性心肌梗死完整的心电图诊断需具备以下几点：坏死性 Q 波、损伤性 ST 段和缺血性 T 波的改变；上述改变的动态演变，可分为极早期、急性期、亚急性期、陈旧期四个阶段；通过一定导联上的上述改变反映心肌梗死的部位。

2. 白细胞计数

白细胞增高常与体温升高平行发展，出现于发病后 24 ~ 48 h，持续数日，计数在 10×10^9 ~ 20×10^9/L，中性粒细胞减少或消失。

3. 红细胞沉降率

红细胞沉降率增快约在发病后 24 ~ 48 h 出现，持续 2 ~ 3 周。常为轻中度增快。

4. 血清酶测定

血清酶的测定对诊断急性心肌梗死很有价值，尤其是对症状不典型或症状典型而心电图未出现典型改变时。目前临床上常测定的血清酶有肌酸磷酸激酶、谷丙转氨酶、乳酸脱氢酶及其同工酶。肌酸磷酸激酶增高时间最早，急性心肌梗死后 5 ~ 8 h 开始上升，24 h 达高峰。乳酸脱氢酶增高的时间最晚，在梗死后 24 ~ 48 h 开始上升，3 ~ 6 d 达高峰。

（三）观察要点

（1）疼痛：心肌梗死疼痛与心绞痛的性质和部位很相似，在疼痛时间、范围、程度等方面须予鉴别。

（2）心电监测：持续的心电图监护，观察心电图的动态演变，判断病情的发展，确定抢救，治疗方案。

（3）血清酶监测：定时抽取血标本送检，持续监测血清酶的改变，并且进行详细记录。

（4）严密观察呼吸、血压、尿量等变化，及早发现心力衰竭，心源性休克等严重并发症的先兆。

（四）护理

1. 急性期监护

在急性期，有条件时应送入冠心病监护病房（CCU）进行连续的心电、血压、呼吸的监测，无监护病房条件时，也应使用心电示波仪器或心电图机，定期观察心率、心律、血压、呼吸等各项生命指标。及时检出可能作为恶性心动过速先兆的任何室性期前收缩，以及室颤或完全性房室传导阻滞，严重的窦性心动过缓，房性心律失常等，及时予以诊治。每日应检查除颤器、呼吸机、临时起搏器等仪器的功能是否良好，并置于备用状态。检查和补齐抢救物品。

2. 卧床休息

急性期需要绝对卧床休息，病情轻无并发症者，第 3 ~ 4 日可在床上活动，第 2 周可下床活动，先在床边站立，逐步过渡到在室内缓步走动。病情重者，卧床时间延长。

3. 氧气吸入

即使无并发症的急性心肌梗死，部分患者起病初就有轻中度缺氧，发生机制可能与通气 - 血流比例失调有关。合并充血性心力衰竭的患者常伴有严重的低氧血症。低氧血症使心肌更为缺氧，缺氧严重时心绞痛不易缓解，并且易并发心律失常。因此，急性心肌梗死发病一周内，给予常规吸氧。一般患者可用双鼻孔导管低流量持续或间歇给氧。并发严重心力衰竭或肺水肿的患者，必要时可做气管内插管机械通气。

4. 饮食

由于患者心肌供血不足，心功能低下，心排出量减少，加上长时间卧床，胃肠蠕动减弱，消化功能低下，所以宜进低脂、低胆固醇、清淡易消化的流质或半流质饮食，避免食用辛辣食物或发酵食物，以减少便秘与腹胀。进食不宜太快及过饱，以免加重心脏负担。

5. 预防便秘

无论急性期或恢复期的患者，均可因便秘排便用力而诱发心律失常，心源性休克，心力衰竭等并发症，甚至有的因此而发生心脏破裂。排便动作包含着一些生理刺激，如血压升高，脉搏加快，心脏负荷增加及在用力排便时采用乏氏动作（即深呼吸后憋住气再用力做呼气动作等），这些刺激对急性心肌梗死的患者十分不利。因此，急性心肌梗死患者应保持大便通畅，入院后常规给缓泻剂；若两天无大便时需积极处理，可用中药番泻叶四两代茶饮或麻仁一两水煎服，有便秘者给开塞露或少量温盐水灌肠。排便时必须有专人看护，严密观察心电图的改变。饮食中适当增加纤维食物；避免用力排便，防止因腹内压急剧升高，反射性引起心率及冠状动脉血流量变化而发生意外。

6. 止痛

在急性心肌梗死时，胸闷或胸痛均可使交感神经兴奋，加重心肌缺氧，促使梗死范围扩大，诱发严重心律失常或心源性休克，因此迅速止痛极为重要。轻者可肌注罂粟碱 30 ~ 60 mg，每 4 ~ 6 h 1 次，重者可应用吗啡 2 ~ 5 mg 或哌替啶 50 ~ 100 mg 静脉注射或肌注。老年患者有呼吸功能不全或休克时应慎用。也可以应用硝酸甘油 5 ~ 10 mg，溶解于 500 mL 葡萄糖溶液中静脉点滴，需密切观察血压和心率以调节滴速，止痛剂的应用应达到疼痛完全消失的目的，才能有效地制止梗死范围的扩展。

7. 病情观察及心电监护

当出现心绞痛突然严重发作或原有心绞痛程度加重、发作频繁、时间延长或服硝酸甘油无效；心前区疼痛伴恶心、呕吐、大汗、心动过缓；中老年患者出现不明原因的急性左心衰竭、休克、严重心律失常；心电图检查 S-T 段上升或明显下降，T 波高尖或倒置等情况时，应考虑急性心肌梗死。心电监护如出现室性期前收缩呈频发性、多源性、二联律或三联律、R 波落在前一搏动 T 波上等变化，有可能发展为室性心动过速或心室颤动，应立即给予利多卡因 50 ~ 100 mg 稀释后静脉推注，当期前收缩消失或减少时，可继续给予 1 ~ 4 mg/min 静脉滴注维持疗效。当出现室性心动过速或室颤时，予紧急电除颤复律。如发现患者烦躁、脉搏细和呼吸加快、皮肤湿冷、收缩压下降至 10.71 kPa 以下，脉压 < 2.67 kPa，或原有高血压者，血压下降超过原有水平的 20% 以上时，应考虑低血压或休克。每小时尿量少于 30 mL，提示肾血流灌注不足。此外，一旦发现意识状态及体温变化、肺部感染等，均应立即与医师联系，以便及时采取有效的救治措施。

8. 重视血流动力学监测

预防泵衰竭的发生。血流动力学监测不仅能发现早期的左心功能不全，判断心功能不全的程度，鉴别低血容量性和心源性休克，而且可帮助判断预后，指导治疗。血流动力学监测的方法是用三腔带气囊的漂浮导管（Swan-Ganz 导管）经静脉进入到肺动脉。在导管的心房侧孔，可测得右心房压力（中心静脉压），反映右心室充盈情况，正常值为 0.39 ~ 1.18 kPa。导管的端孔在气囊充气和放气时分别可测得肺毛细血管嵌顿压（肺楔压）及肺动脉压，前者能直接地反映左心室舒张早期压及肺瘀血的程度。正常肺楔嵌压为 0.7 ~ 1.60 kPa。在距导管顶端 4 cm 处，有一个温度传感器，它通过右心房注入 0℃ 5% 葡萄糖液 10 mL 可测得温度稀释曲线，输入有电脑装置的心排量测定仪，可计算出心排出量和心排指数，前者正常值为 4 ~ 8 L/min，后者为 2.4 ~ 4 L/（min·m²）。急性心肌梗死时心力衰竭是以左心衰竭为主。若肺楔压 > 2 kPa 以上，可选用血管扩张剂硝普钠加入 50 mL 葡萄糖液中静脉点滴，根据血流动力学的各种参数调整滴速和用量。并发休克时补充血容量或应用血管扩张剂及儿茶酚胺类药物。在做血流动力学监测时，应定期用肝素稀释液冲洗，以保持导管通畅。最好用输液泵控制血管扩张剂的滴速，以保证疗效和防止血压下降。

（五）正确执行溶栓治疗，提高溶栓疗法的有效率

溶栓疗法能使急性心肌梗死的预后明显改观，已成为急性心肌梗死治疗中最重要的方法之一。

1. 常用的溶栓药物

目前使用的溶栓剂可分为两类，一类为"纤维蛋白选择性"溶栓剂，包括 rt-pA（recombinant tissue-type plasminogen activator、重组组织型纤溶酶原激活剂）和 prouk（prourokinase，单链前尿激酶），另一类为"非纤维蛋白选择性"溶栓剂，包括链激酶、尿激酶（urokinase）和 AP-SA-C。

2. 冠脉内给药法

先做左室及冠脉造影、判明梗死相关冠状动脉狭窄或闭塞情况，向冠脉内注入硝酸甘油 0.2 ~ 0.5 mg，2 min 后重复造影，如闭塞仍存在，可排除冠状动脉痉挛。将特制的 2.5F 滴注导管推进至血栓闭塞处，15 min 内注入链激酶或尿激酶 15 万 U，继以 4 000 U/min 速度持续滴入。输注期间每 15 min 重复造影 1 次，以判明血管是否再通。血管再通后以 2 000 U/min 的剂量维持滴注 60 min。

3. 静脉给药法

用尿激酶静滴 50 万 ~ 100 万 U 左右，全剂量于 30 ~ 60 min 内输入，剂量的调整依据患者体重及体质情况而定。注明尿激酶的生产厂名，批号及有效期。溶栓剂输入后，每 2 h 测激活的全血凝固时间（activated coagulation time of whole blood，ATPP）或凝血时间（Leewhite 主管法），待恢复至正常值的 1.5 ~ 2 倍之间时，静滴肝素，通常 500 ~ 1 000 U/h，以后依据凝血时间调整剂量，使凝血时间保持在正常值的 1.5 ~ 2 倍之间。5 d 后停用。输注溶栓剂前，先建立可靠的静脉输液及采血通道，溶栓治疗后应避免肌内注射和反复静脉穿刺。

4. 给药护理重点

溶栓药物存放在冰箱内妥善保管，药液必须新鲜配制，严格按照给药时间、剂量用药；密切观察胸痛变化，观察皮肤、黏膜、痰、呕吐物及尿有无出血征象，如出血严重者须紧急处理；观察心电图变化，治疗开始后 2 h 内每 30 min 记录 12 导联心电图。之后每 1 ~ 2 h 记录心电图，至用药后 12 h；定时测定心肌酶，每 2 ~ 4 h 测 CPK，至发病后 24 h；认真观察溶栓疗法的效果，心电监测：心电图抬高的 ST 段在输注溶栓剂后 2 h 内，在任何一个 30 min 期间内迅速回降 ≥ 50%；胸痛自输入溶栓剂后 2 h 内消失；血清 CPK 酶峰提前，在发病 14 h 以内，这是再灌注后心肌酶从不可逆损伤的心肌细胞内快速冲刷入血的结果。

（六）配合经皮冠状动脉腔内成形术、确保再灌注治疗效果

（七）患者教育

1. 心理支持

患者常有恐惧、忧郁、沮丧的心理反应，应加强床边巡视，给予心理支持。

2. 饮食指导

康复期可恢复冠心病饮食，进食不宜过饱，有心功能不全者适当限制钠盐。

3. 保健指导

注意劳逸结合，根据心功能进行康复锻炼；避免诱发因素；节制饮食，禁忌烟酒；按医嘱服药；指导患者及家属掌握简要急救措施，定期复查。

4. 康复指导

有计划的康复期锻炼能使患者的体力及自我照料的能力增强，更快、更好地恢复工作，更乐观、更有信心地生活，康复锻炼分以下四个阶段。

（1）第 1 阶段：从监护室阶段开始，适合于临床情况稳定，无并发症的患者，康复护理内容包括自我照料（进食、修面、在护理人员帮助下使用床边便器）；严密心电图监视下做主动或被动的肢体运动以减少静脉瘀血及维持肌肉的张力和柔顺性，并开始床边坐椅。长时间卧床可引起"失调节现象"，包括体力活动能力降低，劳力引起不适当的心率反应，对变换体位的适应能力降低而引起体位性低血压，循环血容量降低，肺容量和肺活量降低，血浆蛋白浓度降低、钙和氮失衡及肌肉的收缩力降低等。还可引起血栓形成和栓塞以及情绪异常（如焦虑、忧郁）等。早期活动有助于减轻或克服这些"失调节现象"。

在发现下述情况时应将运动量减低：出现胸痛和呼吸困难；心率增快超过 120 次 /min；ST 段改变；出现有意义的心律失常；收缩压下降 > 2.66 kPa。

（2）第 2 阶段：从监护病室转到普通病房后，康复护理内容包括自我照料、床边坐椅逐渐增加次数、开始在病室内行走，体力活动与休息交替进行。避免餐后立即活动。用于识别运动量过大超过患者耐受力的标准与上述第 1 阶段的标准相同。

（3）第 3 阶段：是康复期的锻炼指导，其目的是逐渐增加活动量，在第 8 周或 12 周可以恢复工作。患者在这一阶段可以完全自理生活，做一些简单的家务。步行是活动的重要内容，步行距离和速度应逐渐增加。在第 6 周末，一般患者每日可以步行 2 ~ 3 km，分 2 ~ 3 次完成。如患者没有不适反应，活动量再逐渐增加。在第 3 阶段结束，患者可以每小时步行 4 km 而无症状。在每一次增加活动量前，必须评价患者对按照运动计划所进行的活动的反应，做心电图检查以及作相当于或超过计划活动量时的心功能测试。只有检查结果表明患者对计划活动量无不良反应时才增加活动量。通过这一阶段的锻炼，增强患者信心和体力。

（4）第 4 阶段：康复护理的目的在于进一步恢复并保持患者的体力和心功能。这一阶段开始于第 8 或 12 周后，患者已恢复以前的工作或活动。可以开始更大活动量的锻炼，而在开始之前，应先做多种运动试验，制订活动计划。活动量取该患者运动试验能达到的最大心率的 75% ~ 85%。运动开始时先"预热"，即做较轻的活动使心率慢慢升至合适的范围。运动结束时须"预冷"，即逐渐减轻活动然后停止，使血液从肢体返回中央循环。运动时间包括"预热"和"预冷"期共 30 min 左右。每周做 2 ~ 3 次，每次隔 1 ~ 2 d。

指导患者随时报告胸痛、呼吸困难、心悸、头晕或其他新的症状。这些症状的出现可能需要暂时中断活动或减轻活动量。

第四章　神经外科疾病的护理

第一节　脑血管疾病

一、颅内动脉瘤

（一）病因及发病机制

1. 先天性动脉瘤

最为常见，占 80% ~ 90%，常发生在颅内各动脉的分叉部，主要由于动脉管壁中层缺少弹力纤维，平滑肌较少及血流动力学方面可使动脉瘤形成。

2. 动脉硬化性动脉瘤

占 10% ~ 18%，常发生于 40 ~ 60 岁年龄段，主要由于动脉壁有粥样硬化破坏动脉壁的内弹力层和中层，动脉瘤多呈梭形扩张。

3. 感染性动脉瘤

占 0.5% ~ 2.0%，由于细菌栓子经血液播散停留在脑动脉终末支或动脉分叉部，动脉周围炎性病灶如颅骨感染、脑脓肿、脑膜炎等侵蚀动脉壁形成感染性动脉瘤。

4. 外伤性动脉瘤

占 0.5%，是颅脑损伤、手术创伤直接伤及动脉管壁形成假性或真性动脉瘤。

（二）临床表现

在动脉瘤未破裂之前，绝大多数患者无临床症状，个别可因体积较大，压迫相邻神经与脑组织产生相应的症状和体征。动脉瘤破裂则引起蛛网膜下隙出血或脑内血肿。

1. 蛛网膜下隙出血

颅内动脉瘤最常见的症状为单纯性蛛网膜下隙出血，主要是动脉瘤壁薄，而发生血液渗出，血流入蛛网膜下隙，表现为突然剧烈头痛，头痛部位可局限前额或枕部或遍及全头，伴有恶心、呕吐、烦躁不安、面色苍白、颈项强直、全身出虚汗，有短暂的不同程度的意识障碍。一般无肢体瘫痪，感觉障碍或失语等局灶体征。由于动脉瘤部位不同可发生硬脑膜下血肿、脑内血肿、脑室内血肿。临床还可出现颅内压增高，严重者发生脑疝。动脉囊壁破裂可造成大出血，患者深昏迷，瞳孔散大，呼吸骤停，在几分钟或几小时内死亡。颅内动脉瘤的再出血占 15%，而再出血的病死率为 40% ~ 60%。颅内动脉瘤再出血时间为 7 ~ 10 d 者最多。

2. 局部症状

（1）动眼神经麻痹：在颈内动脉 – 后交通支动脉瘤中有 30% ~ 53% 患者可出现病侧动眼神经麻痹，

其表现为病侧眼睑下垂，瞳孔扩大，光反应消失，眼球固定。

（2）偏头痛：常见于颈内动脉瘤，表现为病侧眼眶或前额部的搏动性疼痛，压迫同侧颈总动脉时，头痛可暂缓解。

（3）单侧眼球突出：多见于病变侧海绵窦内动脉瘤，大型动脉瘤可压迫海绵窦而引起眼静脉回流障碍，眼球结膜充血水肿，常伴有Ⅲ、Ⅳ、Ⅵ脑神经不完全麻痹。小型动脉瘤破裂可形成海绵窦内动静脉瘘，出现搏动性突眼，伴有血管杂音，球结膜水肿，眼底静脉增粗和搏动。

（4）视野缺损：多发生于大脑前交通动脉瘤，可压迫视神经或视交叉，表现病侧不同视野缺损，如单侧颞侧偏盲，单侧鼻侧偏盲，不典型双颞偏盲等。

（5）其他症状：椎动脉、小脑后下动脉、脊髓前后动脉瘤可引起小脑体征及后组脑神经损害，上颈髓压迫症状。

3. 脑血管痉挛所致脑缺血

颅内动脉瘤破裂引起的蛛网膜下隙出血可引起脑血管痉挛。严重脑血管痉挛可造成脑缺血，如脑梗死，其发生率占 21% ～ 62%，其中 34% ～ 46% 的患者出现神经系统病理体征。脑血管痉挛使脑组织缺血性梗死而发生脑水肿，颅内压增高，出现不同的神经功能障碍，表现为偏瘫、感觉减退、失语、二便失禁、昏迷等症状。

（三）辅助检查

1. CT 扫描

CT 扫描显示颅内动脉瘤较低，仅为 10% ～ 30%。

2. 脑血管造影

能显示动脉瘤的部位、大小、形态、数目，囊内有无血栓，动脉痉挛程度，侧支动脉供应情况。

3. 腰穿

怀疑蛛网膜下隙出血时，可行腰穿检查，脑脊液多呈粉红色或血色。

4. MRI 成像扫描

MRI 检查可显示颅内各部位的动脉瘤与周围重要结构关系，可明确动脉瘤大小，瘤周脑组织情况和动脉瘤内血栓。

（四）处理原则

目前颅内动脉瘤分非手术治疗、手术治疗和血管内栓塞治疗。非手术治疗包括：①绝对卧床休息4 周以上，保持患者安静。②适当降低血压，降低脑灌注压，减轻脑血流对动脉壁冲击。③应用抗纤溶酶药物。④应用脱水药物抗脑水肿，降低颅内压。⑤缓解脑血管痉挛。手术治疗：开颅夹闭动脉瘤蒂是最理想的方法。

二、颅内动静脉畸形

（一）病因及发病机制

颅内和椎管内血管畸形属先天性中枢神经系统血管发育异常，可分为五种类型：①动静脉畸形。②海绵状血管瘤。③毛细血管扩张。④静脉畸形。⑤静脉曲张。其中动静脉畸形最常见。颅内动静脉畸形是一团发育异常的病态脑血管，畸形血管团内有脑组织，其周围脑组织因缺血而萎缩，呈胶质增生带，有时伴增生性出血。

（二）临床表现

1. 出血

畸形血管破裂可导致脑内、脑室内或蛛网膜下隙出血，出现意识障碍、头痛、呕吐等症状，但小的出血临床症状不明显。出血多发生在脑内，1/3 引起蛛网膜下隙出血。

2. 抽搐

成人 21% ～ 67% 以抽搐为首发症状，一半以上发生在 30 岁前，多见于额、颞部动静脉畸形（arteriovenous malformation，AVM）。额部 AVM 多发生抽搐大发作，顶部以局限性发作为主，AVM 发生抽搐与脑缺血、病变周围进行性胶质增生以及出血后的含铁血黄素刺激大脑皮质有关。14% ~ 22% 出过血的 AVM 会发生抽搐。

3. 头痛

一半 AVM 患者有头痛史。头痛可呈单侧局部，也可全头痛，间断性或迁移性。头痛可能与供血动脉、引流静脉以及窦的扩张有关，有时与 AVM 小量出血、脑积水和颅内压增高有关。

4. 神经功能缺损

未破裂出血的 AVM 中，4% ~ 12% 有急性或进行性神经功能缺损。脑内出血可致急性神经功能缺损。由于 AVM 盗血作用或合并脑积水，患者神经功能缺损呈进行性，表现为运动、感觉、视野以及语言功能障碍。个别患者可有头颅杂音或三叉神经痛。

5. 儿童大脑大静脉畸形

也称大脑大静脉动脉瘤，可以导致心衰和脑积水。

（三）辅助检查

1. 头部 CT

经加强扫描 AVM 表现为混杂密度区，大脑半球中线结构无移位。在急性出血期，CT 可以确定出血的部位及程度。

2. 头部 MRI

因病变内高速血流表现为流空现象，另外，MRI 能显示良好的病变与脑解剖关系，为切除 AVM 选择手术入路提供依据。

3. 脑血管造影

全脑血管造影并连续拍片，可了解畸形血管团大小、范围、供血动脉、引流静脉以及血流速度。有时还可见由对侧颈内动脉或椎基底动脉系统的盗血现象。

4. 脑电图检查

患侧大脑半球病变区及其周围可出现慢波或棘波。

（四）处理原则

1. 手术切除

手术切除为治疗颅内 AVM 的最根本方法，不仅能杜绝病变再出血，还能阻止畸形血管盗血现象，从而改善脑血流。应用显微手术技术，手术切除效果满意。对 AVM 出血形成血肿的急诊患者，有条件者应在术前完成脑血管造影，以明确畸形血管情况。患者已发生脑疝，无条件行脑血管造影，可紧急开颅手术，先清除血肿降低颅压，抢救生命，待二期手术再切除畸形血管。未行血管造影切除畸形血管是危险的。对位于脑深部重要功能区如脑干、间脑等部位 AVM，不适宜手术切除。

2. 介入神经放疗

术前 1 ~ 2 周应用 IBCA 胶、球囊栓塞巨大动静脉畸形令其体积缩小，为手术切除提供条件，也可治愈某些小型的 AVM。

三、高血压性脑出血

（一）病因及发病机制

高血压病常导致脑底的小动脉发生病理性变化，突出表现是在小动脉的管壁上发生玻璃样或纤维样变性和局灶性出血、缺血和坏死，削弱了血管壁的强度，出现局限性的扩张，并可形成微小动脉瘤。高血压性脑出血是在这样的病理基础上，因情绪激动、过度脑力与体力劳动或其他因素引起血压剧烈升高，导致已病变的脑血管破裂出血所致。其中豆纹动脉破裂最为多见，其他依次为丘脑穿通动脉、丘脑膝状动脉和脉络丛后内动脉等。而发生于延髓或中脑者极为少见。病理方面，血肿造成周围脑组织受压、缺血、脑梗死、坏死、同时伴严重脑水肿，易由此发生急剧的颅内压增高与脑疝。

（二）临床表现

临床特点为突然出现剧烈头痛，并且多伴有躁动、嗜睡或昏迷。血肿对侧出现偏瘫、瞳孔的变化，早期两侧瞳孔缩小，当血肿扩大，脑水肿加重，遂出现颅内压增高，引起血肿侧瞳孔散大等脑疝危象，出现呼吸障碍，脉搏减慢，血压升高，随后即转为中枢性衰竭。出血量少时，血肿可以自行吸收消散，症状逐渐缓解。

（三）辅助检查

头颅 CT 检查对急性脑出血的定位准确，表现为高密度影区，出血可破入脑室。

（四）处理原则

根据高血压病史及临床特点，突然意识障碍和偏瘫，一般不难做出诊断。脑 CT、MRI 协助诊断。

高血压性脑出血的外科治疗，应在非手术治疗未能奏效而出血尚未引起原发或继发的致命损害时才有价值。手术治疗的目的在于消除血肿、降低颅内压，解除脑疝的发生和发展，改善脑循环，促进受压脑组织的及早恢复。目前手术方法有传统的开颅血肿清除术、小骨窗血肿清除术。2003 年上海市报道高血压性脑出血患者手术时机选择在发病后 7 ~ 24 h 进行，其手术疗效较好，术后颅内再出血风险及全身并发症发病率较低。非手术治疗包括绝对卧床、镇静与稳定血压，应用脱水药、止血药，保持水、电解质平衡，支持疗法，并注意保持呼吸道通畅。

四、脑缺血性病变

（一）病因及发病机制

脑的供应动脉狭窄或闭塞可引起脑缺血性病变，严重者可引起死亡。缺血性脑卒中的发病率高于出血性脑卒中，占脑卒中总数的 60% ~ 70%。颈内动脉和椎动脉都可出现闭塞和狭窄，年龄多在 40 岁以上，男性较女性多。颈内动脉或椎动脉狭窄和闭塞的主要原因是动脉粥样硬化。另外，结缔组织病或动脉炎引起的动脉内膜增生和肥厚，颈动脉外伤，肿瘤压迫颈动脉，小儿颈部淋巴结炎和扁桃体炎伴发的颈动脉血栓以及先天颈动脉扭曲等，均可引起颈内动脉狭窄和闭塞。颈椎病骨质增生或颅底陷入压迫椎动脉，也可造成椎动脉缺血。

（二）临床表现

根据脑动脉狭窄和闭塞后，神经功能障碍的轻重和症状持续时间分三种类型。

1. 短暂性脑缺血发作（TIA）

颈内动脉缺血表现为突然肢体运动和感觉障碍、失语、单眼短暂失明等，少有意识障碍。椎动脉缺血表现为眩晕、耳鸣、听力障碍、复视、步态不稳和吞咽困难等。症状持续时间短，可反复发作，一天数次或数十次。可自行缓解，不留后遗症。脑内无明显梗死灶。

2. 可逆性缺血性神经功能障碍（RIND）

与 TIA 基本相同，但神经功能障碍持续时间超过 24 h，有的患者可达数天或数十天，最后逐渐完全恢复。脑部可有小的梗死灶，大部分为可逆性病变。

3. 完全性卒中（CS）

症状较 TIA 和 RIND 严重，不断恶化，常有意识障碍。脑部出现明显的梗死灶。神经功能障碍长期不能恢复，完全性卒中又可分为轻、中、重三型。

（三）辅助检查

1. 脑血管造影

显示不同部位脑动脉狭窄、闭塞或扭曲。

2. 头部 CT 和 MRI

急性脑缺血性发作 24 ~ 48 h 或以后，CT 可显示缺血病灶。MRI 提示动脉系统的狭窄和闭塞。

3. 颈动脉 B 超检查和经颅多普勒超声探测

可诊断颈颅内动脉狭窄、闭塞。

4. 脑血流量测定

^{133}Xe 清除法局部脑血流测定，可显示不对称性脑灌注。

（四）处理原则

1. 颈动脉内膜切除术

适用颈内动脉颅外段严重狭窄（狭窄程度超过 50%），狭窄部位在下颌骨角以下，手术可及者。完全性闭塞 24 h 以内亦可考虑手术，闭塞超过 24 ~ 48 h，不宜手术。

2. 颅外 - 颅内动脉吻合术

对预防 TIA 发作效果较好。可选用颞浅动脉 - 大脑中动脉吻合，枕动脉 - 小脑后下动脉吻合，枕动脉 - 大脑后动脉吻合术等。

五、护理

（一）护理评估

1. 健康史

排除其他疾病如脑血管意外等病史及遗传因素。

2. 身体状况

了解患者是否存在所患脑血管疾病的相应症状和体征及并发症，是否有感觉、运动障碍，疼痛区域，疼痛的持续时间。术后患者伤口引流液的颜色、量及性质。

3. 心理 - 社会状况

了解患者对所患疾病是否存在担心预后引起的紧张和焦虑等心理问题。同时了解患者的家属支持情况及家庭经济状况。

（二）护理诊断及医护合作性问题

（1）疼痛：与脑血管病变有关。

（2）有压疮的可能：与感觉、运动功能障碍有关。

（3）潜在并发症：颅内压增高、脑疝危象。

（三）护理目标

（1）患者的疼痛减轻，舒适感增加。

（2）患者无压疮发生。

（3）患者颅内压增高、脑疝的早期迹象能够得到及时预防、发现和处理。

（四）护理措施

1. 密切观察病情

严密观察患者的意识状态、瞳孔大小、呼吸、脉搏、血压、神经功能缺失等变化，颅内压增高的症状，防止并发症的发生。观察肢体活动情况。

2. 一般护理

保持呼吸道通畅、给氧。供氧能减少术后恶心、呕吐的发生，术后恶心、呕吐发生率在 20% ~ 70%，术中及术后 24 h 给氧，恶心、呕吐发生率减少 43%，同时还可以预防脑血管痉挛。术后 6 h 无恶心、呕吐时，允许进食。术后卧床 2 d，严格限制活动，限制体力活动 3 ~ 4 周。术后遵医嘱给予镇静药及止痛药，栓塞后巨大动脉瘤血栓形成时，患者可能出现剧烈头痛，注意观察及时对症处理。加强皮肤护理和口腔护理，预防压疮。瘫痪保持功能位。病情稳定后，做被动运动和按摩。

3. 高血压性脑出血患者的护理

高血压性脑出血昏迷患者应细致护理，及时防治肺炎、胃出血等并发症。气管插管和过度换气与渗透疗法常常是降低颅内压和逆转即将发生脑疝的最快方法。

（1）绝对卧床，使头部抬高 15°，松解衣服，注意保暖，急性期勿搬动患者，躁动患者注意约束，防止坠床，呼吸困难者给予氧气吸入。

（2）输液速度不宜过快以免增加心脏负担，影响颅内压，每天液量不宜超过 2 000 mL，注意水、电解质平衡，酸碱平衡。

（3）有血肿腔引流的患者应观察引流量颜色，引流袋每 24 h 更换 1 次。

（五）护理评价

（1）患者的疼痛是否减轻，舒适感是否增加。

（2）患者有无压疮发生。

（3）患者颅内压增高、脑疝的早期迹象是否能够得到及时预防、发现和处理。

第二节 颅脑损伤

颅脑损伤在战时和平时都比较常见，约占全身各部位伤的 10% ～ 20%，仅次于四肢伤，居第 2 位。但颅脑伤所造成的死亡率则居第 1 位。重型颅脑伤患者死亡率高达 30% ～ 60%。颅脑火器伤的阵亡率占全部阵亡率的 40% ～ 50%，居各部位伤的首位。及早诊治和加强护理是提高颅脑伤救治效果的关键。

一、颅脑损伤的分类

1. 开放性颅脑损伤

（1）火器性颅脑损伤：头皮伤、颅脑非穿透伤、颅脑穿透伤（非贯通伤、贯通伤、切线伤）。

（2）非火器性颅脑损伤：锐器伤、钝器伤（头皮开放伤、颅骨开放伤、颅脑开放伤）。

2. 闭合性颅脑损伤

（1）头皮伤：头皮挫伤、头皮血肿（头皮下血肿、帽状腱膜下血肿、骨膜下血肿）。

（2）颅骨骨折：颅盖骨骨折（线形骨折、凹陷性骨折、粉碎性骨折）、颅底骨折（颅前窝、颅中窝、颅后窝骨折）。

（3）脑损伤：原发性（脑震荡、脑挫裂伤、脑干伤）、继发性（颅内血肿、硬膜外血肿、硬膜下血肿、脑内血肿、多发性血肿）、脑疝。

二、头皮损伤

1. 头皮的解剖特点

（1）头皮分为 5 层：即表皮层、皮下层、帽状腱膜层、帽状腱膜下层及颅骨外膜层。①表皮层：含有汗腺、皮脂腺和毛囊，并长满头发，易藏污纳垢，易造成创口感染。②皮下层：具大量纵形纤维隔，紧密连拉皮层与帽状腱膜层，使头皮缺乏收缩能力。③帽状腱膜层：坚韧并有一定张力，断裂时可使创口哆开。④帽状腱膜下层：为疏松结缔组织，没有间隔，损伤时头皮撕脱，出血易感染，沿血管侵犯颅内。⑤颅骨外膜层：在骨缝处与骨缝相连，并嵌入缝内。

（2）头皮血供丰富，伤口愈合及抗感染能力较强，但伤时出血多，皮肤收缩力差，不易自止，出血过多，易发生出血性休克，年幼儿童更应提高警惕。

2. 临床表现

（1）擦伤：是表皮层的损伤，仅为表皮受损脱落，有少量渗血或渗液，疼痛明显。

（2）挫伤：除表皮局限擦伤外，损伤延及皮下层，可见皮下血肿、肿胀或有瘀血，并发血肿。

（3）裂伤：头皮组织断裂，帽状腱膜完整者，皮肤裂口小而浅；帽状腱膜损伤者，裂口可深达骨膜，多伴有挫伤。

（4）头皮血肿：分为三种。①皮下血肿：一般局限于头皮伤部，质地硬，波动感不明显。②帽状腱膜下血肿：可以蔓及整个头部，不受颅缝限制，有波动感，严重出血可致休克。③骨膜下血肿：血肿边缘不超过颅缝，张力大，有波动感，常伴有颅骨骨折。

（5）撕脱伤：大片头皮自帽状腱膜下撕脱，头皮自帽状腱膜下部分甚至整个头皮连同额肌、颞肌、骨膜一并撕脱，多为头皮强烈暴力牵拉所致，此撕脱伤，伤情重，因大量出血，而发生休克。可缺血、感染、坏死，后果严重。

3. 治疗原则

（1）头皮损伤，出血不易自止，极小的裂伤，多需缝合。

（2）头皮表皮层损伤，易隐匿细菌，清创要彻底。

（3）头皮血肿，除非过大，一般加压包扎，自行吸收；血肿巨大，时间长而不吸收，可在严密消毒下做穿刺，吸除血液，并加压包扎，一旦感染应切开引流。

（4）大片缺损者：①可酌情采用成形手术修复。②止痛、止血、加压包扎。③必要时给予输血，补液抗休克。④防治感染。

三、颅骨骨折

颅骨骨折分为颅盖和颅底骨折。其分界线为眉间、眶上缘、颧弓、外耳孔、上项线及枕外粗隆。分界线以上为颅盖，以下为颅底。颅骨骨折常反映脑损伤部位和程度。按解剖分类为颅盖骨折、颅底骨折和颅缝分离。按骨折形态分为线形骨折、凹陷骨折、粉碎性骨折和洞形骨折。

1. 颅盖骨折

（1）临床表现：①线形骨折：骨折线长短不一，单发或多发，需 X 线摄片明确诊断，无并发损害时，常无特殊临床表现。②凹陷骨折：颅骨内板或全颅板陷入颅内，成人者凹陷骨折片周围有环形骨折线，中心向颅内陷入。③粉碎性骨折：由两条以上骨折线及骨折线相互交叉不规则，将颅骨分裂为数块。

（2）治疗原则：①骨折本身不需特殊处理。②发生于婴幼儿，骨板薄而有弹性，无骨折线，在生长发育过程中可自行复位。③一般凹陷骨折均需手术治疗，而骨片无错位或无凹陷者不需手术。

2. 颅底骨折

单纯颅底骨折比较少见，常由颅盖骨折延续而来。颅底骨折的诊断主要依靠临床表现。根据解剖部位分为颅前窝骨折、颅中窝骨折和颅后窝骨折。

（1）临床表现：①颅前窝骨折：眼睑青紫肿胀，呈"熊猫眼"，可有脑脊液鼻漏，常伴有额叶损伤和 I、II 对颅神经损伤。②颅中窝骨折：颞肌下出血压痛、耳道流血，可有脑脊液耳漏或脑脊液鼻漏，常伴有颞叶损伤和 III ～ VII 对颅神经损伤。③颅后窝骨折：乳突皮下出血（Bottle 斑），咽后壁黏膜下出血，常伴有脑干损伤和 IX ～ XII 对颅神经损伤。

（2）治疗原则：①脑脊液漏，一般在伤后 3 ～ 7 d 自行停止。若 2 周后仍不停止或伴颅内积气经久不消失时，应行硬膜修补术。脑脊液漏患者注意事项：严禁堵塞，冲洗鼻腔、外耳道。避免擤鼻等动作，以防逆行感染；保持鼻部与耳部清洁卫生；应用适量抗生素预防感染；禁忌腰穿。②颅底骨折本身无须特殊处理，重点是预防感染。③口鼻大出血，应及时行气管切开，置入带气囊的气管导管。鼻出血可行鼻腔填塞暂时压迫止血，有条件可行急症颈内外动脉血管造影及血管内栓塞治疗，闭塞破裂血管。④颅神经损伤：视神经管骨折压迫视神经时，应争取在伤后 4 ～ 5 d 内开颅行视神经管减压术；大部分颅神经损伤为神经挫伤，属部分性损伤，应用促神经功能恢复药物如维生素 B 族、地巴唑、神经节苷脂等，配合针灸理疗，可以逐步恢复，完全性神经断裂恢复困难，常留有神经功能缺损症状。严重面神经损伤，可暂时缝合眼睑以防治角膜溃疡发生。吞咽困难及饮水呛咳者，置鼻饲管，长期不恢复时可做胃造瘘。

（3）治愈标准：①软组织肿胀、瘀血已消退。②脑脊液漏已愈，无颅内感染征象。③脑局灶症状和颅神经功能障碍基本消失。

四、脑损伤

1. 脑震荡

头部伤后，脑功能发生的短暂性障碍，称为脑震荡。

（1）临床表现：①意识障碍：一般不超过 30 min。②近事遗忘：清醒后不能叙述受伤经过，伤前不久之事也失去记忆，但往事仍能清楚回记。③全身症状：醒后有头痛、耳鸣、失眠、健忘等症状，多于数日逐渐消失。④生命体征：无明显改变。⑤神经系统检查：无阳性体征，腰穿脑脊液正常。

（2）治疗原则：①多数经过严格休息 7 ～ 14 d 即可恢复正常工作，完全康复，无须特殊治疗处理。②对症治疗：诉头痛者，可给罗通定、索米痛片等。有恶心、呕吐可给异丙嗪，每次 12.5 mg，每日 3 次；维生素 10 mg，每日 3 次。心情烦躁忧虑失眠者可服镇静剂，如阿普唑仑，每次 0.4 mg，每日 3 次。

2. 脑挫裂伤

脑挫裂伤为脑实质损伤，发生在着力部位称冲击伤，发生在对冲部位称对冲伤，两者可单独发生，也可同时存在。肉眼可见脑组织点状、片状出血及脑组织挫裂等。显微镜下皮层失去正常结构，神经元轴突碎裂，胶质细胞变性坏死及有点状或片状出血灶等。脑挫裂伤昏迷时间不超过 12 h，有轻度生命体征改变和神经系统阳性体征，而无脑受压症状者属中度脑损伤。广泛脑挫裂伤昏迷时间超过 12 h，有较明显生命体征改变或脑受压症状者属重型脑损伤。

（1）临床表现：①意识障碍，持续时间较长，甚至持续昏迷。②生命体征改变，轻中度局灶性脑挫裂伤患者生命体征基本平稳，重度脑挫裂伤患者可发生明显的生命体征改变，急性颅内压增高的典型生命体征变化特点是"两慢一高"，即呼吸慢、脉搏慢、血压升高。③定位症状，伤灶位于脑功能区会出现偏瘫、失语及感觉障碍等。④精神症状，多见于双侧额颞叶挫裂伤，表现为情绪不稳定、烦躁、易怒、骂人或淡漠、痴呆等。⑤癫痫发作，多见于运动区挫裂伤。⑥脑膜刺激征，由于蛛网膜下隙出血所致，表现为颈项强直、克氏征阳性，腰穿为血性脑脊液。⑦颅内压增高症状，意识恢复后仍有头痛、恶心、呕吐及定向力障碍等。⑧ CT 扫描，挫裂伤区呈点状、片状高密度区，常伴有脑水肿或脑肿胀、脑池和脑室受压、变形、移位等。

（2）治疗原则：①保持呼吸道通畅，防治呼吸道感染。②严密观察意识、瞳孔、颅内压、生命体征变化，有条件时对重症患者进行监护。③伤后早期行 CT 扫描，病情严重时应该行动态 CT 扫描。④头部抬高 15° ～ 30°。⑤维持水电解质平衡。⑥给予脱水利尿剂，目前最常用的药物包括：20% 甘露醇、呋塞米、人体白蛋白。用法：20% 甘露醇 0.5 ～ 1.0 g/kg 次，静滴 2 ～ 3 次 /d；呋塞米 20 ～ 40 mg/ 次，静注 2 ～ 3 次 /d；人体白蛋白 5 ～ 10 g，静滴 1 ～ 2 次 /d。⑦应用抗自由基及钙离子通道阻滞剂，如大剂量维生素 C 10 ～ 20 mg/d，25% 硫酸镁 10 ～ 20 mL/d，尼莫地平 10 ～ 20 mg/d 等。⑧防治癫痫，应用安定、苯妥英钠、苯巴比妥等药物。⑨脑细胞活化剂，主要包括：ATP、辅酶 A、脑活素及胞磷胆碱。⑩亚低温疗法，对于严重挫裂伤、脑水肿、脑肿胀患者宜采用正规亚低温疗法，使体温维持在 32 ～ 34℃，持续 1 周左右，在降温治疗过程中，可给予适量冬眠药物和肌松剂。⑪病情平稳后及时腰穿，放出蛛网膜下隙积血，必要时椎管内注入氧气。

（3）治愈标准：①神志清楚，症状基本消失，颅内压正常。②无神经功能缺失征象，能恢复正常生活和从事工作。

（4）好转标准：①意识清醒，但言语或智能仍较差。②尚存在某些神经损害，如部分性瘫痪症状和体征，或尚存在某些精神症状。③生活基本自理或部分自理。

3. 脑干损伤

脑干损伤是指中脑、脑桥、延髓部分的挫裂伤。脑干伤分原发性和继发性两种。原发性脑干伤是指外力直接损伤脑干，伤后立即发生，常由于脑干与天幕裂孔疝或斜坡相撞或脑干移位扭转牵拉所造成的损伤，也可能是直接贯通伤所致。继发性脑干伤是指伤后因继发性颅内血肿或脑水肿引起的颅内压增高致脑疝形成压迫脑干所致，临床主要表现为长时间昏迷和双侧锥体束征阳性。伤后立即出现明显脑干损伤症状或脑疝晚期，脑干损伤严重者，属特重型脑损伤。

（1）临床表现：①意识障碍，通常表现为伤后立即昏迷，昏迷持续时间长短不一，可长达数月或数年，甚至植物生存状态。②眼球和瞳孔变化，可表现为瞳孔大小不一，形态多变且不规则，眼球偏斜或眼球分离。③生命体征改变，伤后出现呼吸循环功能紊乱或呼吸循环衰竭，中枢性高热或体温不升。④双侧锥体束征阳性，表现为双侧肌张力增高，腱反射亢进以及病理征阳性，严重者呈弛缓状态。⑤出现去皮层或去大脑强直。⑥各部分脑干损伤可出现以下不同特点。中脑损伤：瞳孔大小，形态多变且不规则，对光反应减弱或消失，眼球固定、四肢肌张力增高。损伤在红核以上呈上肢屈曲、下肢伸直的去皮层强直。桥脑损伤：双瞳孔极度缩小，光反应消失，眼球同向偏斜或眼球不在同一轴线上，损伤累及红核和前庭核间，则四肢张力均增高，呈伸直的去脑强直痉挛。延髓损伤：突出表现为呼吸循环功能障碍。如呼吸不规则、潮式呼吸或呼吸停止；血压下降、心律不齐或心搏骤停。⑦ CT 扫描，基底池、环池、四叠体池、四脑室受压变小或闭塞，可见脑干点状、片状密度增高区。⑧ MRI 扫描，可见脑干肿胀，点状或片状出血等改变。

（2）治疗：①严密观察意识，生命体征及瞳孔变化，有条件时在重症监护病房监护。②保持呼吸道通畅，尽早行气管插管或气管切开。气管切开指征：有颅面部伤、颅底骨折、合并上消化道出血、脑脊液漏较多；合并有严重胸部伤，尤其是多发性肋骨骨折和反常呼吸，昏迷较深，术后短时间内不能清醒；有慢性呼吸道疾患，呼吸道分泌物多不易咳出；术前有呕吐物或血液等气管内反流误吸。③下列情况下应该行人工控制呼吸：$PaO_2 < 8.0$ kPa；$PaCO_2 > 6.0$ kPa；无自主呼吸或呼吸节律不规则，呼吸频率慢（< 10/min）或呼吸浅快（> 40/min）；弥漫性脑损伤，颅内压 > 5.33 kPa，呈去脑或去皮层强直。④维持水电解质平衡，适当控制输入液体量和速度，防止高血糖，尽量少用含糖液体并加用胰岛素。⑤脱水利尿，激素治疗，抗自由基和钙超载等处理方法同脑挫裂伤。⑥预防消化道出血，早期行胃肠道减压，应用奥美拉唑、雷尼替丁等药物。⑦亚低温治疗，体温宜控制在 32 ~ 34℃，维持 3 ~ 10 d，应用亚低温治疗时应该使用适量镇静剂和肌松剂。⑧预防肺部并发症：雾化吸入；注意翻身、拍背及吸痰；加强气管切开后的呼吸道护理，应用生理盐水、庆大霉素和糜蛋白酶等气管冲洗液定时适量冲洗，也可根据痰细菌培养和药敏试验配制气管冲洗液；根据痰细菌培养和药敏试验选用敏感抗生素治疗。⑨中枢性高热处理：冰袋、冰帽降温，50% 酒精擦浴；退热剂、复方阿司匹林及吲哚美辛等；冬眠合剂：氯丙嗪 25 mg + 异丙嗪 25 mg，肌注 1 次 /6 ~ 8 h；采用全身冰毯机降温，通常能收到肯定的退热效果。⑩长期昏迷处理，目前常用的催醒和神经营养药物包括：吡硫醇、吡拉西坦、脑活素、胞磷胆碱及钠洛酮等，通常同时使用两种以上药物。另外高压氧是促进患者苏醒的行之有效的措施，一旦生命体征稳定，应该尽早采用高压氧治疗，疗程一般为 30 d。

（3）治愈标准：同脑挫裂伤。

（4）好转标准：①神志清醒，可存有智力障碍。②尚遗有某些脑损害征象。③生活尚不能自理。

4. 颅内血肿

颅脑损伤致使颅内出血，使血液在颅腔内聚集达到一定体积称为颅内血肿。一般幕上血肿量在 20 mL 以上，幕下血肿量 10 mL 以上，即可引起急性脑受压症状。颅内血肿引起脑受压的程度主要与血肿量、出血速度以及出血部位有关。

（1）分类根据血肿在颅腔内的解剖部位可分为：①硬脑膜外血肿：是指血肿位于颅骨与硬脑膜之间，出血来源包括脑膜中动脉、板障血管、静脉窦以及蛛网膜颗粒等，以脑膜中动脉出血最常见，多为加速伤，常伴有颅盖骨骨折。可出现中间清醒期。②硬脑膜下血肿：是指硬脑膜与蛛网膜之间的血肿，出血来源于脑挫裂伤血管破裂，出血来源皮层血管、桥静脉、静脉窦撕裂，多为减速伤，血肿常发生于对冲部位。通常伴有脑挫裂伤。③脑内血肿：是指脑伤后在脑实质内形成的血肿，常与对冲性脑挫裂伤和急性硬膜下血肿并存。多为减速伤，血肿常发生在对冲部位，均伴有不同程度脑挫裂伤。脑内血肿是一种较为常见的致命的、却又是可逆的继发性病变，血肿压迫脑组织引起颅内占位和颅内高压，若得不到及时处理，可导致脑疝，危及生命。④多发性血肿：指颅内同一部位或不同部位形成两个或两个以上血肿。⑤颅后窝血肿：由于颅后窝代偿容积很小，易发生危及生命的枕骨大孔疝。⑥迟发性外伤性颅内血肿，是指伤后首次 CT 扫描未发现血肿，再次 CT 扫描出现的颅内血肿，随着 CT 扫描的普及，迟发性外伤性颅内血肿检出率明显增加。

根据血肿在伤后形成的时间可分为：特急性颅内血肿，伤后 3 h 形成；急性颅内血肿，伤后 3 h ~ 3 d 形成；亚急性颅内血肿，伤后 3 d ~ 3 周形成；慢性颅内血肿，伤后 3 周以上形成。

（2）临床表现：①了解伤后意识障碍变化情况，原发性昏迷程度和时间，有无中间清醒或好转期。②颅内压增高症状：头痛、恶心、呕吐、视盘水肿等；生命体征变化，典型患者出现"二慢一高"，即脉搏慢，呼吸慢，血压升高；意识障碍进行性加重。③局灶症状：可出现偏瘫、失语、局灶性癫痫等，通常在伤后逐渐出现，与脑挫裂伤后立即出现上述症状有所区别。④脑疝症状：小脑幕切迹疝，一侧瞳孔散大，直间接对光反应消失，对侧偏瘫，腱反射亢进及病理征阳性等，通常提示小脑幕切迹疝；双侧瞳孔散大，光反射消失及双侧锥体束征阳性，提示双侧小脑幕切迹疝晚期，病情危重；枕骨大孔疝，突然出现病理性呼吸困难，很快出现呼吸心搏停止。

（3）诊断：①了解病史，详细了解受伤时间、原因以及头部着力部位等。②了解伤后意识变化情况，是否有中间清醒期。③症状：头痛呕吐，典型"二慢一高"。④局灶症状：可出现偏瘫、失语、局灶性癫痫等。通常在伤后逐渐出现，与脑挫裂伤后立即出现上述症状有所区别。⑤X线检查：颅骨平片，为常规检查，颅骨骨折对诊断颅内血肿有较大的参考价值。CT扫描是诊断颅内血肿的首要措施，它具有准确率高、速度快及无损伤等优点，已成为颅脑损伤诊断的常规方法，对于选择治疗方案有重要意义。急性硬脑膜外血肿：主要表现为颅骨下方梭形高密度影，常伴有颅骨骨折或颅内积气。急性硬膜下血肿：常表现为颅骨下方新月形高密度影，伴有点状或片状脑挫裂伤灶；急性脑内血肿表现为脑高密度区，周围常伴有点状、片状高密度出血灶以及低密度水肿区。亚急性颅内血肿：常表现为等密度或混合密度影。慢性颅内血肿：通常表现为低密度影。⑥MRI扫描：对于急性颅内血肿诊断价值不如CT扫描。对亚急性和慢性颅内血肿特别是高密度血肿诊断价值较大。

（4）治疗：①非手术治疗。适应证主要包括：无意识进行性恶化；无新的神经系统阳性体征出现或原有神经系统阳性体征无进行性加重；无进行性加重的颅内压增高征；CT扫描显示：除颞区外大脑凸面血肿量 < 30 mL，无明显占位效应（中线结构移位 < 5 mm），环池和侧裂池 > 4 mm，颅后窝血肿量 < 10 mL；颅腔容积压力反应良好。非手术治疗基本同脑挫裂伤，但需特别注意观察患者意识、瞳孔和生命体征变化，动态做头颅CT扫描观察。若病情恶化或血肿增大，应立即行手术治疗。②手术治疗。适应证主要包括：有明显临床症状和体征的颅内血肿；CT扫描提示明显脑受压的颅内血肿；幕上血肿量 > 30 mL，颞区血肿 > 20 mL，幕下血肿 > 10 mL；患者意识障碍进行性加重或出现再昏迷；颅内血肿诊断一旦明确应即尽快手术，解除脑受压，并彻底止血；脑水肿严重者，可同时进行减压手术或去除骨瓣。

五、颅脑损伤的分型

目前国际上通用的是（Glasgow coma scale）简称GCS方法。是英国Glasgow市一些学者设计的一种脑外伤昏迷评分法，经改进后被推广，现成为国际上公认评判脑外伤严重程度的准绳，统一了对脑外伤严重程度的目标标准。根据GCS对昏迷患者检查睁眼、言语和运动反应进行综合评分。正常总分为15分，病情越重，总分越低，最低3分。总分越低表明意识障碍越重，伤情越重。总分在8分以下表明已达昏迷阶段。

我国的颅脑损伤分型大致划分为：轻型、中型、重型（其中包括特重型）。轻型13~15分，意识障碍时间在30 min内；中型9~12分，意识模糊至浅昏迷状态，意识障碍时间在12 h以内；重型5~8分，意识呈昏迷状态，意识障碍时间大于12 h；特重型3~5分，伤后持续深昏迷。

1. 轻型（单纯脑震荡）

（1）原发意识障碍时间在30 min以内。

（2）只有轻度头痛、头晕等自觉症状。

（3）神经系统和脑脊液检查无明显改变。

（4）可无或有颅骨骨折。

2. 中型（轻的脑挫裂伤）

（1）原发意识障碍时间不超过12 h。

（2）生命体征可有轻度改变。

（3）有轻度神经系统阳性体征，可有或无颅骨骨折。

3. 重型（广泛脑挫伤和颅内血肿）

（1）昏迷时间在12 h以上，意识障碍逐渐加重或有再昏迷的表现。

（2）生命体征有明显变化，即出现急性颅内压增高症状。

（3）有明显神经系统阳性体征。

（4）可有广泛颅骨骨折。

4. 特重型（有严重脑干损伤和脑干衰竭现象者）

（1）伤后持续深昏迷。

（2）生命体征严重紊乱或呼吸已停止者。

（3）出现去大脑强直，双侧瞳孔散大等体征者。

六、重型颅脑损伤的急救和治疗原则

1. 急救

及时有效的急救，不仅使当时的某些致命威胁得到缓解，而且是抢救颅脑损伤患者是否能取得效果的关键。急救处置须视患者所在地点、所需救治器材及伤情而定。

（1）维持呼吸道通畅：如患者受伤即来就诊或在现场急救，在重点了解受伤过程后，即刻观察呼吸情况，清除呼吸道梗阻，使呼吸道畅通，对颅脑伤严重者，在救治时应早做气管切开。

（2）抗休克：在清理呼吸道的同时，测量脉搏和血压，观察有无休克情况，如出现休克，应立即检查头部有无创伤、胸腹脏器及四肢有无大出血，及时静脉补液。

（3）止血：对活动性出血能及时止血者如头皮软组织出血，表浅可见，可即刻钳夹缝扎。

（4）早期诊断治疗：患者昏迷加深，脉搏慢而有力，血压升高，则提示有颅内压增高，应尽早脱水治疗，限制摄入液量每日 1 500 ~ 2 000 mL，以葡萄糖水和半张（0.5%）盐水为主，不可过多，以免脑水肿加重。有 CT 的医院宜即行 CT 扫描，确定有无颅内血肿，如有颅内血肿，应尽早手术治疗。

（5）正确及时记录。记录内容包括：受伤经过，初步检查所见，急救处理以及伤员的意识、瞳孔、生命体征、肢体活动等，为进一步抢救治疗提供依据。意识状态记录分为：①清醒：回答问题正确，判断力和定向力正确。②模糊：意识朦胧，可回答简单话但不一定确切，判断和定向力差。③浅昏迷：意识丧失，对痛刺激尚有反应，角膜、吞咽反射和病理反射均尚存在。④深昏迷：对痛的刺激已无反应，生理反射和病理反射均消失，可出现去脑强直，尿潴留或充溢性尿失禁。

如发现伤者由清醒转为嗜睡或躁动不安，或有进行性意识障碍加重时，应考虑可能有颅内血肿形成，要及时采取措施。

2. 治疗原则

（1）第 1 阶段：①急救必须争分夺秒。②解除呼吸道梗阻。③及早清创，紧急开颅清除血肿。④及早防治急性脑水肿。⑤及时纠正水电解质平衡紊乱，防治感染。

（2）第 2 阶段：即过渡期，经过血肿清除，减压术与脱水疗法等治疗，脑部伤情初步趋向稳定，这个阶段，多数患者可能仍处于昏迷状态。①加强支持疗法，如鼻饲营养，包括多种维生素及高蛋白食品；酌用促进神经营养与代谢的药物如脑活素等及中医中药。②积极防治并发症，如：肺炎、胃肠道出血、水与电解质平衡失调、肾衰等。③在过渡期患者出现谵妄、躁动，精神症状明显者，酌情用冬眠、镇静药，保持患者安静。

（3）第 3 阶段：即恢复阶段，患者可能遗留精神障碍，神经功能缺损如失语、瘫痪等或处于长期昏睡状态，可采用体疗、理疗、新针、中西医药等综合治疗，以促进康复。

七、重型颅脑损伤的护理

1. 卧位

依患者伤情取不同卧位。

（1）低颅压患者适取平卧，如头高位时则头痛加重。

（2）颅内压增高时，宜取头高位，以利颈静脉回流，减轻颅内压。

（3）脑脊液漏时，取平卧位或头高位。

（4）重伤昏迷患者取平卧、侧卧与侧俯卧位，以利口腔与呼吸道分泌物向外引流，保持呼吸道通畅。

（5）休克时取平卧或头低卧位，时间不宜过长，避免增加颅内瘀血。

2. 营养的维持与补液

重型颅脑损伤的患者由于创伤修复、感染和高热等原因，机体消耗量增加，维持营养及水电解质平衡极为重要。

（1）伤后 2 ～ 3 d 内一般予以禁食，每日静脉输液量 1 500 ～ 2 000 mL，不宜过多或过快，以免加重脑水肿与肺水肿。

（2）应用脱水剂甘露醇时应快速输入。

（3）出血性休克的患者宜先输血。严重脑水肿患者先用脱水剂后酌情输液，补液须缓慢限制入液量，以免脑水肿加重。

（4）脑损伤患者输浓缩人血白蛋白与血浆，既能增高血浆蛋白，也有利于减轻脑水肿。

（5）长期昏迷，营养与水分摄入不足，可输氨基酸、脂肪乳剂、间断小量输血。

（6）准确记录出入量。

（7）颅脑伤可致消化吸收功能减退，肠鸣音恢复后，可用鼻饲给予高蛋白、高热量、高维生素和易于消化的流质，常用混合奶（每 1 000 mL 所含热量约 4.6 kJ）或要素饮食用输液泵维持。

（8）患者吞咽反射恢复后，即可试行喂食，开始少量饮水，确定吞咽功能正常后，可喂少量流质饮食，逐渐增加，使胃肠功能逐渐适应，防止发生消化不良或腹泻。

3. 呼吸系统护理

（1）保持呼吸道通畅，防止缺氧、窒息及预防肺部感染。

（2）氧疗：术后（或入监护室后）常规持续吸氧 3 ～ 7 d，中等浓度吸氧（氧流量 2 ～ 4 L/min）。

（3）观察呼吸音和呼吸频率、节律并准确描述记录。

（4）深昏迷或长期昏迷、舌后坠影响呼吸道通畅者，早期行气管切开术。

（5）做好切开后护理，监护室做好空气消毒隔离，保持一定温度和湿度（温度 22 ～ 25℃左右，相对湿度约 60%）。

（6）吸痰要及时，按无菌操作，吸痰要充分和有效，动作要轻，防止损伤支气管黏膜，一次性吸痰管可防止交叉感染。一人一盘，每吸一次戴无菌手套，气管内滴入稀释的糜蛋白酶 + 生理盐水 + 庆大霉素有利于黏稠痰液的排出。

（7）做好给氧，辅助呼吸：呼吸异常，可给氧或进行辅助呼吸，呼吸频率每分钟少于 9 次或超过 30 次，血气分析氧分压过低，二氧化碳分压过高，呼吸无力及呼吸不整等都是呼吸异常之征象。通过吸氧及浓度调整，使 PaO_2 维持在 1.3 kPa 以上，$PaCO_2$ 保持在 3.3 ～ 4 kPa，代谢性酸中毒者静脉补充碳酸氢钠，代谢性碱中毒者可用静脉补生理盐水给予纠正。

4. 颅内伤情监护

重点是防治继发病理变化，在颅内血肿清除后脑水肿是颅脑损伤后最突出的继发变化，伤后 48 ～ 72 h 达到高峰，采用甘露醇或呋塞米 + 白蛋白 1/6 h 交替使用。

（1）意识的判断：①清醒：回答问题正确，判断力和定向力正确。②模糊：意识朦胧，可回答简单话但不一定确切，判断力和定向力差，伤员呈嗜睡状。③浅昏迷：意识丧失，对痛刺激尚有反应、角膜、吞咽反射和病理反射均尚存在。④深昏迷：对痛的刺激已无反应，生理反射和病理反射均消失，可出现去脑强直、尿潴留或充溢性失禁。如发现伤员由清醒转为嗜睡或躁动不安，或有进行性意识障碍重时，可考虑有颅内压增高表现，可能有颅内血肿形成，要及时采取措施。应早行 CT 扫描确定是否颅内血肿。对原发损伤的程度和继发性损伤的发生、发展均是最可靠的指标。避免过度刺激和连续护理操作，以免引起颅内压持续升高。

（2）严密观察瞳孔（大小、对称、对光反射）变化，病情变化往往在瞳孔细微变化中发现：如瞳孔对称性缩小并有颈项强直、头剧痛等脑膜刺激征，常为伤后出现的蛛网膜下隙出血，可做腰椎穿刺放出 1 ～ 2 mL 脑脊液证实。如双侧瞳孔针尖样缩小、光反应迟钝，伴有中枢性高热，深昏迷则多为脑桥损害。如瞳孔光反应消失、眼球固定，伴深昏迷和颈项强直，多为原发性脑干伤。伤后伤侧瞳孔先短暂缩小继之散大，伴对侧肢体运动障碍，则往往提示伤侧颅内血肿。如一侧瞳孔进行性散大，光反射逐渐消失，伴意识障碍加重、生命体征紊乱和对侧肢体瘫痪，是脑疝的典型改变。如瞳孔对称性扩大、对光反射消失则伤员已濒危。

（3）生命体征对颅内继发伤的反映，以呼吸变化最为敏感和多变。颅脑损伤对呼吸功能的影响主要有：①脑损伤直接导致中枢性呼吸障碍。②间接影响呼吸道发生支气管黏膜下水肿出血、意识障碍者，呼吸道分泌物不能主动排出、咳嗽和吞咽功能降低，引起呼吸道梗阻性通气障碍。③可引起肺部充血、瘀血、水肿和神经源性肺水肿致换气障碍，伤后脑细胞脆弱，血氧供给不足将加重脑细胞损害，呼吸功能障碍是颅脑外伤最常见的死亡原因，加强呼吸功能的监护对脑保护是至关重要的。

（4）护理操作时避免引起颅内压变化，头部抬高 30°，保持中位，避免前屈、过伸、侧转（均影响脑部静脉回流），避免胸腹腔压升高，如咳嗽、吸痰、抽搐（胸腹腔内压增高可致脑血流量增高）。

（5）掌握和准确执行脱水治疗，颅脑外伤的病员在抢救治疗中，常用的脱水剂有甘露醇，该药静脉快速注射后，血中浓度迅速增高，产生一时性血中高渗压，将组织间隙中水分吸入血管中，由于脱水剂在体内不易代谢，仍以原形经肾脏排泄而利尿能使组织脱水。颅脑外伤使用脱水剂后，可明显降低颅内压力，一般注射后 10 min 可产生利尿，2～3 h 血中达到高峰，维持 4～6 h。甘露醇脱水静滴时要求 15～30 min 内滴完，必要时进行静脉推注，及时准确收集记录尿量。

5. 消化系统护理

重型颅脑损伤对消化系统的影响，一般认为可能有两个方面：一是由于交感神经麻痹使胃肠血管扩张、瘀血，同时又由于迷走神经兴奋使胃酸分泌增加，损害胃黏膜屏障，导致黏膜缺血，局部糜烂。二是重型颅脑损伤均有不同程度缺氧，胃肠道黏膜也受累，缺氧水肿，影响胃肠道正常消化功能。对消化道功能监护主要是观察和防治胃肠道出血和腹泻，尤其是亚低温状态下，伤员胃肠道蠕动恢复慢。伤后几日内应放置胃管，待肠鸣音恢复后给予胃肠道营养。

重型颅脑损伤，特别是丘脑下部损伤的患者，可并发神经原性应激性胃肠道出血。出血之前患者多有呼吸异常、缺氧或并发肺炎、呃逆，随之出现咖啡色胃液及柏油样便，多次大量柏油便，可导致休克和衰竭。在处理上，要改善缺氧，稳定生命体征，记录出血情况，禁食，药物止血，如给予西咪替丁、酚磺乙胺、氨甲苯酸、云南白药等。必要时胃内注入少量肾上腺素稀释液，对止血有帮助。同时采取抗休克措施、输血或血浆，注意水电解质平衡，对于便秘 3 d 以上者可给缓泻剂，润肠剂或开塞露，必要时戴手套掏出干结大便块。

6. 五官护理

（1）注意保护角膜，由于外伤造成眼睑闭合不全，故要防止角膜干燥坏死。一般可戴眼罩，眼部涂眼药膏，必要时暂时缝合上下眼睑。

（2）脑脊液漏及耳漏，宜将鼻、耳血迹擦尽，禁用水冲洗、禁加纱条、棉球填塞。患者取半卧位或平卧位多能自愈。

（3）及时做好口腔护理，清除鼻咽与口腔内分泌物与血液。用3%过氧化氢或生理盐水或0.1%呋喃西林清洗口腔 4 次 /d，长期应用多种抗生素者，可并发口腔真菌，发现后宜用制霉菌素液每天清洗 3～4 次。

7. 皮肤护理

昏迷及长期卧床，尤其是衰竭患者易发生褥疮，预防要点主要有以下几点。

（1）勤翻身，至少每 2 h 翻身一次，避免皮肤连续受压，采用气垫床、海绵垫床。

（2）保持皮肤清洁干燥，床单平整，大小便浸湿后随时更换。

（3）交接班时，要检查患者皮肤，如发现皮肤发红，只要避免再受压即可消退。

（4）昏迷患者如需应用热水袋，一定按常规温度 50℃，避免烫伤。

8. 泌尿系统护理

（1）留置导尿，每天冲洗膀胱 1～2 次，每周更换导尿管。

（2）注意会阴护理，防止泌尿系统感染，观察有无尿液含血，重型颅脑伤者每日记录尿量。

9. 血糖监测

高血糖在脑损伤 24 h 后发生较为常见，它可进一步破坏脑细胞功能，因此对高血糖的监测防治也是必需的。监测方法应每日采血查血糖，应用床边血糖监测仪和尿糖试纸监测血糖和尿糖 4 次 /d，脑外伤术后预防性应用胰岛素 12 ~ 24 U 静脉滴注，每日 1 次。

护理要点是：①正确掌握血糖、尿糖测量方法。②掌握胰岛素静脉点滴的浓度，每 500 mL 液体中不超过 12 U，滴速 < 60 滴 /min。

10. 伤口观察与护理

（1）开放伤或开颅术后，观察敷料有无血性浸透情况，及时更换，头下垫无菌巾。

（2）注意是否有脑脊液漏。

（3）避免伤口患侧受压。

11. 躁动护理

颅脑伤急性期因颅内出血，血肿形成，颅内压急剧增高，常引起躁动。此外，缺氧、休克兴奋期、尿潴留、膀胱过度膨胀、脑外伤恢复期也可有躁动。对患者躁动应适当将四肢加以约束，防止自伤、防止坠床，分析躁动原因，针对原因加以处理。

12. 高热护理

颅脑损伤患者出现高热时，急性期体温可达 38 ~ 39℃，经过 5 ~ 7 d 逐渐下降。

（1）如体温持续不退或下降后又高热，要考虑伤口、颅内、肺部或泌尿系统并发感染。

（2）颅内出血，尤其脑室出血也常引起高热。

（3）因丘脑下部损伤发生的高热可以持续较长时间，体温可高达 41℃以上，部分患者因高热不退而死亡。

高热处理：①一般头部枕冰袋或冰帽，酌用冬眠药。②小儿及老年人应着重预防肺部并发症。③长期高热要注意补液。④冬眠低温是治疗重型颅脑伤、防治脑水肿的措施，也用于高热时。⑤目前我们采用亚低温，使患者体温降至 34℃左右，一般 3 ~ 5 d 可自然复温。⑥冰袋降温时要外加包布，避免发生局部冻伤。⑦在降温时，观察患者需注意区别药物的作用与伤情变化引起的昏迷。

13. 癫痫护理

颅骨凹陷骨折、急性脑水肿、蛛网膜下隙出血、颅内血肿、颅内压增高、高热等均可引起癫痫发作，应注意：

（1）防止误吸与窒息，有专人守护，将患者头转向一侧，上下牙之间加牙垫防舌咬伤。

（2）自动呼吸停止时，应即行辅助呼吸。

（3）大发作频繁，连续不止，称为癫痫持续状态，可造成脑缺氧而加重脑损伤，一旦发现应及时通知医生做有效的处理。

（4）详细记录癫痫发作的形式与频度以及用药剂量。

（5）癫痫持续状态用药，常用安定、冬眠药、苯妥英钠。

（6）癫痫发作和发作后不安的患者，要倍加防范，避免坠床而发生意外。

14. 亚低温治疗的护理

亚低温治疗重型颅脑伤是近几年临床开展的有效新方法。大量动物实验研究和临床应用结果都表明，亚低温对脑缺血和脑外伤具有肯定的治疗效果，但亚低温保护的确切机制尚不十分清楚，可能包括以下几个方面。

（1）降低脑组织氧耗量，减少脑组织乳酸堆积。

（2）保护血脑屏障，减轻脑水肿。

（3）抑制内源性毒性产物对脑细胞的损害作用。

（4）减少钙离子内流，阻断钙对神经元的毒性作用。

（5）减少脑细胞结构蛋白破坏，促进脑细胞结构和功能修复。

（6）减轻弥漫性轴索损伤，弥漫性轴索损伤是导致颅脑伤死残的主要病理基础，尤其是脑干网状上行激活系统轴索损伤是导致长期昏迷的确切因素。

亚低温能显著地控制脑水肿，降低颅内压，减少脑组织细胞耗能，减轻神经毒性产物过度释放等。目前临床常用半导体冰毯制冷与药物降温相结合方法，使患者肛温一般维持在 30 ~ 34℃，持续 3 ~ 10 d。

亚低温治疗状态下护理要点主要有以下几点。

（1）生命体征监测：亚低温状态下会引起血压降低和心率缓慢，护理工作中应该严密观察伤员心率、心律、血压等，尤其是儿童和老年患者以及心脏病、高血压伤员应该重视，采用床边监护仪连续监测。

（2）降温毯置于患者躯干部，背部和臀部皮肤温度较低，血循环减慢，容易发生褥疮，每小时翻身一次，避免长时间压迫，血运减慢而发生褥疮。

（3）防治肺部感染。亚低温状态下，伤员自身抵抗力降低，气管切开后较易发生肺部感染。加强翻身叩背、吸痰，呼吸道冲洗时将冲洗液吸净是关键护理措施。

15. 精神与心理护理

不论伤情轻重，患者都可能对脑损伤存在一定的忧虑，担心今后的工作能否适应、生活是否受影响。护士对患者从机体的代偿功能和可逆性多做解释，给患者安慰和鼓励，以增强自信心。对饮食、看书、学习等不宜过分限制，早期锻炼有利康复。因器质性损伤引起失语、瘫痪者，宜早期进行训练与功能锻炼。

16. 康复催醒治疗的护理

目前认为颅脑伤患者伤后持续昏迷 1 个月以上为长期昏迷。长期昏迷催醒治疗应包括：预防各种并发症、使用催醒药物，减少或停用苯妥英钠和巴比妥类药物，交通性脑积水外科治疗等。

高压氧是目前用于长期昏迷患者催醒的行之有效的方法之一，颅脑伤昏迷患者一旦伤情平稳，应该尽早接受高压氧治疗，疗程通常为 30 d 左右。对于高热、高血压、心脏病和活动性出血的昏迷患者应该慎用此类治疗以防发生意外。

长期昏迷的正规康复治疗包括早期和后期康复治疗。早期康复治疗是指患者在伤后住院期间由医护人员所进行的康复治疗；后期康复治疗指是患者出院后转至康复中心，在康复体疗、心理等方面的医护人员指导下进行的康复训练和治疗。康复治疗的原则包括以下几点。

（1）从简单基本功能训练开始循序渐进。

（2）放大效应：例如收录机音量适当放大，选用大屏幕电视机、放大康复训练器材和生活用具，选择患者喜爱的音像带等。

（3）反馈效应：在整个训练康复过程中，医护人员要经常给患者鼓励、称赞和指导性批评。有条件时将患者整个康复治疗过程进行录像定期放给患者看，使其感到康复的过程中，神经功能较前逐渐恢复，增强自信心。

（4）替代方法：若患者不能行走则教会患者如何使用各种辅助工具行走。

（5）重复训练，是在相当长的康复训练过程中，既要让患者反复训练以促进运动功能重建，又要不断改进训练方法和器材，才能不使患者产生厌倦情绪。迄今已经有大量随机双盲前瞻性临床观察结果表明，正规康复治疗对重型颅脑伤患者运动神经功能恢复较未接受正规康复治疗患者明显。早期（< 35 d）较晚期（> 35 d）开始正规康复治疗的患者神经功能恢复快一倍以上。对正规康复治疗伤后 7 d 内开始与 7 d 以上开始者进行评分，前者明显高于后者。一般情况下，早期康复治疗疗程约 1 ~ 3 个月，重残颅脑伤患者需要 1 ~ 2 年。

目前临床治疗颅脑伤患者智能障碍的主要药物包括三大类：儿茶酚胺类、胆碱能类和智能增强剂。近年来发现神经节苷脂和促甲状腺释放激素对颅脑伤患者智能的恢复也有促进作用。

颅脑伤患者伤后智能障碍主要临床表现为：记忆力障碍、语言障碍和计数能力障碍。记忆力障碍主要包括：视觉记忆力障碍、听觉记忆力障碍、空间记忆力障碍和颞叶定向障碍，语言障碍主要包括：阅读理解障碍、失认症、失写症、语言理解障碍、发音和拼音障碍等。近年来采用智能训练和药物结合治疗颅脑伤患者智能障碍已受到人们重视。智能康复训练加药物治疗有助于颅脑伤患者的智能恢复。然而，智能康复训练应与体能康复训练同期进行。目前我们的智能康复训练主要包括：仪器工具训练、反复操作程度训练以及帮助记忆力的技巧训练等。

康复期伤病员需加强心理护理：对于轻型伤员应鼓励尽早自理生活、防止过度依赖医务人员。要鼓励他们树立战胜伤病的信心，清除"脑外伤后综合征"的顾虑。脑外伤后综合征是指脑外伤后患者所出现的临床精神神经症或主诉，主要包括头痛、眩晕、记忆力减退、软弱无力、四肢麻木、恶心、复视和听力障碍等。医务人员应该向伤员做适当解释，让伤员知道有些症状属于功能性的，可以恢复。对于遗留神经功能残疾伤员的今后生活工作问题，偏瘫失语的锻炼等问题，医务人员应该积极向伤员及家属提出合理建议和正确指导，帮助伤员恢复，鼓励伤员面对现实、树立争取完全康复的信心。

第三节　颅内肿瘤

颅内肿瘤有原发性肿瘤和继发性肿瘤两大类。原发的来源颅内各种组织如脑、脑膜、脑血管、脑神经、垂体和胚胎残余组织等，以胶质瘤最多，脑膜瘤次之，再次为垂体腺瘤、神经纤维瘤、脑血管瘤等。继发的以恶性肿瘤脑转移多见。从它的生物学特性来看，又可分为生长缓慢、具有较完整包膜、不浸润周围组织及分化良好的良性肿瘤；生长较快、没有完整包膜和明显界限、呈浸润性生长、分化不良的恶性肿瘤。颅内肿瘤的临床症状为颅内压增高和肿瘤的定位症状。根据肿瘤生长的部位不同所产生的症状不同和护理特殊性，分幕上肿瘤和幕下肿瘤及垂体腺瘤三部分讨论。

一、幕上肿瘤

（一）解剖生理特点

幕上是指小脑幕（天幕）以上的部分。脑膜共有三层，由外向里为硬脑膜、蛛网膜和软脑膜。硬脑膜为一厚而坚韧的结缔组织膜，对保护脑部甚为重要，也是防止感染由外入侵的屏障。硬脑膜在一定的部位向内折叠而成硬脑膜形成物，其中有大脑镰、小脑幕、小脑镰、鞍隔等。大脑镰分隔左、右两半球，小脑幕（天幕）将颅腔分为幕上、幕下两部分。幕上包括前颅窝、中颅窝（两侧大脑半球、侧脑室、第3脑室、鞍区、丘脑）。大脑半球是人体感觉运动的重要功能区，大脑皮质参与人的行为和认知功能，而垂体和下丘脑对人的内分泌功能起着主导地位。

（二）定位症状和体征

（1）额叶肿瘤：发生率居幕上肿瘤的首位。主要表现为随意运动、语言表达及精神活动三方面的障碍。如欣快、记忆障碍和性格改变，无先兆的癫痫大发作，运动性失语，强握反射和摸索运动、尿失禁及病变对侧肢体不同程度的瘫痪等。

（2）颞叶肿瘤：表现为视野的改变，精神改变和癫痫发作，有不同程度的幻觉，如幻嗅、幻视、恐惧、伴命名性失语等。

（3）顶叶肿瘤：主要表现为对侧半身的感觉障碍，伴有失地理定向概念、失用症、失读症、局限性癫痫发作。

（4）枕叶肿瘤：常可累及顶叶和颞叶后部，主要表现为视觉障碍（视野缺损、弱视、幻视）及失认症。

（5）中央区肿瘤：是指中央前回、中央后回区的肿瘤，临床上表现为运动障碍，病变对侧上、下肢不同程度的瘫痪、温、痛、触觉障碍，局限性癫痫。

（6）丘脑部肿瘤：主要表现为颅内压增高、精神障碍（呆滞、嗜睡、抑郁）、三偏症（偏瘫、偏身感觉减退、同向性偏盲）。

（7）脑室内肿瘤：肿瘤小，可无症状。肿瘤大，影响脑脊液循环时可产生 ICP 增高。

（8）鞍区肿瘤：包括鞍区、鞍上、鞍区周围区域肿瘤，表现为视力、视野的变化，内分泌功能障碍。

二、幕下肿瘤

（一）解剖生理特点

小脑幕（天幕）以下的部分称为幕下。包括脑干、小脑半球、小脑蚓部、第4脑室、斜坡等。脑干由中脑、脑桥和延髓组成，中脑上连间脑，下由延髓下端与脊髓相接。脑干是生命中枢，内有第Ⅲ～Ⅻ对颅神经核、深浅感觉传导束、锥体束纤维、脑干网状结构，参与神经系统的所有重要功能，调节呼吸、循环、消化等内脏活动，控制运动和感觉功能及清醒和睡眠的节律交替等。

（二）定位症状与体征

（1）中脑肿瘤：易阻塞导水管，故早期可出现颅内高压症；病侧动眼神经麻痹和对侧中枢性偏瘫，眼睑下垂、瞳孔固定，对光反射消失。

（2）脑桥肿瘤：外展神经和面神经损害表现为病侧眼球不能外展与周围性面瘫，对侧肢体中枢性瘫痪，对侧偏身感觉障碍（痛、温觉）、眩晕、恶心、呕吐、眼球震颤。同侧肢体共济失调。

（3）延髓肿瘤：双侧后组颅神经受累（第Ⅸ～Ⅻ对），吞咽困难，声音嘶哑，舌肌麻痹或萎缩，意识障碍（嗜睡、昏迷），出现共济失调性呼吸（呼吸频率和幅度极不规则）。

（4）小脑肿瘤：发生于小脑半球或蚓部，以儿童多见，易影响大脑导水管，第4脑室脑脊液循环障碍可引起ICP增高，急性ICP增高时可引起枕骨大孔疝致呼吸、循环衰竭而死亡。慢性的可出现头晕、呕吐、颈部强硬、强迫体征、共济失调、肌张力低下、肌肉松弛、反射减弱、眼球震颤。

（5）小脑脑桥角肿瘤：有不同程度的第Ⅴ～Ⅻ对颅神经损害，耳鸣如蝉鸣或笛鸣，头晕、体位变动时有一过性不稳感。病侧面部麻木，感觉减退，角膜反射消失，患侧三叉神经痛发作，声音嘶哑，吞咽困难。影响导水管及第4脑室CSF循环障碍时可发生枕骨大孔疝。

三、垂体腺瘤

（一）垂体的组成与功能

垂体腺瘤虽属幕上肿瘤，但由于它的特殊性，因此把垂体腺瘤分开单独讨论。

垂体位于蝶鞍内。呈卵圆形，约重0.5～1g，周围有硬脑膜包围，上面以鞍隔与颅腔隔开。视交叉位于鞍隔上0.5～1cm。垂体前叶是腺样结构，主要有三种细胞：①嫌色性细胞，无分泌激素功能。②嗜酸性细胞，分泌生长激素（GH）、催乳素（PRL）。③嗜碱性细胞，分泌促肾上腺皮质激素（ACTH）、促甲状腺激素（TSH）、促卵泡成熟激素（FSH）、促黄体生成激素（LH）及黑色素细胞刺激素等。后叶储存下丘脑分泌的抗利尿激素、催产素。

垂体腺瘤发病率占颅内肿瘤的10%，居第3位。大多为良性肿瘤，生长缓慢，易诊断，疗效好。随着现代化诊疗仪器的应用，肿瘤直径在1cm以下的垂体微腺瘤亦能诊断。并改变以往经颅手术摘除的经典入路法，在电子显微镜的配合下采用经蝶窦入路，摘除肿瘤、保存垂体组织，并减轻损伤。给垂体腺瘤创造了一种新的手术治疗法。临床常见的垂体腺瘤有：嫌色性垂体瘤，嗜酸性垂体瘤，嗜碱性垂体瘤和混合性垂体瘤。以前两者为多见。

（二）症状

表现为视力改变和内分泌紊乱症状。

（1）嫌色性垂体瘤：头痛，早期头痛大多由于肿瘤使鞍区压力增高引起鞍隔受压所致。晚期头痛则因肿瘤向鞍旁发展，压迫三叉神经眼支和其分布到颅底血管的痛觉纤维而引起。由于肿瘤突破鞍隔后向上发展直接压迫视神经、视交叉或视束引起视力障碍和视野缺损。内分泌功能方面，由于嫌色性细胞的增生，机械地压迫腺体组织和破坏垂体的内分泌功能，表现为垂体功能低下综合征：男性性功能低下，女性月经失调，全身毛发脱落，肾上腺皮质激素功能不全（血压偏低，血糖低，尿17羟、17酮类固醇以及促性腺激素减少）。

（2）嗜酸性垂体腺瘤：①生长激素瘤：青春期生长激素分泌过多，表现为巨人症。成年人骨骺愈合引起肢端肥大，颅骨增厚，鼻旁窦及乳突部位增大，手脚粗大，皮肤粗糙，毛发增多，口唇、鼻及舌均肥大，音调低粗。有些患者糖代谢紊乱可合并糖尿病。生长激素血浆浓度明显升高，300μg/L以上（正常血浆浓度为0～11.5μg/L）。②泌乳素瘤：女性多见，长期月经不调，不育或闭经、溢乳。男性则表现为阳痿。血浆中泌乳素浓度明显升高，1 000μg/L左右（正常血浆浓度2～23μg/L）。

（3）嗜碱性垂体瘤：主要表现为嗜碱性细胞分泌过度所致的内分泌功能紊乱症状即皮质醇增多症（库欣综合征）。好发于女青年。肿瘤体积小，一般不突出蝶鞍，不产生蝶鞍扩大或破坏，也无视力障碍。临床表现为向心性肥胖，血压升高，毛发增多，血糖可增高，糖尿、糖耐量减低，性欲减退，闭经，红细胞增多，尿17羟、17酮类固醇增多等，酷似肾上腺功能亢进疾病。

（4）垂体危象：垂体腺瘤在生长过程中，因为瘤内出血，临床上急剧发病或突然恶化者，称为垂体卒中，亦称垂体危象，发生率为 7% ～ 10%。表现为剧烈头痛，并有眼痛，恶心、呕吐或发热，视神经、视交叉及视束回急性受压而发生急骤的视力减退、视野缩小以致失明，严重时有急性垂体功能衰竭症状甚至昏迷。

四、治疗

（一）手术治疗

脑肿瘤的摘除术是最基本的治疗方法之一。凡生长于可以用手术摘除部位的肿瘤，均应首先考虑手术治疗。对有脑疝症状的病例，手术应作为紧急措施。肿瘤的切除应在不引起严重病残的情况下力争做到完全切除或切除得越彻底越好。对于生长在不能做手术切除部位的脑肿瘤如脑干肿瘤，可采用姑息性手术，如颅内减压术、CSF 分流术、脑室引流术等，以暂时缓解增高的颅内压，创造较好的条件以便进行其他治疗。

（二）放射治疗

对各种胶质瘤、垂体腺瘤、松果体瘤、脊索瘤及一部分转移瘤有一定疗效。可采用深度 X 线机、^{60}Co 治疗机或直线加速器来照射。

（三）化学治疗

通过不同的途径使用化学药物达到抑制肿瘤细胞的增殖或消灭肿瘤细胞的一种方法。适应于一些不能完全手术切除的恶性肿瘤。常用的化学药物有以下几种。

（1）卡莫司汀（BCNU）：对胶质瘤及转移瘤可取得暂时效果。

（2）洛莫司汀（CCNU）：为脂溶性药物，能透过血 – 脑屏障，对治疗中枢神经肿瘤较有效。

（3）丙卡巴肼（procarbazine）及 PVC 治疗：是治疗恶性胶质瘤较有效的药物，可以代替 BCNU，此药常可与 CCNU，长春新碱（Vincristine）结合起来使用，称 PCV 治疗。

（4）其他：可用于治疗脑肿瘤的化疗药物还有羟基脲（hydroxyurea），这是一种放射治疗的增效剂。顺铂（Cisplatin）对生殖细胞源性肿瘤及分泌甲胎蛋白的肿瘤有效。还有 5- 氟尿嘧啶（5-FU）、氨甲蝶呤（Methotrexate，MTX）及 VM-26 等。

（四）免疫治疗

采用微生物或合成制剂接种，称为免疫反应增强剂，以促进机体的免疫力。常用的有卡介苗、淋巴素（Lymphokine）、T 淋巴细胞中提炼出来的低分子肽（Thymosin α -1）、干扰素等。

（五）光动力学治疗（photo dynamic therapy，PDT）

某些光敏物质如荧光素、伊红、四环素、吖啶橙及叶啉类化合物，可被恶性瘤细胞吸收并大量贮积于胞质的线粒体内。在光的照射下，含有光敏物质的瘤细胞因发生光物理或光化学反应而失去活力或死亡，达到治疗目的。

（六）热能治疗

热能可在预期的及重复的条件下杀死瘤细胞，当细胞有营养不足和处于缺氧情况下对热能更为敏感。周期性细胞的 S 期，具有较强的抗放射线的能力，在热能影响下，这一特性可被消除，而变得对 X 线十分敏感。加温可采用微波或射频电流。一般温度加至 42 ～ 43℃。

（七）对症治疗

只适用于有颅内压增高但因定性或定位诊断尚未明确或因患者的其他原因，一时不能做手术治疗的患者。目的在于暂时降低颅内压。可选用 20% 甘露醇、呋塞米加 20% 人血白蛋白、30% 尿素等做静脉快速注射。对于有癫痫的患者应采用抗癫痫药物。如苯妥英钠等。

五、护理

脑部肿瘤在明确诊断后，为解除颅内压增高及保障生命安全，必须经过手术治疗才能达到挽救患者生命的目的。要求护理人员做好每一项护理工作保证患者安全度过危险期。

（一）术前护理

（1）一般护理：常规全身检查和局部定位检查，如脑CT、磁共振、脑电图等，以及各项与疾病有关的特殊检查。术前准备同常规手术。对有反复呕吐、颈项强硬、强迫体位的患者及早采取紧急措施。病情许可先理发剃头、钻孔，安置脑室引流管以备急用。对突然呼吸停止的患者立即进行眶侧脑室穿刺减压，挽救生命。

（2）垂体腺瘤：术前准备除常规准备外，术前3 d进行激素准备，口服泼尼松5 mg，每日3次，预防术后垂体功能低下。术前1 d须清洁双鼻孔并剪除鼻毛。如手术过程中需取大腿处的阔筋膜和肌肉组织时，应同时准备大腿外侧皮肤。

（二）术后护理

患者手术结束后回重症监护室观察、护理。监护室内有专职人员护理，有齐全的抢救设备和物品、药品，如抢救车、氧气、吸引器、监护仪、人工呼吸器、气管切开包、脑室引流包等，便于抢救工作的顺利进行。

（1）一般护理：①卧位：全麻者同全麻术后护理，待清醒后头部抬高30°，以利于静脉回流，减轻脑水肿；头转向健侧，避免压迫手术伤口、挤压减压窗，引起ICP的增高。后颅窝脑干及邻近组织的肿瘤术后取健侧卧位，严禁患侧卧位，因手术切除肿瘤后，脑干附近留有空隙，患侧卧位会引起脑干移位，造成脑干功能衰竭，危及生命。②严密观察病情：包括意识、瞳孔、血压、脉搏、呼吸及肢体运动，并按Glasgow昏迷分级标准评分并记录。术后24 h内注意血压与脉搏的变化，预防低血容量性休克和颅内出现术后血肿的可能。尤其是脑膜瘤术后，由于脑膜瘤周围血供丰富，易引起术后颅内血肿。③伤口置引流条的患者要观察引流液的颜色和量。淡红色为正常引流液，若引流液为新鲜的血样液体提示有活动性出血，引流液为无色的液体而且量多可能是脑脊液引流过多，均应向医生反映，及时处理。一般引流条24 h后拔除。观察时要注意敷料是否干燥，如果潮湿说明有脑脊液漏，应及时请医生处理，以防逆行感染。④术后3 ~ 7 d为术后反应期，此阶段是关键时期，也是脑水肿高峰期。除严密观察病情外，根据医嘱准确使用脱水治疗，给予20%甘露醇250 mL静滴与呋塞米40 mg 6 h/次交替使用，使用过程中观察脱水治疗的疗效，以顺利渡过此关。另外此阶段还可出现高热，尤其是鞍上近下丘脑区域手术可出现持续高热，要及时给予物理或化学降温。中枢性高热采用物理降温法为宜。对体温过低或体温不升的患者采取保暖措施。术后体温恢复正常后又出现发热或持续高热不退者应考虑有否继发感染（颅内感染、肺部感染、尿路感染、头皮下积液等），如怀疑颅内感染可通过腰穿留取脑脊液化验来证实。⑤额、颞部位手术后患者可能有癫痫发作，注意防止坠床。对有精神症状的患者加以保护性约束，以免自伤或伤及他人。尿潴留患者及时给予导尿，以免引起继发性ICP增高。⑥饮食护理：术后24 h，患者清醒，吞咽、咳嗽反射恢复、肠鸣音恢复可进流质饮食。以后视胃纳情况可改为半流、正常饮食。饮食以高蛋白、高热量、低脂肪、易消化为原则。⑦术后有脑室体外引流的患者按脑室引流常规护理。⑧手术后7 ~ 10 d伤口可酌情拆线。对颅压较高，头皮有一定张力的伤口及体质虚弱的患者的伤口采取间断拆线，拆线后观察伤口有无脑脊液漏。

（2）幕下肿瘤术后护理除上述护理外，还应做好下列护理措施。

①由于肿瘤接近脑干或与脑干粘连，在手术过程中有不同程度的损伤，可出现脑干反应。在观察时尤其要注意患者的呼吸频率、幅度。当出现不规则呼吸或呼吸突然停止时应立即气管插管、人工呼吸机辅助呼吸，同时行脑室外引流。②由于后组颅神经麻痹或损伤，吞咽、咳嗽反射差，肺部的分泌物不易排出，易引起吸入性肺炎和窒息。因此，保持呼吸道通畅尤为重要，加强有效的吸痰可以防止肺部并发症和减轻脑组织的缺氧、水肿。必要时可早期气管切开。术后48 h禁食禁水。待吞咽、咳嗽反射恢复、进水无呛咳时方可小心缓慢进食。估计短期内吞咽咳嗽反射不能很快恢复的给予鼻饲进食。③在观察过程中，患者如主诉中上腹不适，呃逆，应警惕消化道出血的可能（脑干反应引起的应激性胃溃疡），及时给予药物治疗。用胃管鼻饲的患者可从胃管内抽出胃液做隐血试验来证实。④五官的护理，手术过程中面神经可有不同程度的损伤，出现病侧眼睑闭合不全，角膜反射消失，角膜感觉减退易造成角膜营养不良、角膜干燥而致角膜混浊、白斑、溃疡。因此应做好眼部护理。给予滴抗生素眼液每2 ~ 3 h 1次，

并用金霉素眼膏将病侧眼睛涂满并覆盖消毒凡士林油纱布，以防细菌、灰尘着落。损伤严重致眼睑不能闭合的可做眼睑缝合，以保护眼球。后组颅神经的麻痹会引起吞咽反射减弱或消失，致口腔分泌物残留，细菌繁殖发生各种口腔炎症。因此，每日必须做好口腔护理。每日 2 ~ 4 次用生理盐水、过氧化氢棉球或纱布擦洗口腔，口周涂液状石蜡，保护口唇湿润。

（3）垂体腺瘤术后护理：①麻醉未醒平卧，头转向一侧，清醒后去枕或低枕，绝对卧床 10 ~ 14 d。②鼻腔内鼻中隔处切口术中用羊肠线缝合，为防止伤口出血需用纱布球填塞鼻腔压迫止血，48 h 后压迫止血的纱布球可拔除。在拔除前要先滴些消毒液状石蜡润滑，以免因粘连黏膜而出现鼻腔内出血。此后鼻腔内用呋麻液和液状石蜡滴鼻，每日 4 次，1 ~ 2 周。③幕上肿瘤术后按常规观察意识、瞳孔、血压、脉搏、呼吸。观察鼻腔内、口腔内有无活动性出血。对头痛严重的患者给予脱水剂每日 2 次。对视力突然下降，伴头痛的患者警惕垂体窝内出血或血肿形成。④记录 24 h 出入量，测量尿比重。观察有无尿崩的现象。如尿量增多 > 200 mL/h，尿比重 < 1.005，提示有尿崩的可能，根据医嘱给予药物治疗（双氢克尿噻刺激下丘脑分泌抗利尿激素，垂体后叶粉等）。同时保持水电解质的平衡，合理安排补液及补充电解质。⑤手术时有蛛网膜破裂的患者，术后 48 h 填塞纱条拔除后观察鼻腔内有无脑脊液漏（侧睡或低头时有清水样液体流出，带咸味的口水增多，此时应留取滴出液 1 ~ 2 mL 送检，检出有糖的成分即可证实为脑脊液）。嘱患者避免用力擤鼻涕、打喷嚏、咳嗽等增高 ICP 的动作。应用抗生素，防止感染。⑥取阔筋膜患者腿部伤口 10 d 拆线。⑦术后观察有无垂体危象的症状，及时报告医生及时处理。⑧手术后 10 ~ 14 d 重复检查内分泌功能，以观察手术的疗效。

（三）康复护理

（1）恶性肿瘤患者出院后 2 周即可进行放射治疗，以抑制肿瘤的生长。放疗结束后可继续进行化疗（放疗或化疗均需监测白细胞总数，若 < 3×10^9/L，不能进行）。

（2）去骨板减压的患者可通过减压窗了解颅内压力情况，塌陷说明颅压不高，若减压窗膨出、发硬，说明 ICP 高，有复发的可能。有减压窗的患者外出时需戴安全帽，以防意外事故。恶性肿瘤患者一般不做颅骨修补。

（3）幕上肿瘤手术后可能出现癫痫。指导患者坚持长期服用抗癫痫药，并定期进行白细胞及肝功能的检查。

（4）对瘫痪的肢体要坚持进行功能锻炼。

（5）对失语、智力减退患者进行耐心的语音及智力训练。

（6）有些患者鼻饲管要使用一段时间，出院时做好宣教工作，并教会家属如何灌鼻饲饮食及注意事项。

（7）眼睑缝合的患者做好眼睛护理。3 ~ 6 个月后如面神经功能恢复可将缝线拆除。

第四节 颅内压增高

颅内压增高是神经外科常见临床病理综合征，是颅脑损伤、脑肿瘤、脑出血、脑积水和颅内炎症等疾病引起颅腔内容物体积增加，导致颅内压持续在 1.96 kPa（200 mmH$_2$O）以上，并发头痛、呕吐、视盘水肿等相应的综合征时，称为颅内压增高。严重者将因意识丧失、呼吸抑制等脑疝综合征而死亡。

一、病因与发病机制

（一）病因

（1）颅内占位性病变：如颅内肿瘤、血肿、脓肿等，使颅内空间相对变小。

（2）脑积水：交通性或非交通性的脑积水造成脑脊液过多，是形成颅内压增高的原因。

（3）脑水肿：脑组织损伤、炎症、缺血缺氧及中毒，可引起严重脑水肿，致颅内压增高。

（4）脑循环血量的异常：血液中 PaCO$_2$ 上升，脑血管扩张，脑循环血量增多，导致颅内压增高。

（5）先天性畸形：如颅底凹陷征、狭颅征，使颅腔容积变小。

（6）大片凹陷性骨折：使颅腔变小。

（二）发病机制

1. 影响颅内压增高的因素

（1）年龄：婴幼儿及小儿的颅缝未闭合或尚未牢固融合，或老年人由于脑萎缩，使颅内的代偿空间增多，均可使颅腔的代偿能力增加，从而缓和或延迟了病情的进展。

（2）病变的进展速度：Langlitt 1965 年用狗做颅腔内容物的体积与颅内压之间的关系的实验，得出颅内压与体积之间的关系是指数关系，两者之间的关系可以说明一些临床现象，如当颅内占位性病变时，随着病变的缓慢增长，可以长期不出现颅内压增高症状，一旦由于代偿功能失调，颅内压急剧上升，则病情将迅速发展，往往在短期内即出现颅内高压危象或脑疝。

（3）病变部位：在颅脑中线或颅后窝的占位性病变，容易阻塞脑脊液循环通路导致颅内压增高症状；颅内大静脉窦附近的占位性病变，由于早期即可压迫静脉窦，引起颅内静脉血液的回流或脑脊液的吸收障碍，使颅内压增高症状亦可早期出现。

（4）伴发脑水肿的程度：脑寄生虫病、脑脓肿、脑结核、脑肉芽肿等由于炎症性反应均可伴有明显的脑水肿，早期即可出现颅内压增高的症状。

（5）全身系统性疾病：其他系统的严重病变，如尿毒症、肝性脑病、毒血症、肺部感染、酸碱平衡失调等均可引起继发性脑水肿致颅内压增高。高热也可加重颅内压增高的程度。

2. 颅内压增高的后果

颅内压持续增高，引起一系列中枢神经系统功能紊乱和病理变化。

（1）脑血流量的降低：正常成人每分钟约有 1 200 mL 血液进入颅内，并能自动调节。其公式为：脑血流量（CBF）＝脑灌注压（CPP）/脑血管阻力（CVP），脑的灌注压（CPP）＝平均动脉压（MAP）－颅内压（ICP），正常值为 9.3 ~ 12 kPa（70 ~ 90 mmHg），脑血管阻力为 0.16 ~ 0.33 kPa（1.2 ~ 2.5 mmHg），此时脑血管的自动调节功能良好。如因颅内压增高而引起的脑灌注压下降，可通过血管扩张，以降低血管阻力的自动调节反应，维持脑血流量的稳定。如果颅内压不断增高使脑灌注压低于 5.3 kPa（40 mmHg）时，脑血管自动调节功能失效，脑血流量随之急剧下降，就会造成脑缺血缺氧。当颅内压升至接近平均动脉压的水平时，颅内血流几乎完全停止，患者会处于严重的脑缺血缺氧状态，最终出现脑死亡。

（2）脑疝：颅内压增高脑组织由高压趋向低压区移动，部分脑组织被挤入颅内生理空间或裂隙，产生相应的临床症状和体征。脑疝是颅内压增高的危象和引起死亡的主要原因。

（3）脑水肿：颅内压增高使脑血流量降低，造成脑组织缺血、缺氧，脑的体积增大，加重脑水肿，进而加重颅内压增高，引发脑疝，使脑组织移位，压迫脑干，导致脑干功能衰竭（呼吸、循环衰竭）。

（4）库欣综合征：颅内压急剧升高时，患者出现血压升高（全身血管加压反应）、心跳和脉搏减慢、呼吸节律紊乱及体温升高等各项生命体征发生变化，这种变化即称库欣反应，多见于急性颅内压增高病例。

（5）胃肠功能紊乱：部分颅内压增高患者，可首先表现为胃肠功能紊乱，出现呕吐，胃、十二指肠溃疡，出血和穿孔等，这与颅内压增高引起下丘脑自主神经中枢功能紊乱有关。

（6）神经性肺水肿：有 5% ~ 10% 的急性颅内压增高病例出现，表现为呼吸急促、痰鸣，并有大量泡沫状血性痰。这与下丘脑、延髓受压导致 α-肾上腺能神经活性增强有关。

二、临床表现

（一）头痛

头痛是颅内压增高最常见的症状之一，早晨或晚间较重，大多位于额部及颞部，可从颈枕部向前放射至眼眶。头痛程度可随颅内压的增高而进行性加重。当用力、咳嗽、喷嚏、弯腰或低头活动时常使头痛加重。头痛性质以胀痛和撕裂痛多见。

（二）恶心、呕吐

头痛剧烈时，可伴有恶心和呕吐。呕吐呈喷射性，易发生于饭后。呕吐后头痛可有所缓解，患者常因此而拒食，反复呕吐易导致水电解质紊乱和体重减轻。

（三）视盘水肿

这是颅内压增高的重要客观体征之一，表现为视盘充血，边缘模糊不清，中央凹陷消失，视网膜静脉怒张。若视盘水肿长期存在，则视盘颜色苍白，视力减退，视野向心缩小，称为视神经继发性萎缩。患者常有一过性的视力模糊，即使此时颅内压增高得以解除，往往视力的恢复也并不理想，甚至继续恶化以致失明。

以上三者是颅内压增高的典型表现，称之为颅内压增高"三主征"。

（四）意识障碍及生命体征变化

颅内压增高初期意识障碍可出现嗜睡、反应迟钝等。持续及严重的颅内压增高，会出现昏睡、昏迷、伴有瞳孔散大、对光反应消失、脑疝、去皮质强直。患者可出现血压升高，尤其是收缩压升高，脉压增大；脉搏缓慢，洪大有力；呼吸深慢等。

（五）脑疝

（1）小脑幕切迹疝，又称颞叶钩回疝，为颞叶的海马回、钩回通过小脑幕切迹被推移至幕下，表现为剧烈头痛，进行性加重，伴躁动不安，频繁呕吐。随脑疝的进展患者出现嗜睡、浅昏迷、深昏迷，瞳孔由初期的变小逐渐变大，肢体肌力减弱或麻痹，生命体征变化，体温升高，血压骤降，脉搏快、弱，呼吸浅而不规则，呼吸心跳相继停止而死亡。

（2）枕骨大孔疝，又称小脑扁桃体疝，为小脑扁桃体及延髓经枕骨大孔被推挤向椎管内。患者表现头痛剧烈，呕吐频繁，颈项强直或强迫头位，生命体征紊乱，意识障碍、瞳孔改变。因脑干缺氧，瞳孔可忽大忽小。由于呼吸中枢受损，患者可突发呼吸骤停而死亡。

（3）大脑镰下疝，又称扣带回疝，一侧半球的扣带回经镰下孔被挤入对侧分腔。

（六）其他症状和体征

颅内压增高还可引起一侧或双侧展神经麻痹或复视、头晕、猝倒等。小儿颅内压增高时可出现头皮静脉怒张、头颅增大、颅缝增宽或分离、前囟饱满。

三、辅助检查

（一）头颅X线断层扫描（CT）及磁共振成像（MRI）

目前CT是诊断颅内占位性病变的首选辅助检查措施。也可进一步行MRI检查，以利于确诊。检查可见脑沟变浅，脑室、脑池缩小或脑结构变形等，通常能显示病变的位置、大小和形态。

（二）脑血管造影

主要用于疑有脑血管畸形或动脉瘤等疾病的检查。数字减影血管造影可提高图像的清晰度和疾病的检出率。

（三）头颅X线片

颅内压增高时，可见脑回压迹增多、加深，鞍背骨质稀疏及蝶鞍扩大，颅骨的局部破坏或增生等，小儿可见颅骨骨缝分离。X线片对于诊断颅骨骨折，垂体瘤所致蝶鞍扩大以及听神经瘤引起的内听道孔扩大等具有重要价值。

（四）腰椎穿刺

腰穿可在取脑脊液检查的同时测量颅内压力。但对有明显颅内压增高症状和体征的患者禁忌腰穿，以免引发脑疝。

四、处理原则

通过头痛、呕吐、视盘水肿以及神经系统和辅助检查结果做出正确诊断。对颅内压增高的根本治疗方法是去除颅内压增高的病因。

（一）非手术治疗（对症治疗）

（1）脱水治疗：使用脱水药物以减少脑组织中的水分，从而缩小脑体积，同时限制水钠的输入量，降低颅内压。

（2）激素治疗：肾上腺皮质激素能改善毛细血管通透性，防治脑水肿。

（3）冬眠低温治疗：可降低脑代谢及脑组织耗氧量，减少脑水肿发生和发展，从而降低颅内压。

（4）辅助过度换气：使体内 CO_2 排出，增加血氧分压，减少脑血流量，使颅内压相应下降。

（二）手术治疗

主要施行手术减压。

（1）开颅切除病变组织。

（2）颅骨切除术。

（3）建立脑脊液引流系统。①内引流：脑室心房分流及脑室腹腔分流。②外引流：脑室穿刺缓慢引流脑脊液至体外，可以暂时降低颅内压，以便进一步施行手术治疗。

五、护理评估

（一）健康史

了解有无脑外伤、颅内炎症、脑肿瘤及高血压、脑动脉硬化病史，初步判断颅内压增高的病因；评估患者有无合并其他系统疾病，有无呼吸道梗阻、便秘、剧烈咳嗽、癫痫等导致颅内压骤升的因素。

（二）身体状况

1. 症状和体征

患者头痛的性质、程度、持续时间；有无喷射性呕吐；患者有无意识障碍、视力障碍；患者生命体征的变化等。

2. 辅助检查

CT 及 MRI 检查结果；监测患者的电解质、血气分析，评估患者有无水、电解质、酸碱平衡紊乱。

3. 心理－社会状况

评估颅内压增高患者有无因头痛、呕吐等不适引起的烦躁不安、焦虑、紧张等心理反应，同时了解患者及家属对疾病的认知程度，家庭经济状况和社会支持情况。

六、护理诊断及医护合作性问题

（1）疼痛：与颅内压增高有关。

（2）脑组织灌注量改变：与颅内压增高有关。

（3）体液不足：与颅内压增高引起剧烈呕吐及应用脱水药有关。

（4）有受伤的危险：与意识障碍、视力障碍有关。

（5）潜在并发症：脑疝。

七、护理目标

（1）患者主诉头痛减轻，舒适感增加。

（2）患者脑组织灌注正常，去除引起颅内压骤增的因素。

（3）患者体液保持平衡，生命体征平稳，尿比重在正常范围，无脱水症状和体征。

（4）患者无意外受伤情况的发生。

（5）患者发生脑疝征象能够被及时发现和处理。

八、护理措施

（一）一般护理

1. 体位

抬高头部 15° ～ 30°，即使患者有休克情况也不可采取垂头仰卧式。头、颈应呈一直线，以利于颅内静脉回流，减轻脑水肿。

2. 吸氧

持续或间断吸氧，改善脑缺氧，收缩脑血管，降低脑血流量，减轻脑水肿。

3. 控制液体摄入量

补液量应以能维持出入量的平衡为度，一般每天不超过 2 000 mL，且保持尿量在 600 mL 以上，使机体呈轻度脱水状态。

4. 病情观察

密切观察患者的意识状态、生命体征、瞳孔等变化，持续监测颅内压的变化，警惕脑疝的发生。

5. 生活护理

做好口腔、皮肤护理，注意饮食调整，适当限制钠盐。保护患者安全，防止受伤。

（二）防止颅内压骤然升高的护理

1. 保持安静

绝对卧床休息，尽量避免搬运患者，急需搬运时，动作要轻，头部相对固定，坐起时勿用力过猛。限制患者家属探视，避免情绪激动，防止颅内压骤然升高。

2. 避免胸膜腔内压（胸内压）或腹内压上升

胸内压或腹内压上升会间接导致脑血液回流受阻使颅内压增高。

（1）尽可能地预防患者的屏气动作，保持大便通畅。颅内压增高引起的头痛致自主神经功能紊乱，抑制规律性排便活动；恶心、呕吐及脱水药物的应用，导致患者不同程度的脱水，引起便秘。鼓励患者多吃蔬菜与水果预防便秘，对已形成便秘者可用开塞露 1 ~ 2 支，或用少量高渗液（如 500 g/L 甘油盐水 50 mL）行低位、低压灌肠，禁止大量灌肠，以免颅内压骤然增高。

（2）保持呼吸道通畅，及时清除呼吸道分泌物和呕吐物；舌根后坠者可托起下颌或放置口咽通气道；对意识不清的患者及排痰困难者，行气管切开术。

（3）避免剧烈咳嗽，及时治疗感冒、咳嗽，防止颅内压增高。

（4）避免髋关节长期屈曲。

（5）指导患者翻身时行呼气动作。

（6）及时控制癫痫发作，癫痫发作可加重脑缺氧及脑水肿，遵医嘱定时定量给予抗癫痫药物，发作时进行降颅内压处理。

（三）症状护理

1. 高热

高热可增加机体代谢率，加重脑缺氧。应采取一些降低体温的护理措施：定时测量体温；减少盖被；按医嘱给予退热药；在表浅的大血管处直接用冷敷可加速降温，可在腋下及腹股沟使用冰袋；必要时给予冬眠疗法。

2. 头痛

适当应用止痛药，但禁用吗啡、哌替啶（杜冷丁），以免抑制呼吸中枢。

3. 躁动

寻找原因给予及时处理，切忌强制约束，以免患者挣扎使颅内压增高。

（四）脱水治疗的护理

颅内压增高常用高渗性和利尿性脱水药，以增加水分的排除，达到降低颅内压的目的，如高渗性脱水药 20% 甘露醇 250 mL，快速静脉滴注，2 ~ 4 次 /d；50% 葡萄糖溶液 60 ~ 100 mL，静脉推注，4 ~ 6 次 /d；同时使用利尿脱水药，如呋塞米（速尿）20 ~ 40 mg，静脉推注。甘露醇最好在颅内压监测指标指导下应用，防止发生低颅压，用药期间注意观察用药反应和效果，并及时记录。

（五）激素治疗的护理

肾上腺皮质激素通过稳定血脑屏障，可预防和缓解脑水肿。常选用地塞米松 5 ~ 10 mg，静脉注射或静脉滴注，1 ~ 2 次 /d；氢化可的松 100 mg，静脉滴注，1 ~ 2 次 /d。激素可引起消化道应激性溃疡出血、增加感染机会等不良反应，按医嘱用药时注意观察。

（六）脑疝护理

（1）快速静脉输入甘露醇、山梨醇、呋塞米等强效脱水药，并观察脱水效果。

（2）保持呼吸道通畅，吸氧。

（3）准备气管插管盘及呼吸机，对呼吸功能障碍者，行人工辅助呼吸。

（4）密切观察呼吸、心跳、瞳孔的变化。

（5）紧急做好术前特殊检查及术前准备。

九、护理评价

（1）患者是否主诉疼痛减轻。

（2）患者颅内压增高症状是否得到缓解，头痛是否减轻，意识状态是否改善。

（3）患者生命体征是否平稳，水、电解质是否平衡，尿量及尿比重是否正常。

（4）患者是否发生外伤。

（5）患者是否出现脑疝迹象，如果出现是否得到及时发现和处理。

第五章　心脏大血管外科急救护理

第一节　心室破裂的急救护理

一、心室破裂

心室破裂是心血管术后的严重并发症，发生率极低，多与患者基础病变、手术创伤及各种因素导致的术后心腔压力改变等因素有关。根据发生时间的不同分为：①早期破裂，通常发生在手术室，多为体外循环停机后发生的左室破裂；②延迟破裂，通常发生在复苏室，多为术后数小时或数天；③晚期破裂，通常发生在术后数天至数年出现。常在短时间内心搏骤停，死亡率达 90% 以上。

二、护理评估

（1）评估患者的年龄、术前心脏彩超（左室大小、EF 值等）、心功能。

（2）评估术中情况，如体外循环时间、心肌阻断时间、心肌保护、体内置入物等。

（3）术后突然发生的胸液急剧增多，颜色深、温热。

（4）患者病情突变，意识丧失，无心音、血压进行性快速下降，心电图出现"电－机械性分离"现象，即心脏虽有节律的电活动，但无机械性收缩运动。

三、主要护理问题

1. 组织灌注量减少

与心脏破裂、心律失常有关。

2. 心排血量减少

与心脏破裂有关。

3. 潜在生命危险

与心脏破裂，大出血有关。

四、护理措施

（1）心室破裂的预防心肌梗死早期要绝对卧床休息，给予镇静，积极止痛，控制高血压，预防便秘，禁止用力排便。

（2）从术前开始，着手心功能的维护及基础病变的处置。术中做好心肌保护，提高手术技巧。尽量避免因手术造成的心肌损伤。

（3）保持引流管通畅，观察引流液量、颜色、性状及引流管波动情况，积极止血。

（4）术后密切观察心率（律）、血压、中心静脉压等血流动力学的变化。心电图出现窦性心动过缓、逸搏性心率、电一机械性分离时提示心室破裂。

（5）发生心室破裂时，迅速加压扩容，确保各种抢救管道通畅，如给药管道、负压吸引管道、气道等。

（6）迅速通知外科医生、手术室护士、麻醉医生到场，床旁开胸或进手术室，并尽快建立体外循环，及早进行外科修复。

（7）严密监测动脉血气，维持电解质、酸碱平衡。

（8）密切观察患者意识、瞳孔、尿量，准确记录抢救过程。

五、健康指导

（1）向患者家属讲解疾病的发生、发展和转归，语言应通俗易懂。

（2）患者抢救无效死亡时，应做好亲属的安抚工作。

（3）做好善后处理。

六、护理评价

（1）患者血流动力学恢复，并发症得到有效预防和控制。

（2）抢救无效死亡时，无重大医疗纠纷。

第二节　急性左心衰的急救护理

一、急性左心衰

急性左心衰是由于心脏瓣膜疾病、心肌损害、心律失常、左室前后负荷过重导致急性心肌收缩力下降、左室舒张末期压力增高、排血量下降，从而引起以肺循环瘀血为主的缺血、缺氧、呼吸困难等临床症候群。如端坐呼吸、心率加快、大汗、咯粉红色泡沫痰、嗜睡、烦躁、双肺布满湿啰音。急性肺水肿是最主要表现，可发生心源性休克或心搏骤停。

二、护理评估

（1）评估呼吸困难及缺氧的程度。

（2）评估心律、心率、血压、中心静脉压、四肢末梢灌注、肝脏大小及尿量。

（3）评估双肺呼吸音及全身水肿的情况。

（4）评估 X 线胸片及心电图。

三、主要护理问题

1．心排血量减少

由急性心功能不全所致。

2．气体交换受损

与急性肺水肿有关。

3．恐惧

与有窒息感、呼吸困难有关。

4．活动无耐力

与心搏出量减少、呼吸困难有关。

5．清理呼吸道无效

与大量泡沫样痰有关。

6. 体液过多

如下肢水肿，与体循环瘀血有关。

7. 潜在并发症

心源性休克、猝死、洋地黄中毒。

四、护理措施

1. 循环功能的监护

持续心电监测，观察心率、心律，遵医嘱使用去乙酰毛花苷强心治疗，观察用药血管，注意有无洋地黄中毒等不良反应；使用有创血压监测，使用血管活性药物多巴胺、多巴酚丁胺增加心肌收缩力，维持正常血压；持续中心静脉压监测，观察中心静脉压的变化；使用血管扩张剂如硝酸甘油、米力农降低循环阻力，改善四肢末梢灌注情况。

2. 积极纠正缺氧

保持呼吸道通畅，适当的胸部体疗，鼓励患者咳嗽咳痰。给予高流量氧气吸入（6 ～ 8 L/min），可在湿化瓶内加入50%乙醇，有助于消除肺泡内的泡沫；呼吸困难严重者，使用无创呼吸机辅助通气，改善缺氧，嘱患者配合呼吸机进行深呼吸，用鼻呼吸，避免胃肠胀气。做好面部皮肤的护理，避免压伤皮肤。对病情危重的患者应做好机械通气的准备。

3. 利尿剂

使用利尿剂，每小时监测尿量，观察利尿效果及水肿消退情况；注意皮肤颜色、温度的变化。

4. 吗啡

吗啡是在急性左心衰竭时有效的药物，可以用于任何原因引起的肺水肿，吗啡具有呼吸抑制、恶心、呕吐、低血压等副作用，应注意观察。对于烦躁的患者给予小剂量的吗啡皮下注射，减少氧耗。

5. 保持适当的体位

协助患者取坐位或半卧位，两腿下垂减少静脉回流，从而减少回心血量，改善呼吸困难。

6. 维持水电解质、酸碱平衡

准确记录24小时出入量，水肿患者适当限制液体入量，保持液体负平衡，控制液体输入速度，定时监测电解质，维持血钾在4 ～ 4.5 mmol/L。

7. 平喘解痉药物的应用

喘定及氨茶碱静脉注射，可以解除患者的支气管痉挛。

8. 护理

保证患者休息，护理操作尽量集中，动作轻柔，保持环境温暖舒适。做好患者的解释、安慰及鼓励工作，使之配合治疗和护理。

五、健康指导

（1）让患者熟知诱发心力衰竭的各种因素，对自己的疾病有正确的认识。

（2）根据患者心肺功能情况协助制定适当的活动计划。保持愉快的心情，避免情绪激动。避免长期卧床发生静脉血栓、体位性低血压。

（3）让患者理解遵医嘱服药的重要性，掌握自己所服药物的作用、剂量、方法及药物的副作用。教会患者观察用药后的反应。

（4）尽量避免诱因，注意保暖，防止呼吸道感染及其他部位的感染。

（5）定期复查，出现尿量减少、憋气、下肢水肿、乏力、体重增加等症状时及时到医院就诊。

（6）饮食指导。少食多餐，低热量、易消化饮食，避免暴饮暴食，适当限制含盐量及含水分较高的食物，以免增加循环血量，增加心脏负担。服用利尿剂，尿量多时多吃红枣、橘子、香蕉、韭菜等含钾高的食物，适当补钾。

六、护理评价

（1）呼吸困难减轻，无缺氧症状。

（2）心率、心律、血压平稳，中心静脉压正常。

（3）四肢末梢温暖，尿量增加，出入量负平衡，水肿消退。

（4）无水电解质、酸碱平衡紊乱。

（5）无潜在并发症，如心源性休克、猝死、洋地黄中毒。

第三节　心搏骤停的急救护理

一、心搏骤停

心搏骤停是心血管术后、各种原因导致的患者突然意识丧失和颈动脉搏动消失。应分秒必争地就地抢救，心脏停搏时间越短，全身组织特别是大脑、心脏缺氧性损伤越轻，恢复的机会越大。

二、护理评估

1. 临床表现

患者突然意识丧失和颈动脉搏动或心音消失、瞳孔散大、发绀、喘息、呼吸停止。

2. 心电图表现

室速、室颤、心脏电 – 机械性分离、心搏完全停止。

三、主要护理问题

1. 组织灌注量减少

与心脏骤停、心律失常有关。

2. 心排血量减少

与心脏骤停有关。

3. 潜在生命危险

与心脏骤停有关。

四、护理措施

（1）心电图出现室速、室颤时，立即听心音，摸颈动脉搏动，监测生命体征。

（2）立即通知医生，推抢救车、除颤仪。

（3）持续胸外心脏按压。

（4）迅速平卧，保持呼吸道通畅、保证氧供。带呼吸机调氧至 100%，不带呼吸机使用简易呼吸器加压给氧，紧急气管插管。

（5）遵医嘱给予复苏药物，口头医嘱核对 2 遍，观察用药效果。

（6）对症处理，除颤、临时起搏器应用，积极寻找病因，进行对因治疗。

（7）脑复苏。积极实施有效的脑保护，给予头置冰帽降温，观察意识状态变化。

（8）及时查动脉血气分析，维持电解质、酸碱平衡。

（9）复苏成功，继续高级生命支持。加强循环、呼吸、脑、肾功能的监护，注意监测和防范多脏器功能衰竭的发生。

（10）复苏失败，床旁开胸。

（11）准确、详细地完成抢救记录。

五、健康指导

（1）向患者家属讲解患者病情，取得家属的配合。

（2）患者抢救无效死亡时，应做好亲属的安抚工作。

（3）做好善后处理。

六、护理评价

（1）患者血流动力学恢复，并发症得到有效预防和控制。

（2）抢救无效死亡时，无重大医疗纠纷。

第四节　恶性心律失常患者的急救护理

一、心律失常

心律失常是指心律起源部位、心搏频率与节律以及激动传导等任何一个环节出现异常。其中以窦性心律失常最为多见，异位心律中以室性期前收缩最为多见。

二、恶性心律失常

恶性心律失常是指在短时间内引起严重血流动力学障碍，导致患者晕厥甚至猝死的心律失常。它是根据心律失常的程度及性质分类的一类严重心律失常，也是一类需要紧急处理的心律失常。包括严重窦性心动过缓、窦性停搏、高度房室传导阻滞、持续室上性心动过速、快速房颤及房扑、室性心动过速、心室扑动及颤动。

三、护理评估

（1）评估引发患者恶性心律失常的原因，发作时的症状、持续时间及患者发作时的心理状态。

（2）评估患者的意识状态、瞳孔大小及对光反射。

（3）评估患者电解质、酸碱平衡情况。

四、主要护理问题

1. 心排血量减少

与术前心功能差、心功能减退、血容量不足、心律失常和水电解质失衡有关。

2. 活动受限

与疾病需绝对卧床及各种治疗监护有关。

3. 潜在生命危险

与恶性心律失常有关。

五、护理措施

（1）正确使用心电图监测，观察心电图波形是否正常。及时、准确地识别心律失常表现，重视恶性心律失常的预警信号。注意观察患者在出现心律失常时的血流动力学变化。

（2）密切观察患者心率（律）的变化，及时寻找致心律失常的诱因。高度重视患者的主诉，如胸闷、眩晕、呼吸困难等。原有症状发生改变或有新的症状出现时，应提高警惕。

（3）正确按医嘱使用抗心律失常药物，注意观察患者心率（律）及血压的变化，注意药物的疗效、副作用及药物致心律失常作用等。

（4）若药物疗效不佳，血流动力学明显异常，发现心电图显示室颤或心搏骤停时，应该立即进行心肺复苏，积极实行电复律。观察除颤效果心率（律）、血压、呼吸、意识状态等情况。

（5）心率减慢时除可应用药物提高心率外，可安装临时起搏器。

（6）及时查血气，纠正水、电解质紊乱，纠正酸中毒。

（7）各种抢救药品、物品准备齐全，一旦患者出现严重的情况，立即配合医生进行救治。

（8）充分供氧，降低体温，补充血容量。

（9）如果患者处于清醒状态，积极给予心理抚慰，必要时给适当镇静。

（10）加强基础护理，预防护理并发症。

六、健康指导

（1）告知患者心律失常的常识、诱发因素、发作时的症状，以预防心律失常的发生及恐慌。

（2）指导患者学会自测脉搏，告知患者在出现心悸、头晕、乏力、黑蒙、胸闷、头痛、恶心、肢体及语言障碍时应卧床休息，尽量减少机体耗氧，及时到医院进行检查。

（3）向患者及家属说明坚持服药的重要性。

（4）指导患者创造轻松的工作与生活环境，避免由于精神紧张及压力过大诱发或加重心律失常。

（5）指导患者及家属改正生活中对疾病不利的习惯，应戒烟、戒酒及少饮浓茶及咖啡。

（6）对因心律失常安装了永久起搏器的患者，嘱其保持与有电磁辐射的物体至少 10 cm 以上的距离。

七、护理评价

（1）患者病情变化得到及时处理，为进一步治疗赢得时间。

（2）患者心律稳定，心功能改善。

（3）患者并发症得到有效预防和控制。

（4）患者及家属焦虑和恐惧得到缓解。

第六章　血液透析护理

第一节　肝素抗凝

肝素是一种抗凝剂，是由两种多糖交替连接而成的多聚体，在体内外都有抗凝血作用。

一、肝素抗凝主要作用机制

（1）抗凝血：①增强抗凝血酶Ⅲ与凝血酶的亲和力，加速凝血酶的失活。②抑制血小板的黏附聚集。③增强蛋白 c 的活性，刺激血管内皮细胞释放抗凝物质和纤溶物质。

（2）抑制血小板，增加血管壁的通透性，并可调控血管新生。

（3）具有调血脂的作用。

（4）可作用于补体系统的多个环节，以抑制补体系统的过度激活。与此相关，肝素还具有抗炎、抗过敏的作用。

二、肝素在透析过程的应用

（1）体内首剂肝素：于血液透析开始前 3 ~ 5 分钟，按 0.3 ~ 0.5 mg/kg 的剂量或遵医嘱从静脉端一次推注。

（2）追加肝素：肝素 4 ~ 8 mg/ 小时或遵医嘱从血液透析动脉管路上的肝素管路端由肝素泵持续输注。

（3）必要时监测有关凝血试验，并酌情调整剂量，使凝血指标维持在相应的目标范围。

（4）血液透析结束前 30 ~ 60 分钟，停止使用肝素。

三、首次肝素剂量的调整

（1）增加肝素剂量：在肝素持续给药时，首剂 2 000 U 肝素并不能使所有患者 WBPTT 或 ACT 延长至基础值的 180%。由于肝素的抗凝作用取决于机体对肝素的反应性、肝素的活性等，使 WBPTT 或 ACT 延长至基础值的 180% 的肝素剂量范围为 500 ~ 4 000 U。为确定血液透析时首次肝素剂量，可于注射首次肝素后 3 分钟监测 WBPTT 或 ACT，如追加肝素，其追加剂量的计算如下：由于 WBPTT 或 ACT 的延长时间与肝素剂量成正比，故如果首剂肝素使 WBPTT 延长了 40 秒，则如需使 WBPTT 再延长 20 秒，所需追加肝素剂量为首次剂量的 1/2。

（2）减少肝素剂量：下列情况应酌情减少肝素剂量：①基础凝血指标显著延长，血小板功能减退。②短时间血液透析，主要指间歇肝素给药法。

（3）体重的影响：机体对肝素的反应与体重的关系不大，故体重 50 ~ 90 kg 的成人，肝素剂量基本相同。但体重过轻或过重者，肝素剂量应酌情调整。

四、停止给药的时机

肝素的半衰期为 0.5 ~ 2 小时，平均 50 分钟。由于凝血时间的延长与肝素的血浓度成正比，故停药后只要知道某一时间点的 WBPTT，就可以计算出以后任一时间点的 WBPTT。假设肝素的半衰期为 1 小时，某一时间点的 WBPTT 为 135 秒（基础值为 85 秒），WBPTT 延长了 50 秒，1 小时后肝素血浓度下降 50%，此时 WBPTT 延长 25 秒，也是 1 小时前的 1/2。同理，设肝素半衰期为 1 小时，血液透析期间及血液透析结束时 WBPTT 的目标值分别为比基础值延长 80% 和 40%，则应于血液透析结束前 1 小时停药。

五、肝素使用并发症及其防治

1. 常见并发症

（1）自发性出血：如硬脑膜下出血、出血性心包炎、消化道出血等。

（2）血小板减少症：可能与来自 IgG 中的肝素依赖血小板聚集因子有关，该因子促进血小板聚集，结果造成血液透析患者血栓栓塞性疾病，同时血小板减少。

（3）过敏反应（发生率较低）：荨麻疹、皮疹、哮喘、心前区紧迫感。

（4）高脂血症：使用肝素后，血中脂蛋白脂酶（LPL）升高，LPL 分解血中的中性脂肪，使血中游离脂肪酸增加，中性脂肪下降，高密度脂蛋白（HDL）上升。

（5）其他：脱发、骨质疏松等。

2. 并发症防治

正常人肝素半衰期为（37±8）分钟，尿毒症患者可延长到 60 ~ 90 分钟。血液透析患者对肝素的敏感性和代谢性有很大的个体差异，故对高危出血患者不宜使用肝素；对有潜在出血危险的患者，可选择低分子肝素抗凝；对血液透析中突发出血的患者，应立即停用肝素，并给予肝素拮抗剂——鱼精蛋白。鱼精蛋白（mg）与肝素（1 mg=125 U）的比例为 1:2 或 1:1。使用前先用生理盐水将内瘘针内的肝素冲洗干净，再将稀释好的鱼精蛋白缓慢推入，并观察患者的反应，如有异常立即停用。血液透析患者应定期检测血小板、血红蛋白等，一旦发现异常应停用肝素，并根据医嘱给予其他抗凝方法。

六、肝素抗凝的护理评估

（1）使用肝素前要详细询问患者是否有出血现象，如：皮肤黏膜出血、牙龈出血、眼底出血、痰中带血、女患者月经过多、痔疮出血、透析结束后穿刺部位的凝血情况、透析器残血等；了解和查看患者的病史，注意有无外伤、手术、内出血、最近的血常规报告等；查看前一次血液透析的记录单，了解患者最近使用抗凝的方法及剂量。如果患者最近有出血现象或手术、外伤史，应立即通知医生并遵医嘱使用其他抗凝方法及抗凝剂。

（2）首次行血液透析时，应根据患者的体重及血红蛋白指标给予肝素首次剂量和追加量（应考虑到首次透析为诱导透析，时间短，给予的肝素剂量相应要少）。

（3）肝素使用前必须两人核对。

七、血液透析中抗凝观察和护理

（1）血液透析过程中，应密切观察患者的血压、脉搏、心率，如发现患者生命体征改变或有新的出血倾向，应立即停用肝素，并遵医嘱加用鱼精蛋白中和肝素，肝素与鱼精蛋白的比例为 1:1；也可改为无肝素透析。

（2）严密观察追加肝素是否由肝素泵持续输入，观察肝素管路的夹子是否处于开放状态。

（3）严密观察透析管路及透析器内血液的颜色，一旦发现血液色泽变深变暗、透析器中出现"黑线"或透析管路的动静脉滤网中血液呈现泡沫或小凝块，提示肝素用量不足。

（4）严密观察动脉压、静脉压、跨膜压（TMP）。透析器两端的压力变化可提示血凝块堵塞的部位，如动脉压高常提示堵塞出现在增加压力的前方（血泵前），如静脉压及跨膜压高则提示堵塞出现在增加压力的后方（血泵后），一旦突然出现动脉压、静脉压及跨膜压下降，而又非血流量等原因引起，通常提示血液管路及透析器严重凝血，需立即更换透析器或回血，并寻找原因。

（5）血液透析过程中，应维护患者的血流量，一旦患者的血流量不佳（管路有抽吸现象，动脉压力下降），应及时处理。

（6）血液透析结束前 30 ~ 60 分钟，关闭肝素泵及肝素管路上的夹子。

八、血液透析后抗凝效果评估

（1）血液透析后对透析器及管路应进行观察和记录：管路动、静脉滤网有否血凝块、透析器有否阻塞、阻塞部位在哪里（透析器动脉端、静脉端、膜束内）、阻塞面积多少等。

（2）观察患者皮肤表面、牙龈、黏膜、伤口等有否出血现象，观察患者大小便有否出血。

（3）患者穿刺部位有否血肿、渗血，注意凝血时间。

九、肝素抗凝后的宣教

由于肝素具有反跳作用，透析结束后仍然会有凝血障碍问题，应向患者做好以下宣教。

（1）避免碰撞、摔倒等外伤。如不慎引起外伤，可局部按压止血；出现皮下血肿，可用冰袋外敷；透析后回家路途中注意防止公交车扶栏等的碰撞、防止急刹车引起的冲击等。如出血量大，进行上述处理后，即刻到医院就诊，并及时出示血液透析病历。

（2）创伤性的检查和治疗（如肌内注射、拔牙等），应在血液透析后 4 ~ 6 小时进行。

（3）避免进食过烫、过硬食物，保持大便通畅，避免用力解大便，以防引起消化道出血。

（4）观察穿刺处有否出血现象，如果内瘘穿刺处出血不止，可局部压迫止血。

第二节　小剂量肝素抗凝

伴有轻、中度出血倾向的患者，血液透析时需用小剂量肝素抗凝。所谓轻、中度出血患者是指伴有心包炎和低出血危险的近期手术患者。

一、小剂量肝素的应用方法

介绍两种小剂量肝素应用方法。

方法一：目标是凝血指标，即全血部分凝血活酶时间（WBPTT）或凝血活化时间（ACT）维持在基础值的 140% 水平上。具体做法：①血液透析前按常规对透析器和循环管路进行预冲，密闭循环时加入肝素 2 500 U，密闭循环 10 ~ 20 分钟。②血液透析前先测定 WBPTT 或 ACT 的基础值，首次肝素剂量为 750 U，3 分钟后再测 WBPTT 或 ACT，如 WBPTT 或 ACT 未延长至基础值的 140%，则追加相应剂量肝素。③开始透析，肝素追加剂量为 600 U/ 小时，每 30 分钟检测 WBPTT 或 ACT，然后应用肝素泵持续注入肝素以保持 WBPTT 或 ACT 延长至基础值的 14%。肝素可使用到透析结束。

方法二：临床上较常用且简便。具体做法：①透析前按常规预冲，密闭循环时加入肝素 2 500 U，密闭循环 10 ~ 20 分钟。②不给予首剂肝素，将预冲液弃去。③引血后，生理盐水 500 mL + 肝素 625 ~ 1 250 U 在泵前以 100 ~ 200 mL/ 小时的速度持续输注，即每小时输入肝素 125 ~ 250 U。④透析结束前 20 ~ 30 分钟停止输入肝素。⑤一次血液透析所需肝素总量为 625 ~ 1 250 U。

二、抗凝前护理评估

（1）评估患者病史，了解患者出血状况及生命体征。

（2）评估患者血管通路，保证足够的血液流量。

（3）评估操作程序和设备、物品准备。

（4）评估患者出血、凝血风险，向患者及家属进行宣教。

三、抗凝中的护理观察

（1）血液透析过程中，应密切观察患者的血压、脉搏、心率，如发现患者生命体征改变或有新的出血倾向，应立即停用肝素，并加用鱼精蛋白中和肝素，肝素与鱼精蛋白的比例为 1∶1; 或改为无肝素透析。

（2）血液透析过程中，密切观察透析器动、静脉压的变化并做记录，密切观察血路管和透析器是否有凝血现象。一旦发现透析器或管路颜色变深，或动脉压较前大幅度升高，提示抗凝不足，应行 WBPTT 或 ACT 检查，以调整肝素输注速度。

（3）血液透析过程中，保证足够的血流量（200～250 mL/分钟），一旦患者的血流量不佳（管路有抽吸现象），应及时处理。

（4）应用小剂量肝素法或无肝素法，透析器均为一次性，并规范预冲，可减少凝血机会。

（5）应用小剂量肝素法，血液透析过程中可用生理盐水定时冲洗管路及透析器，观察管路及透析器的凝血情况，透析过程中应将补充的生理盐水超滤。

（6）冲洗管路时，将泵前血路夹住，打开泵前生理盐水夹，生理盐水快速从血路管到达透析器、静脉滤网，此时可观察整个管路与透析器的颜色、是否存在血凝块。

（7）两种小剂量肝素法的比较：前者比较复杂，肝素剂量不易掌握；后者肝素剂量较少，且简便易行。

（8）小剂量肝素应用时，一次透析时间不宜太长，一般 4 小时左右。

第三节　无抗凝剂透析

血液透析过程中使用抗凝剂的目的是预防循环管路的凝血，但在高危出血或禁忌使用抗凝剂的患者中，需采用无抗凝剂透析，也称无肝素透析。

一、应用指征

（1）活动性出血或有高危出血倾向的患者，如脑出血、消化道出血、严重肝功能损伤或有近期手术、大面积创伤、创伤性检查等。

（2）应用肝素有禁忌证的患者，如肝素过敏、肝素引起血小板减少症等。

二、透析前评估

（1）评估患者病情，了解患者出血状况，如出血量大，要做好配血和备血。

（2）评估患者生命体征，特别是血压。

（3）评估患者血管通路，保证足够流量，减少凝血机会。

（4）评估患者凝血、出血风险。

三、操作和护理

（1）物品准备：内瘘穿刺针、透析器和管路选择一次性的，不宜使用复用透析器。选择生物相容性好的合成膜，如聚丙烯腈膜、EVAL 膜、血仿膜。

（2）按常规预冲透析器、循环管路后，生理盐水 500 mL 加肝素 2 500 U，进行密闭循环 5～10 分钟。

（3）评估血管通路，保证充足的血流量，防止因血流量不足引起凝血；评估病情，伴有大出血的患者应建立静脉通路、备血、准备抢救物品。

（4）建立通路后，按常规引血，生理盐水再次冲洗。上机后在患者可耐受的情况下，尽可能设置高血流量，血流量应达到 250～300 mL/分钟以上。

（5）每 15～30 分钟用生理盐水 100～200 mL 冲洗管路和透析器，冲洗时将动脉端阻断，此时生理盐水随血泵快速将管路及透析器进行冲洗。同时观察透析器及管路是否有血凝块，是否有纤维素堵塞中空纤维或黏附在透析器膜的表面，中空纤维的堵塞及大量纤维素附着于透析膜会影响溶质清除效果。

（6）调整脱水量以维持血容量平衡。

（7）无抗凝剂法不能完全避免体外凝血，对严重贫血、血小板减少患者效果较好，无贫血、有高凝状态的患者凝血机会较大，故透析时间一般为4小时。无抗凝剂透析完全凝血的发生率约5%。

（8）透析过程中严密观察动、静脉压力，如动、静脉压力发生变化，提示有凝血的可能，可加强冲洗；如动、静脉压力持续上升，应做好回血准备或更换透析器，以防进一步凝血。

（9）透析过程中应观察透析器颜色的变化，如透析器颜色变黑，说明有凝血可能；观察动、静脉壶的张力，张力上升有凝血可能。

（10）为便于观察，动、静脉滤网的液面在2/3处较为合理。若发现有血凝块附着于动、静脉管路壁上，不要敲拍透析器，防止血凝块堵塞透析器。

（11）无肝素血液透析时，不应在循环管路输血和输注脂肪乳剂，因两者均可增加透析器凝血的危险。

四、透析后评估

（1）观察透析器的残、凝血程度，及时记录。

（2）详细记录患者透析过程中的病情变化及出血量，包括患者口腔黏膜、皮肤、伤口、大便、小便、各种引流管等，及时向所在科室交班。

第四节　低分子量肝素抗凝

一、作用机制及特点

低分子量肝素（LMWH）由标准肝素经化学或酶学方法降解后分离所得。肝素对凝血因子Xa的灭活仅需与抗凝血酶Ⅲ（AT–Ⅲ）结合即能达到，而对凝血酶（因子Ⅱa）的灭活则需与AT–Ⅲ及因子Ⅱa同时结合才能达到。随着肝素分子量的下降，分子中糖基数减少，与因子Ⅱa的结合力下降，而与AT–Ⅲ的结合力有所增加。肝素的抗栓作用主要与抑制因子Xa的活性有关，而抗凝作用（引起出血）则与抑制因子Ⅱa的活性有关。因此，低分子量肝素的抗栓作用保留而抗凝作用较弱，呈明显的抗栓/抗凝作用分离现象，这种现象可以用抗Xa/抗Ⅱa比值作为数量上的衡量，标准肝素该比值为1∶1，而低分子量肝素为2∶1～4∶1。低分子量肝素半衰期较长，约为标准肝素的2倍，主要经肾脏排泄，在肾衰竭时半衰期延长且不易被血液透析清除。低分子量肝素抗栓作用以抗Xa活性（aXaU）为指标。体外研究表明抗Xa活性需在0.5 aXaU/mL以上才能有效抗栓，体内实际抗栓作用强于体外测定值。血液透析时维持血浆aXa活性在0.4～1.2 aXaU/mL较为合适。

二、应用指征

（1）血液净化治疗时防止体外循环系统中发生凝血。

（2）适用于中、高危出血倾向患者进行血液净化治疗时所需的抗凝。

（3）血液净化治疗伴有高血压、糖尿病及心血管系统、神经系统等并发症。

（4）预防深部静脉血栓形成，治疗血栓栓塞性疾病；预防普通外科手术或骨科手术的血栓栓塞性疾病。

三、抗凝药物及方法

由于不同低分子量肝素产生的分子量、组成的纯度及对AT–Ⅲ的亲和力等不同，药效学和药动学特性存在较大差异。目前临床上应用的低分子量肝素分子量均在4 000～6 000。不同的低分子量肝素不可互相替代使用，并严禁肌内注射。在用于预防、治疗血栓栓塞性疾病时可皮下注射。下面介绍几种低分子量肝素。

（一）速碧林（低分子肝素钙注射液）

速碧林是低分子肝素，由普通肝素通过解聚而成，1 mL 注射液含低分子肝素钙 9 500 aXaU。它是一种糖胺聚糖，其平均分子量为 4 300，速碧林具有较高的抗 Xa 和抗 Ⅱa 活性，具有快速和持续的抗血栓形成作用，在血液透析时预防血凝块形成。应考虑患者情况和血液透析技术条件选用最佳剂量，每次血液透析开始时应从静脉端给予单一剂量的速碧林。

1. 建议剂量

（1）没有出血危险的患者应根据体重使用下列起始量。

（2）伴有出血危险的患者血液透析时，速碧林用量可以是推荐剂量的一半。若血液透析时间超过 4 小时，可再追加小剂量速碧林，随后血液透析所用剂量应根据初次血液透析观察到的效果进行调整。个体化的低分子肝素剂量是血液透析抗凝安全的保障。

2. 临床配制和使用

将速碧林 0.4 mL + 生理盐水 3.6 mL 配制成 4 mL 溶液（含速碧林 4 100 aXaU）。配制好的溶液每毫升含速碧林 1 025 aXaU。血液透析患者如需注射速碧林 3 075 aXaU，则将配制好的速碧林溶液注射患者体内 3 mL 即可，这样剂量准确、安全。

3. 速碧林拮抗剂的使用方法

速碧林的拮抗剂为鱼精蛋白，鱼精蛋白主要中和速碧林的抗凝作用，仍保留一些抗凝血因子 Xa 活性。0.6 mL 鱼精蛋白中和大约 0.1 mL 速碧林。使用鱼精蛋白时应考虑注射速碧林后经过的时间，并适当减少注射剂量。

（二）法安明（达肝素钠注射液）

法安明是一种含有达肝素钠（低分子量肝素钠）的抗血栓剂。1 支单剂量注射器，有 2 500 aXaU、5 000 aXaU、7 500 aXaU 三种剂量。达肝素钠是从猪肠黏膜提取的低分子肝素钠，其平均分子量为 5 000。达肝素钠主要通过抗凝血酶（AT）而增加其对凝血因子 Xa 和因子 Ⅱa 的抑制，从而发挥抗血栓形成的作用。达肝素钠抑制凝血因子 Xa 的能力，相对高于其延长活化部分凝血酶原时间（APTT）的能力。达肝素钠对血小板功能和血小板黏附性的影响比肝素小，因而对初级阶段止血只有很小的影响。尽管如此，达肝素钠的某些抗血栓特性仍被认为是通过对血管壁或纤维蛋白溶解系统的影响而形成的。

1. 建议剂量

若维持性血液透析患者无已知出血危险、治疗时间不超过 4 小时，静脉快速注射 4 000 ～ 5 000 aXaU。如超过 4 小时，可适当追加剂量。正常情况下，长期血液透析应用本品时，需要调整剂量的次数很少，因而检测抗 Xa 浓度的次数也很少。给予的剂量通常使血浆浓度保持在 0.5 ～ 1.0 aXaU/mL 的范围内。对有高度出血危险的急性肾衰竭患者，静脉快速注射 5 ～ 10 aXaU/（kg·h），继以静脉输注 4 ～ 5 aXaU/（kg·h）。进行急性血液透析的患者治疗间歇较短，应对抗 Xa 进行全面监测，使血浆抗 Xa 活性保持 0.2 ～ 0.4 aXaU/mL 的水平。

2. 临床配制和使用

法安明 0.2 mL + 生理盐水 4.8 mL 配制成 5 mL 溶液（含法安明 5 000 aXaU），这样配制好的溶液每 1 mL 含法安明 1 000 aXaU。如需注射法安明 4 000 aXaU，则将配制好的法安明溶液静脉注射 4 mL 即可。

3. 法安明拮抗剂的使用方法

法安明的拮抗剂为鱼精蛋白，鱼精蛋白可抑制达肝素钠引起的抗凝作用。法安明引起的凝血时间延长可被完全中和，但抗 Xa 活性只能被中和 25% ～ 50%。1 mg 鱼精蛋白可抑制 100 aXaU 达肝素钠的抗 Xa 作用。鱼精蛋白本身对初级阶段止血有抑制作用，所以只能在紧急情况下应用。

（三）克塞（依诺肝素钠注射液）

克塞为具有高抗 Xa（100 aXaU/mg）和较低抗 Ⅱa 或抗凝血酶（28 U/mg）活性的低分子量肝素。在不同适应证所需的剂量下，克塞并不延长出血时间。在预防剂量时，克塞对活化部分凝血酶原时间（APTT）

没有明显影响，既不影响血小板聚集，也不影响纤维蛋白原与血小板的结合。

1. 建议剂量

在血液透析中，为防止体外循环中的血栓形成，克塞的推荐剂量为 1 mg/kg。应于血液透析开始时，在静脉血管通路给予。通常 4 小时透析期间给药 1 次即可，但当透析装置出现丝状纤维蛋白时，应再给予 0.5 ～ 1 mg/kg。

2. 临床配制和使用

临床所用剂量的配制方法是将克塞 0.4 mL（含克赛 40 mg）＋生理盐水 3.6 mL 配制成 4 mL 溶液，这样配制的溶液每 1 mL 含克塞 10 mg。血液透析患者如需注射克塞 30 mg，则将配制好的克塞溶液注射 3 mL 即可。

3. 克塞拮抗剂的使用方法

大剂量皮下注射克塞可导致出血症状，缓慢静脉注射鱼精蛋白可中和以上症状。1 mg 鱼精蛋白可中和 1 mg 克塞产生的抗凝作用。

（四）吉派林（低分子量肝素注射液）

吉派林具有 AT – Ⅲ 依赖性抗 Xa 因子活性，药效学研究表明吉派林对体内外动、静脉血栓的形成有抑制作用。吉派林能刺激内皮细胞释放组织因子凝血途径抑制物和纤溶酶原活化物，分子量 > 6 000 的制剂影响凝血功能，使 APTT 略延长。吉派林不作为溶栓药，但对溶栓药有间接协同作用。产生抗栓作用时，出血可能性小。

1. 建议剂量

每支吉派林含抗 Xa 活性 2 500 aXaU 或 5 000 aXaU，加注射用水至 0.5 mL，其平均分子量 < 8 000。血液透析时该药能预防血凝块形成。每次透析开始时，从血管通道静脉端注入吉派林 5 000 aXaU，透析中不再增加剂量或遵医嘱。

2. 临床配制和使用

将吉派林 0.5 mL（含吉派林 5 000 aXaU）＋生理盐水 4.5 mL 配制成 5 mL 溶液，则每 1 mL 溶液含吉派林 1 000 aXaU。血液透析患者如需注射吉派林 4 000 aXaU，则将配制好的吉派林溶液注射 4 mL 即可。

3. 吉派林拮抗剂的使用方法

鱼精蛋白或盐酸鱼精蛋白可中和吉派林的作用，1 mg 盐酸鱼精蛋白中和 1.6 aXaU 吉派林。鱼精蛋白不能完全中和吉派林的抗 Xa 活性。

四、护理评估

（1）了解患者病史，评估患者抗凝方法和效果。

（2）血液净化前需对管路和滤器进行规范预冲，以防止凝血。

（3）正确配制低分子量肝素，严格执行两人核对制度，应用剂量正确，确保透析治疗安全进行。

五、护理措施

（1）透析治疗过程中，监测动脉压、静脉压、跨膜压以及管路有无血凝块、透析器有无发黑等。

（2）对易出现糖尿病、高血压并发症的血液透析患者，应首选低分子量肝素。糖尿病易并发心、脑、肾、四肢、血管病变，其动脉粥样硬化发生率高，主要引起冠心病、缺血性或出血性脑血管病。视网膜病变是糖尿病微血管病变的又一重要表现，可分为非增殖型和增殖型两大类，前者主要表现为视网膜出血、渗出和视网膜动、静脉病变；后者在视网膜上出现新生血管，极易破裂出血，血块机化后，纤维组织牵拉，造成视网膜剥离，是糖尿病失明的主要原因。而高血压患者最易出现脑血管意外。

（3）对原有出血可能的危重患者，应用低分子量肝素也可能引起出血。此类患者在应用低分子量肝素过程中要监测 ACT，一旦发现出血可能，立即停止透析，并使用拮抗剂。针对这些患者，为安全考虑，可使用小剂量低分子量肝素或无肝素透析。

（4）加强宣教：透析患者的凝血时间较正常人延长，术后易造成出血，指导患者透析结束后正确按压穿刺点（根据每个患者的不同情况选择按压时间的长短）；血压偏高患者下机后应予观察和监测，待血压平稳后才可回家；如血压持续较高，应及时治疗，严防并发症发生。告知患者如出现任何出血现象或不适（如头痛、呕吐、视物模糊、肢体活动障碍、口角歪斜等），应立即与医生取得联系并积极治疗。

（5）告知患者低分子肝素的保存方法。大多数透析中心让患者自行保管药物，应告知患者肝素冷藏保存的方法。

综上所述，低分子肝素与普通肝素相比，具有抗凝作用强、出血危险性小、生物利用度高、半衰期长、使用方便等优点。因此，低分子肝素是一种安全、有效、更适宜长期使用的抗凝剂。

第五节　局部枸橼酸钠抗凝

1961年，Morita等首先在血液透析中应用局部枸橼酸抗凝法（regional citrate anticoagulation，RCA）。1982年，Pinnick等将局部枸橼酸钠法应用于高危出血患者，并取得了满意的临床效果。枸橼酸钠作为一种局部抗凝剂，克服了肝素全身抗凝所致的出血并发症，无过敏反应及肝素诱导的血小板减少症，并可降低氧化应激水平，延长透析膜寿命，故引起了透析界对该项技术的极大兴趣。近年RCA临床应用日渐增多，技术也日趋完善和自动化，不仅应用于血液透析，也应用于连续性肾脏替代治疗中。

一、抗凝原理

枸橼酸钠与血中游离钙螯合生成难以解离的可溶性复合枸橼酸钙，使血中钙离子减少，阻止凝血酶原转化为凝血酶，从而起到抗凝作用。局部枸橼酸钠体外循环抗凝效果确切，而无全身抗凝作用，尤其适用于高危出血透析患者。

二、抗凝指征

（1）由于局部枸橼酸钠仅有抗凝作用，故可应用于活动性出血或高危出血患者。

（2）因使用肝素引起血小板减少症、过敏反应等严重不良反应者可使用此法。

（3）与无肝素比较，局部枸橼酸钠抗凝时，不需高血流量，因此血流动力学不稳定时也可应用此方法。

（4）局部枸橼酸钠抗凝广泛应用于连续性肾脏替代治疗（continuous renal replacement therapy，CRRT）和持续低效缓慢血液透析（sustained low efficiency dialysis，SLED），也可应用于间歇性血液透析（intermittent hemodialysis）。

（5）有文献认为，在滤器管路寿命、出血风险、改善氧化应激方面，局部枸橼酸钠抗凝优于传统的肝素/低分子肝素抗凝。

三、使用方法

达到理想抗凝效果的枸橼酸钠浓度是 3 ~ 4 mmol/L，滤器后离子钙浓度一般维持在 0.25 ~ 0.35 mmol/L，而外周血离子钙浓度则需要维持在生理浓度 1.0 ~ 1.2 mmol/L。理想的枸橼酸钠抗凝方法旨在维持上述指标的预定范围。

1. 枸橼酸钠浓度

血液进入透析器时枸橼酸钠浓度维持在 2.5 ~ 5 mmol/L，即可获得满意的体外抗凝效果。

2. 输入方法

枸橼酸钠从血液透析管路的动脉端输入，使用时可用输液泵调整和控制输入速度。局部枸橼酸钠抗凝时透析液可采用无钙透析液或普通含钙透析液。采用无钙透析液时，可从患者的外周静脉补充钙剂；采用普通含钙透析液时，不需要补充钙剂。

《牛津临床透析手册》列举的典型方案：4% 的枸橼酸钠自动脉端每小时输注 190 mL，0.75% 的氯化钙自静脉端每小时输入约 60 mL。

3. 抗凝过程中的参数监测

注意患者的个体情况并及时监测是保证抗凝有效和减少并发症的必要步骤。RCA 过程中的监测参数至少应包括以下几点。

①滤器后离子钙浓度：应为 0.25 ～ 0.35 mmol/L。

②外周血离子钙浓度：应为 0.9 ～ 1.2 mmol/L。

③血气分析、电解质：监测酸碱平衡和钠平衡。

四、操作技术及护理

（1）透析前做好患者的宣教及心理护理。解释 RCA 透析中可能的并发症及有效的处理措施；取得患者的理解与配合。

（2）枸橼酸钠盐水（生理盐水 500 mL + 46.7% 枸橼酸钠 5 mL，浓度为 0.66 mmol/L）；中透析器及透析管路，密闭循环 10 分钟。

（3）准备输液泵，透析前将枸橼酸钠连接在透析管路的动脉端泵前。

（4）内瘘穿刺针用生理盐水进行预处理，待穿刺成功后即刻连接血路管道。

（5）管路连接后启动血泵，使血流量逐渐上升，并同时启动枸橼酸钠输注泵，根据枸橼酸钠浓度调整输入速度。透析过程中应依据透析器及透析管路凝血情况、静脉压、活化凝血时间及患者临床情况调整枸橼酸钠的输注速度。

（6）机器因自检处于透析液隔离状态时，不需调整枸橼酸钠输注速度。如机器因透析液浓度、断水或其他原因进入旁路状态超过 5 分钟，则要减慢或停止枸橼酸钠输注，排除原因后恢复枸橼酸钠的输注，若一时难以解决，则采取无肝素透析法。

（7）透析过程中，应密切观察患者的血压、脉搏、心率、动脉压、静脉压、跨膜压，密切观察血路和透析器是否有凝血现象。一旦发现透析器或管路颜色变深，或静脉压较前大幅度升高，应立即采取防凝血措施，并行活化凝血时间检查，以调整枸橼酸钠输注速度。

（8）透析中，应密切观察、询问患者有无唇周、四肢发麻、肌肉痉挛、痉挛等低钙症状。一旦发生低血钙症状，迅速降低输注速度或停止枸橼酸钠的输注。

（9）透析前，准备好患者周围静脉通路，防止低钙血症的发生。如发生低钙血症，不可在透析管路的动、静脉端推注钙剂，因为这样可导致枸橼酸与钙离子结合而引起凝血。

（10）枸橼酸钠浓度较低时，所用枸橼酸容量增大，应适当增加脱水量，防止容量负荷增加。

五、并发症及防治

1. 高钠血症

1 mmol 枸橼酸含 3 mmol 钠。采用枸橼酸钠抗凝透析时，可适当调整钠浓度，防止高钠血症。

2. 代谢性碱中毒

枸橼酸钠进入体内后，参与三羧酸循环，最终生成 HCO_3^-。1 mmol 枸橼酸代谢生成 3 mmol HCO_3^-，透析中可适当降低透析液中碳酸盐浓度，避免代谢性碱中毒的发生。

3. 低钙血症

发生率为 5% ～ 10%，常见于患者本身有低钙血症而使用无钙透析液，或患者有严重代谢性酸中毒，透析中因纠正酸中毒而降低了血钙等。采用枸橼酸钠透析前应了解患者的血钙及酸中毒情况。同时，在透析期间应有心电监护，随时测定血钙浓度并建立静脉通路，以防止低血钙的发生。

4. 凝血

枸橼酸钠透析时，应严密监测活化凝血时间（ACT）或观察体外凝血情况，防止凝血的发生。

六、局部枸橼酸钠抗凝的新进展

1. 枸橼酸钠的给药途径

对于连续性肾脏替代治疗中的 RCA，除传统的滤器前输入枸橼酸钠、静脉端输入钙剂外，某些医疗机构将枸橼酸钠预先配入置换液或透析液，获得了良好临床效果。

2. 自动化趋势

2010 年初，Szamosfalvi 等报告了可自动在线计算钙剂和透析液 / 置换液输入量的 SLED RCA 系统，此系统可极大地减轻人工操作的负担。

第六节　血液滤过与血液透析滤过

一、血液滤过的发展史与现状

血液滤过（hemofiltration，HF）问世至今已有 80 多年的历史，这种治疗方法最早是在单纯超滤（ultrafiltration，UF）技术的基础上发展起来的。Brull 和 Geiger 首次用火棉胶膜对动物进行了超滤试验，并观察到超滤液中电解质、葡萄糖、非蛋白氮的浓度与血浆中的浓度是相同的。1955 年，Alwall 对水肿的患者使用单纯超滤方法进行了成功的治疗。现代 HF 治疗方法的研究始于 1967 年，1972 年首次应用于临床，1976 年 9 月在德国疗养胜地 Braunlage 召开的第一次 HF 讨论会上，一组德国专家介绍了这种疗法的优点，如能改善贫血、神经病变、脂质代谢及控制血压等。本节作者所在的医院于 1979 年对 3 例顽固性高血压和皮肤瘙痒的患者应用了 HF 治疗，但由于当时尚没有可供做 HF 的专用机器，因此利用了那时仅有的设备：大面积的空心纤维透析器、林格液和一台普通的吸引器。血液循环依赖单泵维持，然后用一根硅胶管连接透析器与吸引器，调至一定的负压以尽可能地加大超滤量，同时从静脉回路补充相应量的林格液，一切监测均为手控，医生、护士寸步不离地监护在旁，这是血液滤过在我国临床应用的雏形阶段，收到了一定的临床效果。今天，全自动的血液滤过机已能精确地控制出入量的平衡，使 HF 成为一项安全成熟的常规治疗模式，大量的临床报道证实了这一方法在清除中分子毒素和维持血流动力学稳定性方面的优越性能。随着对中分子毒素引起透析并发症的进一步认识，寻找更符合生理的治疗方式、开发新的滤过膜、增加治疗中的对流，成为肾脏替代治疗改良与发展的思路。

二、血液滤过原理

（一）血液滤过的基本概念

血液滤过是通过对流清除尿毒素，因此它较血液透析（hemodialysis，HD）更接近人体的生理过程。其工作原理是模拟肾小球的滤过和肾小管的重吸收作用。在血液滤过时，血浆、水和溶质的转运与人体肾小球滤过相似，当血液引入滤过器循环时，在滤过器膜内形成正压，而膜外又被施加一定的负压，由此形成了跨膜压（TMP），使水分依赖跨膜压而被超滤。当水通过膜大量移动时，会拖拉水中的溶质同时移动，这种伴有水流动的溶质转运（"溶质性拖曳"现象）称为对流，凡小于滤过膜截留分子量（通常为 4 万 ~ 6 万）的溶质均可随水分的超滤以对流的方式被清除，血液滤过同时模拟肾小管的重吸收过程将新鲜的含正常电解质成分和浓度的置换液输入体内，以纠正患者水、电解质、酸碱失衡。

（二）影响血液滤过效果的因素

血液滤过清除溶质的有效性取决于水和溶质转运速率，而转运速率又取决于血流量、滤过器面积、滤过膜筛选系数、超滤系数和每次治疗时的置换液总量，与患者的血细胞压积、人血白蛋白浓度也有关。血液滤过清除溶质的原理与血液透析不同，血液透析时小分子物质（如肌酐、尿素氮）的清除依靠扩散，通过半透膜扩散的量取决于物质的浓度梯度及物质转运面积系数（mass transfer area coefficient，MTAC）。因此血液透析比血液滤过有更高的小分子物质清除率，而血液滤过对中分子物质的清除率高于血液透析。血液透析滤过（hemodiafiltration，HDF）是将透析与滤过合二为一，弥补两者之不足，实现了一次治疗中既通过弥散高效清除小分子物质，又通过对流高效清除中分子物质，治疗的效果更加理想。这是近年来临床上对维持性血液透析患者推荐的高效短时的血液净化治疗模式。

（三）血液滤过装置

1. 血液滤过器

血液滤过器的膜性能是决定 HF、HDF 治疗效果的关键部分，血液滤过膜应有大孔径、高通量，具有很高的超滤系数和通透性，现在临床使用的材质多为高分子合成膜，呈不对称结构，有支持层和滤过层，前者保持膜的机械稳定性，后者保证其良好的通透性，既有利于对流又能进行弥散。然而，用于 HF 或 HDF 的血液滤过器的超滤系数（KUF）必须达到 ≥ 50 mL/（h·mmHg）的标准，并具有以下特点：①生物相容性好，无毒性。②理化性质稳定。③截留分子量通常 $< 60 \times 10^3$，能截留血清蛋白。④具有清除并吸附中分子毒素的能力。⑤能截留内毒素。

2. 血液滤过机

血液滤过机除了与血液透析机具有相同的动脉压、静脉压、跨膜压、漏血、空气监测等监护装置，还增设了置换液泵和液体平衡加温装置。新型的血液滤过机均可根据需要选择血液滤过或血液透析滤过的治疗模式。这两种治疗运作时的最大区别在于前者不用透析液，后者则需应用透析液。两者在治疗时都要超滤大量液体并同时补充相应量的置换液，故对液体平衡要求特别高，倘若在治疗时液体置换过量或不足，均可快速导致危及患者生命的容量性循环衰竭，因此确保滤出液与置换液进出平衡是安全治疗的重要环节。

血液滤过机的液体平衡系统有两种类型：一种是重量平衡，另一种是容量平衡。重量平衡法一般使用电子称重系统（置换液为挂袋式），保证输入置换液的重量等于滤出液重量（超滤量另外设定）。容量平衡法采用平衡腔原理，平衡腔是控制液体进出平衡的系统，它是一个容积固定的空腔，由一隔膜将室内的置换液和滤出液分隔在两个互不交通的腔室内，当隔膜移向置换液一侧时，置换液腔室的容积被压缩，迫使一定量的置换液进入患者体内；与此同时，滤出液腔室的容积等量增加，迫使等量的滤出液从滤过器进入该侧的腔室以保持隔膜两边的容量平衡，同时从患者体内超滤出的液体流经测量室以累加超滤量，如此往复运动，在平衡中达到预设的超滤目标。现大多数血液滤过、血液透析滤过的机器以容量平衡取代了重量平衡。以重量平衡法控制液体平衡的机器，通常用于连续性肾脏替代治疗（CCRT）的床旁机。

3. 置换液

血液滤过和血液透析滤过时，由于大量血浆中的溶质和水被滤出，因此必须补充相当量的与正常细胞外液相似的置换液。血液滤过中通常的超滤量为 70 ~ 200 mL/ 分，置换液补充量每次约需 16 ~ 50 L。由于输入速度极快，因而对溶液的质量要求很高，必须保证其无菌、无致热原、浓度可以变化、无有机物，且价格低廉。置换液质量是提高血液滤过疗效、减少并发症、改善患者长期预后的重要环节。在早年，血液滤过或血液透析滤过均使用商业生产的袋装灌注液，价格昂贵、操作烦琐、体积大，最大的不足是缓冲液为乳酸盐或醋酸盐，无碳酸氢盐置换液，患者对其耐受差。为提高置换液质量，减少操作中的污染，现今临床上应用较为普遍的在线式（online）血液滤过机，已实现了可即时生成大量洁净无致热原、低成本且更符合生理的碳酸氢盐置换液，这一装置亦便于透析液及置换液处方的个体化。

在线生成置换液方法是指超纯水与成品浓缩液（A 液）和 B 粉（简装）通过比例泵系统配制生成的液体，然后流经机器内置的双聚合膜、聚砜膜或聚酰胺膜的超净滤器（也称细菌滤器），一部分作为透析液进入血液滤过器完成透析弥散功能，另一部分分流至机器内置的第二个超净滤器，使置换液在输入体内之前，经过双重滤过，滤除内毒素，生成灭菌置换液输入体内。

三、血液滤过和血液透析滤过的方法

（一）血管通路

血液滤过、血液透析滤过的血管通路与血液透析相同，可以应用动静脉内瘘或中心静脉留置导管，但血流量要求较血液透析高，一般需 250 ~ 350 mL/ 分的血流量才能达到理想的治疗效果。

（二）置换液补充

置换液可在血液滤过器前或滤过器后输入，不同的方法对可清除物质的清除率及置换液的需求量不一样。

1. 前稀释置换法

置换液于滤过器前的动脉端输入，其优点是血液在进入滤器前已被稀释，故血流阻力小，不易在滤过膜上形成蛋白覆盖层，可减少抗凝剂用量，但溶质清除率低于后稀释，要达到与后稀释相等的清除率需消耗更多的置换液。无抗凝剂或小剂量肝素抗凝治疗时，建议选择前稀释置换法。

2. 后稀释置换法

置换液于滤过器后静脉端输入。临床上最常用的是后稀释，其优点是清除率高，可减少置换液用量，节省治疗费用。有文献报道，后稀释 HDF 应用较高的置换量对中分子毒素清除率远胜于高流量透析，当置换液输入 100 mL/ 分时，β_2 微球蛋白的清除率可以是高流量透析的 2 倍，对骨钙素（osteocalcin，分子量 5 800）和肌红蛋白（分子量 17 200）等中大分子也能充分清除，对磷的清除亦优于传统的血液透析，而尿素清除率则与高流量透析大致相当。后稀释的缺点是滤过器内水分大量被超滤后致血液浓缩，易在滤过器膜上形成覆盖物，因此后稀释时，总超滤与血流比应 < 30%，肝素用量也较前稀释多。为提高每次治疗的清除效果，常规治疗患者通常可选择后稀释置换法。若为无抗凝剂或小剂量肝素治疗的患者或有高凝倾向的患者，不宜选择此法。

3. 混合稀释置换法

这是一种较完善的稀释方法。为了最大限度地发挥 HF、HDF 前稀释或后稀释的治疗优点，避免两者之缺点，欧洲一些血液净化中心提倡将置换液分别在前、后稀释的位置同步输入，这样既具有前稀释抗凝剂用量少的优点，又具有后稀释清除率高的优点，不失为一种优化稀释治疗方法。

（三）置换液补充计算方法

血液滤过和血液透析滤过清除溶质的效果还取决于置换液量。临床上应用后稀释血液滤过一次，置换液量一般在 20 ~ 30 L。为达到尿素清除指数 > 1.2 的标准，超滤量应为体重的 58%；也有研究发现，置换液量为体重的 45% ~ 50% 是比较合适的。

也可根据尿素动力学计算，由于患者蛋白质摄入量的不同，产生尿素氮数量亦不同，其计算公式如下：

$$每周交换量（L）= 每日蛋白质摄入量（g）\times 0.12 \times 7/0.7（g/L）$$

式中，0.12 为每克蛋白质代谢所产生的尿素氮的克数，7 为每周天数，0.7 为滤过液中平均尿素氮浓度。计算出的每周置换液量分 2 ~ 3 次在血液滤过治疗时给予。

按此公式计算时未计残余肾功能，若患者有一定的残余肾功能，则所需置换液量可相应减少，按 1 mL 置换液等于 1 mL 肾小球滤过液的尿素清除率计算，假如患者残余肾功能为 5 mL/ 分，则一日清除率为 7.2 L，故可减少 7.2 L 的置换液。

对前稀释血液滤过量的估计尚无统一的方法。一般建议每次治疗的置换量不低于 40 ~ 50 L，或者每次前稀释总滤液量与干体重的比值为 1.3 : 1 以上，此时能得到良好的清除效果，因此认为应用"前稀释总滤液量 / 干体重"这个指标可以更加方便地制定充分的治疗剂量。

（四）抗凝

血液滤过或血液透析滤过应用后稀释治疗时的抗凝剂用量可参照本章第一至五节。若应用前稀释法治疗，则抗凝剂用量可相对减少。

四、血液滤过和血液透析滤过的临床应用

血液滤过（HF）和血液透析滤过（HDF）与血液透析（HD）相比，至少有两方面的优点，即血流动力学稳定、能清除中大分子物质。

（一）血流动力学稳定

患者心血管系统对 HF 的耐受性优于 HD。HF 的脱水是等渗性脱水，水与溶质同时排出，体内渗透

压变化小。HF 时血细胞比容等变化较小，不像 HD 时体内渗透压变化大、对血压影响也大。另外 HF 能选择性地保留 Na^+，HF 大量脱水时，血浆蛋白浓度相对提高，按照多由平衡选择性地保留 Na^+，使 Na^+ 在细胞外液中维持较高水平，细胞外液的高涨状态使组织和细胞内水分移至细胞外，以保持渗透压的恒定，即使在全身水分明显减少的情况下，也能保持细胞外液的容量，从而使血压稳定。HF 治疗后血浆去甲肾上腺素明显增高，交感神经兴奋性增加，而 HD 治疗后即使发生低血压，血浆去甲肾上腺素也无变化。在 HD 中约 5% 的患者容易发生难治性高血压，即所谓肾素依赖型高血压，而用 HF 治疗时可降低其发生率。

（二）清除大中分子物质

HF 能有效地清除 HD 所不能清除的大中分子毒素，如甲状旁腺素、炎症介质、细胞因子、β_2 微球蛋白等。有研究显示，在两组血液透析患者分别接受 HDF 和低流量 HD 治疗 3 个月以后，HDF 组治疗前 β_2 微球蛋白的水平要比低通透量 HD 组有明显的下降，并在超过 2 年的研究期间，这种差异始终保持着。无论是前稀释还是后稀释 HDF，当置换液量 < 60 mL/ 分时，β_2 微球蛋白的下降率要比采用同样膜做 HD 的清除率高（HDF：72.2%；HD：49.7%）。

大量的临床资料及研究证明，HF、HDF 可改善心血管稳定性，改善神经系统症状，增进食欲，减少与透析相关的淀粉样变，清除甲状旁腺素，缓解继发性甲状旁腺功能亢进症，改善促红细胞生成素生成，纠正贫血。因此 HF 或 HDF 除了适用于急、慢性肾衰竭患者，更适用于有下列情况的慢性维持性血液透析患者。

（1）高血压患者：无论是容量依赖型还是肾素依赖型高血压，血液滤过都能较好地控制之。对于前者，HF 较 HD 能清除更多的液体而不发生循环衰竭。对非容量依赖型高血压或对降压药物有抵抗的高血压，应用 HF 治疗更有利于血压的控制。

（2）低血压患者：血液透析中发生低血压的原因很多，老年患者对血液透析耐受性差，心肌病变、自主神经功能紊乱、糖尿病等患者易发生低血压，HF 治疗能改善低血压症状。

（3）有明显的中分子毒素积聚而致神经病变、视力模糊、听力下降、皮肤瘙痒者。

（4）与透析相关的体腔内积液或腹腔积液：发生率为 5% ~ 37%，原因可能是：①水钠潴留。②腹壁毛细血管通透性增加。③细菌、结核杆菌或真菌感染。④低蛋白血症、心包炎、充血性心力衰竭等。HD 很难使积液、腹腔积液吸收或消失，HF 则有助吸收。作者所在医院有 1 例血液透析患者透析 1 年半后产生腹腔积液，给予加强透析与超滤未见好转，且腹部越来越大，改做 HF 治疗 2 个月后，患者腹腔积液逐渐吸收，在以后的几年透析中病情一直处于稳定状态。

（5）肝性脑病患者。

（6）药物中毒患者。

（7）高磷血症患者：HDF 对磷的清除远比 HD 有效，能比较好地控制高磷血症。

（8）多脏器功能障碍患者，特别是伴有急性呼吸窘迫综合征（ARDS）、低氧血症者等。

目前临床上为了在一次治疗中能够同时清除大、中、小分子毒素，已大多采用 HDF 治疗，但作者在临床工作中观察到，有一些非容量依赖性高血压及对降压药物抵抗的高血压患者（约占高血压血液透析患者的 3% ~ 6%），透析中血压经常居高不下，恶心、头痛难熬，痛苦不堪，应用 HDF 治疗后症状仍不见改善。患者自觉已无希望，但在转为 HF 治疗后，患者在开始 3 次的 HF 治疗中血压就有明显下降，症状也得到明显改善。持续治疗 3 个月后（每周 1 次 HF，2 次 HD），血压达到正常水平，患者再回到每周 3 次的维持性透析，此时应用降压药已能控制住血压，透析中情况良好。这一情况说明对于顽固性高血压及透析中有严重不良反应的患者更适合 HF 治疗。

五、血液滤过和血液透析滤过的并发症

血液透析中所有可能出现的并发症，稍有疏漏都有可能在血液滤过中发生。

（一）常见技术并发症

（1）低血流量。

（2）治疗中 TMP 快速升高。

（3）置换液成分错误。

（4）液体平衡误差。

（5）置换液被污染导致热源反应。

（6）凝血。

（7）破膜漏血。

（二）丢失综合征

HF 或 HDF 在超滤大量水分、清除中分子毒素的同时，也将一些分子量小但是有益的成分清除，如每次滤过可丢失氨基酸约 6 g（分子量仅为 140）、蛋白质约 10 g，患者应在饮食中补足。现在也有厂家通过对透析器膜孔进行技术改良，使透析器的膜孔分布更高、更均等，这种新型的透析器不仅提高了膜对中分子物质的清除效果，同时也能最大限度地减少蛋白质丢失，改善了治疗效果和预后。另有报道，在 HDF 中维生素 C 可下降 $45\% \pm 14\%$，其中 $25\% \sim 40\%$ 是被对流所清除的；同时，HDF 过程中抗氧化剂的丢失与大量高度氧化的标记物同时出现，这将是一个潜在的问题。

（三）其他

HF 对小分子物质清除不理想，应与 HD 交替治疗。

六、血液滤过及血液透析滤过的护理

血液滤过和血液透析滤过是血液净化治疗中的一种特殊技术。随着这种技术的不断成熟和治疗成本的逐渐下降，HF、HDF 已成为维持性透析患者一种标准的常规治疗模式，在常规透析的同时通常每周或每两周进行一次 HF 或 HDF。因此，血液透析护士应充分了解它的治疗原理、适应证、不良反应及并发症，熟练掌握血液滤过、血液透析滤过的操作流程及机器的操作常规，有针对性地对患者进行密切监测与护理。

（一）治疗前的准备

1. 患者准备及评估

对于首次接受血液滤过者，应向患者及家属解释治疗的目的与风险，签署血液透析医疗风险知情同意书。若复用滤过器，还应签署滤过器重复使用知情同意书。

2. 滤过器选择和技术参数设置

血液滤过和血液透析滤过清除溶质的效果取决于血流量、滤过器面积、滤过膜筛选系数、超滤率和每次治疗时的置换液总量，因此滤过器选择及技术参数的设置都必须评估和确认，以达到理想效果。

3. 滤过器预冲

滤过器预冲是否充分会影响滤过器的性能发挥，临床上我们经常遇到的一些问题都与预冲不充分相关，如：①在常规抗凝的前提下，HF、HDF 上机后 1 ~ 2 小时即出现跨膜压快速升高，对应的措施是一再地降低置换液输入量，导致一次治疗的置换液总量达不到目标值而影响治疗效果，甚至有时不得不将模式切换至 HD 才能继续治疗。②回血后残血量多。③患者首次使用综合征发生率高等。充分预冲则能改善和预防上述状况的发生。

需要强调的是，滤过器膜内排气流速控制在 80 ~ 100 mL/ 分，先用生理盐水排净透析管路和滤过器血室（膜内）的气体，再将泵速调至 200 ~ 300 mL/ 分，连接透析液接头于滤过器旁路，排净滤过器透析液室（膜外）气体。若机器在线预冲的默认设置未按照这一原则，则会影响预冲效果，因此不建议在线预冲。另外，针对滤过器膜（通常为合成膜）的疏水特性和亚层的多孔性结构，建议加大预冲量，以保证有效清除气泡和不溶性微粒，并建议密闭循环时设置超滤量。将滤过器静脉端朝上，促进透析器膜内微小气泡清除干净，同时通过水的跨膜运动排除膜亚层中的空气，使滤过膜的纵向、横向都能够充分湿化。良好的湿化效果，能使滤过膜微孔的张力达到最大化，治疗时能降低水分、溶质通过半透膜的阻力，提高膜对水和溶质的通透性，在 HF、HDF 治疗中即使输入大剂量的置换液也不容易发生跨膜压快速上升的现象，有助于提高治疗效果。同时，良好的湿化能改变血液层流性质和切变力，降低血液流动阻力，防止血小板活化和补体激活，提高了滤过膜的抗凝效果，能有效地预防血膜反应。

4. 置换液总量设置

首先确定置换液输入方式，无论是前稀释还是后稀释，置换液总量的设置可按照前述的置换液补充的几种方式进行计算。

5. 超滤量设置

正确评估患者的干体重，根据其体重增长及水潴留情况设置超滤量。

6. 血流量设定

通常 HF 和 HDF 治疗时的血流量要 > 250 mL/ 分，因此内瘘穿刺技术要熟练。选择穿刺部位时，必须选择能保证有足够血流量的部位进行穿刺，以获得有效的血流量，否则将影响清除率。但血流量常受患者的血管通路与心血管系统状态的限制，若患者因内瘘狭窄、栓塞而导致血流量不足，应先解决内瘘通路问题，在保证具有足够血流量的前提下再考虑做 HF 或 HDF。如患者因心血管功能低下而不能耐受治疗要求的血流量，可先将血流量设置于能够耐受的流量，通过一段时间治疗后心功能状况得到改善，可再将血流量调节至要求范围。

（二）护理干预

1. 密切监视机器运转情况

治疗过程中密切监测动脉压、静脉压、跨膜压和血流量等的变化。HF、HDF 均需补充大量置换液，如果液体平衡有误，则会导致患者发生危及生命的容量性循环衰竭，因此上机前需仔细检查并确认置换液泵管与机器置换液出口端连接严密，没有渗漏，确保患者液体出入量的平衡和保障治疗安全。所有的治疗参数与临床情况应每小时详细记录一次。

2. 严密观察患者的意识和生命体征变化

生命体征的波动与变化往往是急性并发症的先兆，护士在巡视中要密切注意患者的主诉和临床反应，如有否恶心、呕吐、心慌、胸闷、寒战、出血倾向等。

3. 急性并发症的预防与护理

血液透析的所有并发症都有可能在 HF、HDF 中出现，最需要警惕的有：①液体平衡误差。②置换液成分错误。③置换液被污染导致热源反应。④低血流量。⑤凝血。护士在临床护理操作中要加强责任心，严格执行操作规范，做到操作前、操作中、操作后查对，及时发现隐患，积极预防并发症。如：置换液管与机器置换液出口端连接不紧密而致置换液渗漏，治疗中会出现置换液输入量少于患者体内被超滤的量，若不及时发现，会导致患者脱水过量，有效血容量下降而发生低血压、休克。只有严格查对才能防患于未然。

4. 饮食指导

血液滤过或血液透析滤过在大量清除液体的同时，会丢失大量蛋白质、氨基酸、维生素，患者在饮食中若得不到及时补充，就可能发生因血液滤过治疗而引起的丢失综合征。因此，患者饮食中应增加优质蛋白质的摄入并多食富含维生素的蔬菜。维持性血液透析患者每日每千克体重的蛋白质摄入（dietary protein intake，DPI）为 1.2 ~ 1.5 g，而在进行 HF 或 HDF 治疗阶段蛋白质摄入量最好能达到每日每千克体重 1.5 g，其中至少 50% ~ 70% 是高生物价蛋白质，以补足从滤过液中丢失的营养物质。为保证患者达到这一摄入水平，必须加强对患者的饮食指导和宣教，使患者能充分认识并自觉做到合理饮食。

5. 反渗水监测与机器消毒

HF、HDF 治疗中大量的水是直接进入血液的，因此保证透析用水的高度洁净至关重要，哪怕是极低浓度的污染都会是致命的。反渗水必须定期做细菌培养和内毒素、水质的检测，使用在线式血液滤过机要注意置换液滤过器的有效期，严格按照厂家规定的寿限使用，以保证在线置换液的品质与安全。

在线式血液滤过机直接将自来水经过炭滤、软化、反渗等步骤制成净化水，再通过高精度的滤过器，使之成为无菌、无致热源的超纯水。超纯水与浓缩透析液经比例泵按一定的配比混合成置换液，再经过双重超净滤器滤过后输入体内。这一设计完善的净化系统最大的优点是方便，但同时浓缩透析液也必须保证高度的洁净，符合质控标准。有报道，在浓缩透析液污染较严重的情况下，第二级滤器后仍可发现细菌及热源物质。因此，在线 HDF 生成置换液时，特别要求使用成品 A 液和筒装 B 粉装置，以减少浓缩液方面的污染。

6. 机器清洗、消毒和日常维护

必须严格遵照厂家要求实施，包括消毒液品种和消毒液浓度都应根据厂家要求选用，以确保每一次消毒的有效性和治疗安全性。停机日需开机冲洗 20 ~ 30 分钟，使机器管道内的水静止不超过 24 小时，以避免微生物的生长。停机超过 3 日应重新清洗消毒后再使用。

7. 其他

使用挂袋式液体输入时，必须注意袋装置换液的有效期、颜色和透明度。更换置换液时应严格执行无菌操作。另外，在置换液输入体内之前建议装一个微粒滤过器，以杜绝致热源进入体内。

第七章　脊柱疾病的护理

第一节　脊柱畸形

脊柱畸形最基本的分类为脊柱侧凸、前凸和后凸畸形。

一、脊柱侧凸畸形

（一）病因及分类

脊柱侧凸可分为非结构性侧凸和结构性侧凸。

1. 非结构性

姿势性脊柱侧凸、癔症性脊柱侧凸、神经根刺激，一侧骶棘肌痉挛所致的侧凸、炎症所致侧凸、下肢不等长所致侧凸等。

2. 结构性（器质性）

特发性脊柱侧凸、先天性脊柱侧凸、神经肌肉性侧凸、后天获得性侧凸（强直性脊柱炎，脊柱骨折和结核等）等。

（二）临床表现

（1）脊柱侧凸畸形。

（2）腰背疼痛。

（3）有神经、脊髓压迫的相应症状与体征。

（三）相关检查

1. X线

X线检查是诊断脊柱畸形最基本的检查方法，可以评价脊柱整体形态，畸形的严重程度以及骨骼的成熟程度。

2. CT

能够更加精确地显示脊柱骨性结构的先天异常。

3. MRI

在脊柱侧凸的检查中，MRI能够清楚地显示椎管内的异常。

4. 脊柱侧凸角度测量

（1）Cobb法：分别沿上端椎的上终板和下端椎的下终板做切线，再分别做此两线的垂线，两垂线的纵向交叉角即为侧凸角度。

（2）Ferguson法：由上端椎和下端椎的中心点到顶椎的中心点各做一条连线并延长，两线交叉于顶椎的中心,其纵向交叉角即为脊柱侧凸角度。

(四)治疗原则

1. 非手术治疗

一般采用外力矫正畸形。

(1)对于小于20°的侧凸,如果骨骼发育尚未成熟,且在月经初潮之前,应该每4～6个月复查一次。

(2)对于侧凸超过20°或25°,或者两次复查比较侧凸进展超过5°,则应该行支具治疗。

2. 手术治疗

手术适应证:

(1)手术时机应选择在脊柱生长已大部分完成,而脊柱畸形还未发展到严重程度。

(2)非手术治疗后侧凸仍继续发展者。

(3)侧凸超过50°,支具治疗不能控制。

(4)影响心肺功能者。

(5)由于侧凸引起难以控制的疼痛。

二、脊柱后凸畸形

(一)病因及分类

1. 先天性脊柱后凸

畸形源于胚胎期椎体生成过程中出现的问题。前柱部分或全部生成或分节障碍可导致畸形的发生。多见于女孩,随着年龄的增长及脊柱的发育,后凸程度逐渐增加。

2. 发育性脊柱后凸

出生时椎体发育正常,畸形多发生在青少年期,男性多发。胸椎和胸腰段多见,少见于腰椎。

3. 感染性后凸

这是脊柱后凸畸形常见的原因,结核感染较多。由于多节段脊柱前部结构的破坏而后部结构相对完整导致后凸畸形。

4. 外伤性脊柱后凸

脊柱损伤导致椎体单纯压缩骨折到完全骨折脱位可引起后凸畸形。

5. 医源性后凸

由于治疗不当,椎体缺如,无内固定措施,多见于广泛椎板切除术后。

6. 炎症性脊柱后凸

类风湿关节炎和强直性脊柱炎可导致脊柱后凸畸形。

7. 退行性后凸

发生于颈椎和腰椎,当多个节段发生间盘退变,椎间隙高度狭窄时,最终发展成为脊柱后凸畸形。

8. 伴随于综合征的脊柱后凸

发育不良直接影响脊柱导致脊柱后凸,患者从小就表现出畸形,随着年龄的增长逐渐加重。

(二)临床表现

(1)脊柱后凸隆起,身材矮小。

(2)胸背部疼痛。

(3)有神经、脊髓压迫的相应症状与体征。

(三)相关检查

(1)X线检查。

查脊柱正侧位像、左右屈曲像、侧位屈伸位像。

(2)CT检查。

(3)MRI检查。

（四）治疗原则

治疗的目的在于预防或矫正畸形，稳定脊柱，减轻或消除神经压迫症状。

1. 非手术治疗

支具在预防畸形中作用甚微，对矫正畸形无作用，但支具可通过稳定脊柱而缓解疼痛。

2. 手术治疗

（1）手术时机选择：手术时机应选择在脊柱生长已大部分完成，而脊柱畸形还未发展到严重程度。

（2）手术方式：①后路节段切除，前缘垫高，植骨融合内固定术。②前路松解手术＋单节段脊柱截骨矫形，植骨融合内固定术。③多节段脊柱截骨矫形植骨融合内固定术。④分期前后路松解，撑开和植骨内固定融合术。

（五）护理及康复

1. 护理评估

（1）与疾病相关的健康史的评估。

①与疾病发生相关因素评估：对于脊柱畸形患者，入院后详细询问患者的全身情况，明确畸形的类型，了解脊柱的平衡状态、起病年龄、进展速度，了解患者有无内脏压迫症状。客观评估患者对手术的耐受力。

②与疾病发展相关因素评估：评估患者做过哪些检查和治疗，治疗的时间、方法和治疗效果。评估患者的营养状况，如果营养状况差，术前应给予纠正。术前根据脊柱畸形的程度，检查患者的心肺功能。

（2）神经体格检查评估：应观察背部、两侧肩胛是否对称，胸廓与骨盆的关系，观察有无畸形。术前测量患者身高，与术后对比。检查四肢感觉、运动、肌力、肌张力和反射是否存在异常。

（3）辅助检查评估。

①心功能评估：有心脏病史的患者术前应请心内科医生会诊，做心脏负荷试验、超声心动图及多普勒等检查。对术前服药治疗的患者，要指导患者正确服药并观察用药反应及效果。

②肺功能评估：低肺活量在神经肌肉源性脊柱侧凸患者中较常见。对有胸椎畸形、神经肌肉疾病、有肺疾患或吸烟史的患者，应做肺功能检查，肺活量≤正常值的35%，提示术后可能发生肺部并发症。患者术前应戒烟，指导进行呼吸功能训练，以增加肺活量，利于术后呼吸功能的恢复，防止肺部感染。

（4）心理社会状况：脊柱畸形患者由于身体畸形，产生自卑心理，缺乏自信心；他们迫切希望得到治疗，但对手术存在恐惧心理；手术后效果的不确定性，造成患者巨大的心理压力；对术后外观畸形的改善期望值很高。

2. 术前护理要点

（1）心理护理：护士应根据患者及其家属的心理需求，做好心理护理，要让患者了解疾病发展的严重后果，治疗目的首先是防止畸形的加重，改善心肺功能，防止并发症的发生，尽可能恢复其生理曲线。并介绍手术前后的康复锻炼方法，及配合治疗的重要意义，消除患者及家属焦虑和恐惧心理，增强手术的信心，达到积极主动配合治疗的目的。

（2）呼吸功能训练：脊柱畸形患者多伴有严重的胸廓畸形和肺功能不同程度的降低，术前要加强呼吸功能训练，以减少术后肺部并发症，同时可增强患者对手术的耐受性和手术安全性。呼吸功能训练方法有如下方面。

①吹气球练习：患者取坐位或站立位，指导患者先吸一口气，然后一次性将气球吹得尽可能最大，重复上述动作。每次 10 ~ 15 min，每日 3 次。根据具体情况逐渐增加次数和时间。

②深呼吸练习：嘱患者尽最大可能地深吸气并屏气，然后慢慢呼出。每次 15 ~ 20 min，每日 3 次。

③呼吸功能训练器练习：根据患者的性别、年龄、身高，将呼吸功能训练器调至相应的刻度，嘱患者用口咬住连接管深吸气，达到自己的最高值，并保持 5 ~ 10 s，放松后重复以上动作。每次 10 ~ 15 min，每日 2 ~ 3 次，观察患者练习的效果，增加肺的储备功能。

④有效咳嗽练习：先深吸一口气，连续小声咳嗽，然后暴发性的一次咳嗽，将气道内分泌物咳出。

（3）加强营养：消化道受压的患者，易产生消化不良，食欲缺乏等，导致消瘦、营养不良或贫血。因此向患者讲解增加营养的必要性和重要性，术前鼓励患者进食，荤素搭配。

（4）训练床上排便：脊柱畸形患者术后卧床时间较长，尤其是分期手术的患者术后须卧床4～5周，因此患者入院后开始在床上练习排大小便。

3. 术后观察要点

（1）生命体征观察：患者术前胸廓畸形，导致心脏发育畸形，畸形矫正后心脏位置的改变可引起心律失常，心搏骤停。因此术后密切观察患者生命体征并给予心电监护，监测血压、心率、心电图及血氧饱和度。鼓励患者深呼吸，指导有效咳嗽排痰，保持呼吸道通畅。

（2）脊髓神经功能的观察：由于畸形矫正对脊髓的牵拉，可能导致脊髓水肿，供血障碍，表现为术后患者四肢感觉、运动障碍，大小便功能障碍甚至瘫痪。术后要严密观察患者四肢感觉、运动、肌力及大小便的功能情况，与术前做比较。若出现感觉异常或肌力减弱，应立即通知医师。

（3）伤口及负压引流的护理：脊柱畸形矫正手术难度大，手术节段多，术中易损伤硬脊膜，因此术后应观察伤口出血情况及是否有脑脊液。观察伤口敷料是否干燥，伤口周围有无肿胀；观察引流是否通畅，有无打折、堵塞；观察引流液的颜色、量和性质；对于引流液较多的患者，观察是否有贫血情况；如引流液为淡血性液，且进行性增加，应高度怀疑脑脊液漏可能，应立即通知医师。

（4）疼痛的护理：脊柱畸形矫形手术涉及多个节段，加之矫形后的体位不适，均加重患者术后疼痛。术后评估患者疼痛性质、强度和程度，采用联合镇痛模式镇痛，协助患者保持舒适体位。

（5）胃肠道护理：由于手术牵拉或对畸形的过度矫正，患者术后可因肠麻痹出现恶心、呕吐等胃肠道反应。待胃肠功能恢复后再逐渐进食，以免引起腹胀。少吃奶类、豆类、含糖高的产气食物，多食粗纤维素食物。腹胀患者给予腹部按摩，严重者给予肛管排气，胃肠减压或遵医嘱给予药物治疗。

（6）并发症的护理。

①预防肺部感染：伤口疼痛往往使患者的主动有效咳嗽减少，不敢做深呼吸动作，因此术后应鼓励患者做深呼吸，进行有效咳嗽，给予定时翻身、拍背，拍背应从下到上，由外向内。可遵医嘱给予雾化吸入，稀释痰液，以促进痰液排出及减轻气管水肿。必要时吸痰，及时清理呼吸道分泌物，以保证呼吸道的通畅。

②预防血栓形成：术后血液高凝状态，患者被动体位，长时间卧床等因素都易引起下肢深静脉血栓。因此术后应密切观察双下肢的末梢血液循环情况，如双下肢足背动脉搏动、皮温、皮色，肿胀等情况。鼓励患者尽早进行功能锻炼，观察患者是否有呼吸困难、胸痛、咯血等症状，一旦发生立即通知医生。

③压疮：脊柱畸形患者多数消瘦，术后长期卧床易压迫骨突部位形成压疮。术后给予定时翻身，给予骨突部位减压贴保护。每班观察患者皮肤情况。

（7）特殊用具的护理。

①头盆环牵引的护理：头盆环牵引为重要的辅助治疗方法，在进行侧前方入路骨与软组织松解术后行头盆环牵引，目的是使椎骨间的韧带、小关节松动，防止一次性内固定矫正对脊髓的损伤。达到矫正效果后再行脊柱内固定手术。向患者讲解牵引的目的、注意事项。牵引时患者的躯干由8个固定点框在其中，卧位时由于地心引力作用会使各点的压力发生改变，加上脊柱严重畸形，在护理中既要使患者保持有效牵引，又要保持骨突部位不被受压。头环钉为直接旋入固定，每日用75%乙醇消毒。盆环钉为切开皮肤后旋入，用纱布包扎，每2～3 d更换1次敷料，预防感染。牵引过程中注意观察患者的神经功能，观察四肢感觉、运动及肌力情况，如有异常及时通知医生。

②颅骨牵引的护理：牵引前进行头部备皮，更换牵引床，抬高床尾，向患者讲解牵引的注意事项。颅骨牵引时，必须保持持续有效牵引，保持牵引在同一水平线上，牵引的重量逐渐增加。观察患者是否有血管、神经损害症状，如出现恶心、呕吐、肢体麻木、感觉异常时应及时通知医生。

③支具佩戴的护理：使用前向患者讲解支具的功能，协助患者选择合适的支具，并教会患者佩戴

方法。佩戴方法：在卧床时将支具穿戴好，再侧身起床，起床后调整好支具的位置及舒适度，支具着力部位用棉垫垫上，防止压疮。戴上支具后如出现疼痛、麻木等不适时，查找原因，必要时更换支具。

4. 康复指导

（1）功能锻炼：向患者讲解功能锻炼的重要性，使患者能够主动配合坚持锻炼。术后指导患者行上肢主动、被动功能锻炼，下肢的主动运动，股四头肌的等长收缩、踝泵、屈膝屈髋和直腿抬高练习。术后1周进行腰背部的功能锻炼"三点支撑"练习，腰部抬离床面即可，动作不要过大，以免影响脊柱的稳定性。术后1周可在床上取半坐位，抬高床头45°，术后拔除引流管后确定内固定牢固，即可遵医嘱在支具保护下下床活动，下床活动时应侧起侧卧。应逐渐增加活动量。

（2）饮食指导：因部分患者术前有食欲缺乏、恶心等症状，术后畸形矫正后，会有不同程度的恢复，加之手术出血较多，术后鼓励患者多食用高热量、高蛋白、高维生素、粗纤维饮食。适量增加猪肝、大枣等补血食品。

（3）休息活动：术后早期患者以休息为主，适当起床活动，严禁做弯腰负重运动，可逐渐恢复自理生活，术后3个月复查确认骨愈合及脊柱稳定后，遵医嘱开始进行脊柱活动度练习，如前屈、后仰、左右转动。

（4）自我形象的重塑：协助患者重新建立自我形象，纠正由于长期畸形而导致的不正确姿势。正确姿势是站立时挺胸抬头，坐位时上身直立，背部平靠椅背，臀部尽量坐满整个椅面，不要坐低矮的沙发，卧位时睡硬板床。

第二节 脊柱侧弯

脊柱矢状面有四个生理弯曲，额状面不应有任何弧度，一旦向两侧出现弧度，则称为脊柱侧弯。常发生于青少年生长时期，我国的发病率为2%～3%。初起时没有任何症状，往往被忽视，随着年龄的增长，畸形逐渐加重，才被发现。起病时年龄越小，生长的时间越长，畸形发展可能越严重。

脊柱侧弯常伴有脊柱的旋转畸形，侧弯程度越大，旋转越严重，越接近曲线顶部的脊椎，旋转越多。严重侧方曲线和旋转畸形，使肋骨和胸廓变形，两侧不对称，可严重影响心肺功能。脊柱侧弯所带来的每一椎体的不同部位负荷不均匀，从而带来一系列的症状。

按发病原因可分为三类。

（1）先天性脊柱侧弯：多有遗传因素，高龄产妇和难产也是发病因素。

（2）继发性脊柱侧弯：①姿态性脊柱侧弯：学龄前儿童坐、卧、背包习惯性姿势所致；②病理性脊柱侧弯：强直性脊柱炎所致；③弯骨性脊柱侧弯；④代偿性脊柱侧弯。

（3）特发性脊柱侧弯。

一、临床表现

本病以女性为多，在儿童期身体增长慢，畸形并不明显，即使轻微畸形亦无结构变化，容易矫正，但此时期不易被发现。患者至10岁以后，椎体第二骨骺开始加速发育，侧凸畸形的发展即由缓慢转为迅速，1～2年内可以产生较明显的外观畸形。多数侧弯发生在胸椎上部，弯向右侧；其次好发于胸腰段。弯向左侧者较多。脊柱侧弯所造成的继发性胸廓畸形，如畸形严重，可引起胸腔和腹腔容量减缩，导致内脏功能障碍，如心脏有不同程度的移位，心搏加速，肺活量减少，消化不良，食欲缺乏；神经根在凸侧可以发生牵拉性症状，凹侧可以发生压迫性症状，神经根的刺激，可以引起胸部和腹部的放射性疼痛；亦有引起脊髓功能障碍者，由于内脏功能障碍，患者全身往往发育不佳，躯干矮小，体力较弱，心肺储备力差。明显的脊柱侧弯，一般体格检查即可确定诊断，但是对于侧凸的角度，仍需要经X线摄片方能最后确定。同时脊椎肿瘤、结核、类风湿关节炎等均可引起脊柱侧弯，应做细致检查。在找不到任何原因时，方诊断为原因不明性脊柱侧弯。

二、辅助检查

1. X 线检查

对确定脊柱侧弯的诊断和明确其性质、程度是不可缺少的，应常规摄站立位脊柱前后位和侧位 X 线片，以及仰卧位脊柱向左、右侧屈肘的正位 X 线片。

2. 心肺功能检查

在严重脊柱侧弯的患者，因有脊椎明显旋转，一侧背部肋骨隆起，对侧前胸塌陷，使胸廓变形，胸腔容量减少，呼吸时肋骨的活动受限，将严重影响患者的呼吸功能。呼吸功能的损害以限制性为主，特点如下。

（1）肺活量（VC）明显减少：VC 较预计值超过 70%，多能耐受侧弯矫正手术；若 > 40%，少数会发生心肺衰竭；若 < 30%，术中和术后都需应用呼吸器进行机械呼吸。

（2）肺的总容量低下，肺顺应性减低，最大通气量减少，重患者残气量存在异常。

（3）肺泡 – 动脉的氧分压差增加，说明肺内存在分流。右 Cobb 角 > 65%，患儿往往存在动脉血氧分压值低下，表明肺通气 – 灌注（V/Q）的异常。

三、治疗原则

脊柱侧弯的治疗包括保守治疗（观察、牵引、支具、石膏）和手术治疗。手术治疗又包括后路矫形手术、前路矫形手术和微创矫形手术（胸腔镜下手术）。

（一）非手术治疗

1. 支具疗法

应用支具的目的是控制脊柱畸形的恶化，幼儿期应用支具常可保持脊柱较正常的发育，但有时并不能预防畸形的发展。对青少年则主要用于防止脊柱畸形发展。一般来说，支具只能控制畸形和防止较轻的脊柱侧弯恶化，但不能使较明显的侧弯减少角度。

2. 电刺激疗法

利用电刺激脊旁肌肉的方法以达到防止畸形进展、矫正畸形的目的。电刺激的方法可分为经皮刺激与体内埋入刺激两种。埋入体内电刺激器分为埋入体内接受系统及体外发射系统。接受系统包括：接受电极、导线及螺旋形金属丝。体外发射系统包括发射器、天线及调节装置、电源等。

（二）手术治疗

对于脊柱侧弯明显畸形或经保守疗法无效、脊柱畸形继续加重者需行手术治疗。一般来说，脊柱侧弯明显是指胸腰椎侧弯 45° 以上及腰椎侧弯 60° 以上或呈 60° 以上 S 形畸形。胸椎明显侧弯不仅影响外形，早发性侧弯者还易影响心和肺功能。应考虑手术矫正。而腰椎畸形对心和肺功能无大的影响。目前流行的手术治疗方式如下。

（1）传统的后路器械内固定及融合。

（2）通过前路胸廓切开术进行前路椎间盘切除、矫形、内固定和融合。

（3）前路胸腔镜下进行椎间盘切除、矫形、固定和融合（前路微创脊柱内固定系统 –CDH–Eclipse）。

四、护理评估

（一）健康史

（1）详细询问患者发病年龄。先天性的脊柱侧弯，小孩能直立行走时，甚至出生后几个月内，即可发现；脓胸引起的脊柱侧弯，患者的年龄均在 14 ～ 15 岁，而成人患者则很少有发生侧凸者；营养性（佝偻病）及神经瘫痪性（小儿麻痹）侧弯，多数亦为幼年；特发性脊柱侧弯，多在学龄前开始。

（2）了解患者有无内脏压迫症状，如循环系统和呼吸系统压迫所致的活动无耐力、心动过速和全身长期慢性缺氧表现；消化系统器官受压而产生的消化不良、食欲缺乏；神经系统受压所致的神经根疼痛及脊髓压迫症等。

（二）身体状况

脊柱侧弯相当严重的患者，因主要内脏发生障碍，全身发育不良，心肺代偿能力极差，术前应结合病史对其手术耐受力做出客观的评估。

（三）心理－社会状况

身体的缺陷容易影响儿童正常心理发育，出现自我贬低，表现为自我否定、害羞或犯罪感，认为自己无法对付一些事情，找理由排除或拒绝对于自我的正反馈，并夸大对于自我的负反馈，尝试新事物以及新环境犹豫不决，因此要评估患者心理反应及对疾病的认知程度。

五、护理诊断

（一）清理呼吸道低效

与肺功能低下、全麻插管后喉头水肿、伤口疼痛、身体虚弱有关。

（二）舒适的改变

与伤口疼痛、石膏固定等有关。

（三）有皮肤完整性受损的危险

与局部持续受压、体液刺激、床单摩擦、皮肤营养不良、水肿、保暖措施不当等有关。

（四）自理能力缺陷

与医疗限制如牵引或石膏固定、卧床治疗、体力及耐受力下降、神经损伤有关。

（五）潜在并发症出血

（六）知识缺乏

缺乏手术、功能锻炼及疾病预防的有关知识。

六、护理措施

（一）非手术治疗及术前护理

1. 心理护理

无论是非手术治疗还是手术治疗，都应得到患者及家属较长时间的支持和配合。应将疾病治疗的特点告诉患者及家属，使他们了解治疗、护理的方法以及术后可能出现的并发症，以使配合治疗。

2. 饮食护理

由于手术创伤特别大，一定要鼓励患者多进食，补充足够的热量、蛋白质、维生素、钙等营养物质，增强机体抵抗力，增加对手术的耐受性。

3. 皮肤准备

手术中植骨，安放固定物，发生感染可导致手术失败。故皮肤准备要仔细。

4. 睡眠卧位

睡眠时采用侧卧位。

5. 肌肉训练

肌肉训练包括体操和姿势性训练，以加强胸腰背肌的主动锻炼，增强肌力，有助于矫正早期和较轻的功能性侧凸，矫正不正确姿势。

6. 支具训练

应根据生长发育情况调节矫形支具，以免影响身体发育或在支具：着力点产生压疮。

7. 肺功能训练

术前必须向患者说明肺功能与手术的关系。胸椎侧凸严重，肺活量低于 40% 的患者术前必须进行肺功能训练，以防止术后发生肺部并发症。训练的方法是向装有水的密封瓶内吹气和吹气球，术前 1 ~ 2 周禁烟。

8. 床上适应性训练

①在床上使用便盆：患者入院后即开始训练，以防止术后因不习惯在床上使用便器而导致便秘及尿

潜留。

②教会轴式翻身法，术后配合翻身。

③俯卧位训练适应手术卧位需要。

9. 牵引准备

在行脊柱矫形术前，需先行凹侧软组织松解，常用枕颌吊带及双胫骨结节骨牵引，以使挛缩的肌肉、韧带松弛，减少侧凸的度数。需注意不要使吊带压迫颈部气管，保护内牵引针眼处不被污染。保持有效牵引，防止压疮。

10. 协助完善术前检查

术前应进行胸部拍片、心电图、超声心动图、血气分析、肺活量、颅脑 CT 等检查，以排除重要器官的器质性病变。

11. 石膏固定的护理

3 岁以下不能用支架固定的患者，常用石膏固定。鼓励患者配合及全身各处皮肤保护是重点。

（二）术后护理措施

1. 心理护理

应得到患者及家属较长时间的支持和配合。应将疾病治疗的特点告诉患者及家属，使他们了解治疗、护理的方法以及术后可能出现的并发症，以配合治疗。

2. 饮食护理

术后 24 小时禁食，以免引起腹胀，以后根据情况从流质饮食开始，逐渐过渡到普食。给予高蛋白、高碳水化合物、高维生素，适当脂肪及粗纤维饮食，同时多饮水，一方面能提高患者机体抵抗力，促进伤口及骨的愈合；另一方面能预防便秘。

3. 体位护理

①全身麻醉未醒时，平卧位，头偏向一侧，防呕吐物误入气管。②应定时翻身，预防皮肤损伤，翻身时应保持头颈胸一致。③术后平卧 6 小时以压迫伤口止血，6 小时后，每 2～3 小时翻身 1 次，以防发生压疮。翻身后，骨隆突部位下方需加垫进行保护。④1 周内严禁坐起，1 周后开始 45°～75° 靠坐，禁忌腰部折屈，四肢可做相应的活动。⑤2 周后可适当活动，但禁止脊柱弯曲、扭转。

4. 保持呼吸道通畅

（1）由于术前肺活量低下，术后伤口痛不敢咳嗽，呼吸道分泌物排出不畅而阻塞，因此必须密切观察患者的呼吸情况，必要时给予雾化吸入，协助、鼓励患者排痰。

（2）术后呼吸出现以下情况时，需用呼吸器进行辅助呼吸，一般坚持 2～4 天：①呼吸次数 > 35 次/分；② $VC < 15 \text{ mL/kg}$；③ $FEV_1 < 10 \text{ mL/kg}$；④吸气力 < 25 cmH_2O；⑤ $PaO_2 < 70 \text{ mmHg}$；⑥ $AaDO_2 > 450 \text{ mmHg}$；⑦ $PaCO_2 > 55 \text{ mmHg}$；⑧ $VD/VT > 0.6$。

5. 负压引流的观察

保持伤口引流管通畅，观察其量及颜色。一般术后第 1 d 引流出 200～300 mL 血性液体，引流液在 500 mL 以上时需报告医生，并遵医嘱应用止血药。引流量过少可能是引流管阻塞，应及时检查并进行疏通。

6. 伤口感染的观察及预防

伤口感染是严重的并发症之一。如手术后 4 d 体温仍在 38℃ 以上，患者主诉伤口剧痛或跳痛，应检查伤口，警惕伤口发生感染。为预防伤口感染，手术前 1 小时及术后遵医嘱静滴抗生素，护理病儿时严禁尿液污染伤口，如有污染应及时更换敷料。

7. 脊髓神经功能障碍的观察与处理

由于手术中牵拉挫伤脊髓，或破坏脊髓血供，或硬膜外血肿直接压迫，均有可能造成脊髓损伤，引起患者双下肢感觉、运动及括约肌功能障碍。术后 72 小时内应密切观察上述情况，如有患者诉伤口疼痛厉害，甚至无法忍受等异常时，立即报告医生采取紧急脱水、高压氧或手术探查等处理。

8. 肺衰竭的观察与处理

因患者术前可能存在不同程度的肺功能降低，加上手术创伤、气管插管等刺激，可出现急性肺衰竭，导致生命危险。因此，术后应行床旁心电图、血压、脉搏血氧饱和度监测，以动态观察患者的呼吸循环情况。

9. 伤口出血及脑脊液漏出的观察与处理

脊柱手术创面大、剥离深，术后渗血较多，常规放置引流管进行负压引流，负压以 0.67 ~ 1.33 kPa 为宜，以保持引流通畅。引流量过少时，提示为血凝块堵塞或引流管扭曲；引流量多而快时，24 小时超过 500 mL，提示为负压过大或伤口渗血过多，需及时调节负压或行止血处理；引流量多且颜色较淡红时，提示为脑脊液漏出，给予去枕平卧等处理。

10. 胃肠道反应的观察与处理

由于全麻及术中牵拉，术后患者可出现恶心、呕吐等现象，故术后一般需禁食。如手术 3 d 后仍恶心、呕吐且腹胀加重、呕吐频繁呈喷射样，呕吐物为胆汁，应警惕为肠系膜上动脉综合征，应立即行胃肠减压，补液补钾。

11. 石膏综合征的观察与处理

术后为防止内固定棒的折断或脱钩，2 周拆线后即打石膏背心。石膏固定后应协助患者翻身，检查石膏松紧是否合适，嘱患者进食不要过饱。同时观察患者有无腹胀、腹痛、恶心、呕吐等不适。如有上述症状立即禁食、禁水，报告医生及时处理。

12. 防止哈氏棒器械脱钩及断杆的护理

术后卧硬板床，使用气垫床时，调至最硬度；给患者翻身时采取轴式方法；对体重较重、肥胖的患者，转动幅度在 45° ~ 70° 范围，禁止腰部折屈；术后 2 周拆线后，起床活动，早期禁止脊柱弯曲、扭转及提取重物的活动或劳动，并及时处理咳嗽、呕吐症状；定期观察石膏的固定情况，一旦证实出现脱钩或断杆，应立即报告医生并做再次手术的准备。

13. 功能锻炼

术后患者适当的活动，可以减少卧床带来的并发症，但术后因体力弱、伤口疼痛等患儿不愿活动，应鼓励其活动，有利于身体健康的恢复。术后第 1 d，可进行双股四头肌强力收缩；第 2 ~ 3 d，双下肢各关节屈伸活动及直腿抬高练习；术后 7 d 可在床上用靠背架坐起，但要防止扭曲腰部，需有人在身旁加以扶持。石膏固定后可下地在床旁站立活动，禁忌脊柱弯曲、扭转和提重物的活动，并要有人看护防止跌倒。

七、健康教育

（1）脊椎侧凸关键在于早期预防，教育儿童保持正确的站坐卧姿势，端坐学习，背双肩背带书包。督促儿童加强体育锻炼，如做广播操或游泳类活动等，增强腰部及胸背部肌力和韧带张力，加强脊柱的活动度。睡眠时尽量采取侧卧位凸侧在下，凹侧在上，借助身体重力矫形。根据医嘱进行运动疗法，如矫正操、爬行练习、电刺激疗法等。对新生儿要严格仔细地进行体格检查，对可疑病儿，应跟踪复查。一旦发现畸形，应及时治疗和纠正，避免继续发展。

（2）用支具或石膏背心进行矫形治疗时，做好思想工作，取得合作。支具着力部位注意用棉花衬垫，防止发生压疮。

（3）告诉患儿及家属功能锻炼的重要意义。术后初期可在床上做适当的活动及深呼吸，减少卧床并发症，为离床活动创造条件。活动范围、活动强度应循序渐进，可多做四肢活动，早期禁忌脊柱弯曲、扭转及提取重物的活动或劳动。

（4）补充含铁丰富的食物，如菠菜、猪血等，以纠正由于手术出血所致的贫血。

（5）患者不急于返校上课，一般手术 4 个月后视病情决定能否复课。随着病情恢复逐渐恢复正常人生活。2 年内限制任何对脊柱不协调的剧烈体育运动。

第三节　脊柱创伤

一、概述

在严重的车祸伤、高处坠落伤或者重物砸伤脊柱时，外来的巨大暴力可能导致脊柱骨折或者脱位，使脊柱失去了对脊髓的保护作用，甚至脊柱骨折脱位后还常常冲击压迫脊髓，使其成为脊髓损伤的重要原因。随着我国现代社会的发展，交通事故和工伤事故增多，脊柱脊髓损伤发生率有上升趋势。脊柱最常见的损伤部位是颈椎，常见于第 4～7 节颈椎；其次是胸椎和腰椎的交界部位，常见于第 10 节胸椎至第 2 节腰椎，该段脊柱称为胸腰段；如果脊柱骨折程度较轻，可能脊髓并未受到损伤；严重的脊柱骨折甚至脱位后，绝大多数情况下会导致相应部位的脊髓损伤。

二、病因及分类

最常见的原因为交通伤，占 45%，损伤多见于颈段。其次为摔伤，约占 20%，损伤可发生于各节段，取决于损伤时的具体情况。此外，运动损伤和暴力打击等均可造成脊髓损伤。

1. 根据受伤时暴力作用的方向分

屈曲型、伸直型、屈曲旋转型和垂直压缩型。

2. 根据骨折后的稳定性分

稳定型和不稳定型。

3. Armstrong-Denis 分类

Armstrong-Denis 分类是目前国内外通用的分类。共分为：压缩骨折、爆裂骨折、后柱断裂、骨折脱位、旋转损伤、压缩骨折合并后柱断裂、爆裂骨折合并后柱断裂。

4. 按部位分类

可分为颈椎、胸椎、腰椎骨折或脱位。按椎骨解剖部位又可分为椎体、椎弓、椎板、横突、棘突骨折等。

5. 外伤性无骨折脱位型脊髓损伤

多发生于儿童和中老年患者，特点是影像学检查无骨折脱位。

三、发病机制

1. 脊髓休克

脊髓损伤早期多伴有脊髓休克。表现损伤平面以下感觉、运动、括约肌功能完全丧失。单纯脊髓休克可在数周内自行恢复。球海绵体反射的出现或深腱反射的出现是脊髓休克终止的标志。

2. 脊髓挫裂伤

可以是轻度出血和水肿，也可以是脊髓完全挫伤或断裂。后期可出现囊性变或萎缩。

3. 脊髓受压

由于突入椎管的移位椎体、碎骨块、椎间盘等组织直接压迫脊髓，导致出血、水肿、缺血变性等改变。

上述病理所致的脊髓损伤临床表现，根据损伤程度可以是完全瘫痪，也可以是不完全瘫痪。

四、临床表现

1. 脊柱骨折

（1）有严重外伤史，如高空落下、重物打击头颈或肩背部、塌方事故、交通事故等。

（2）患者感觉受伤局部疼痛，颈部活动障碍，腰背部肌肉痉挛，不能翻身起立。骨折局部可扪及局限性后凸畸形。

（3）由于腹膜后血肿对自主神经刺激，肠蠕动减慢，常出现腹胀、腹痛等症状，有时需与腹腔脏器损伤相鉴别。

2. 合并脊髓和神经根损伤

脊髓损伤后，在损伤平面以下的运动、感觉、反射及括约肌和自主神经功能受到损害。

（1）感觉障碍：损伤平面以下的痛觉、温度觉、触觉及本体觉减弱或消失。参照脊神经皮节分布可判断脊髓损伤平面（表7-1）。

表 7-1 脊髓感觉水平皮肤标志

颈髓	胸髓	腰髓	骶髓
C5 肩部前外侧	T4 乳头线	L2 大腿内侧	S1 足外侧
C6 拇指	T6 剑突	L3 膝内侧	S2 大腿后侧
C7 中指	T10 脐	L4 踝内侧	S3、4、5 肛周
C8 小指	T12 耻骨上缘	L5 足背	

（2）运动障碍：脊髓休克期，脊髓损伤节段以下表现为软瘫，反射消失。休克期过后若是脊髓横断伤则出现上运动神经元性瘫痪，肌张力增高，腱反射亢进，出现髌阵挛和踝阵挛及病理反射。脊髓运动水平肌肉标志（表7-2）。

表 7-2 脊髓运动水平肌肉标志

颈髓	肌力减退	腰髓	肌力减退
C3 ~ 4	膈肌	L2	髂腰肌
C5	肱二头肌	L3	股四头肌
C6	伸腕肌	L4	胫骨前肌
C7	肱三头肌	L5	背伸肌
C8	手固有肌	S1	腓肠肌
T1	小指外展肌		

（3）括约肌功能障碍：脊髓休克期表现为尿潴留，系膀胱逼尿肌麻痹形成无张力性膀胱所致。休克期过后，若脊髓损伤在骶髓平面以上，可形成自动反射膀胱，残余尿少于100 mL，但不能随意排尿。若脊髓损伤平面在圆锥部骶髓或骶神经根损伤，则出现尿失禁，膀胱的排空需通过增加腹压（用手挤压腹部）或用导尿管来排空尿液。大便也同样出现便秘和失禁。

（4）不完全性脊髓损伤：损伤平面远侧脊髓运动或感觉仍有部分保存时称之为不完全性脊髓损伤。临床上有以下几型。

①脊髓前部损伤：表现为损伤平面以下的自主运动和镇痛。由于脊髓后柱无损伤，患者的触觉、位置觉、振动觉、运动觉和深压觉完好。

②脊髓中央性损伤：在颈髓损伤时多见。表现上肢运动丧失，但下肢运动功能存在或上肢运动功能丧失明显比下肢严重。损伤平面的腱反射消失而损伤平面以下的腱反射亢进。

③脊髓半侧损伤综合征（Brown-Sequard's Symdrome）：表现损伤平面以下的对侧痛温觉消失，同侧的运动功能、位置觉、运动觉和两点辨觉丧失。

④脊髓后部损伤：表现损伤平面以下的深感觉、深压觉、位置觉丧失，而痛温觉和运动功能完全正常。多见于椎板骨折患者。

五、相关检查

1. X线检查

常规摄脊柱正侧位、必要时拍斜位片。

2. CT检查

判定移位骨折块侵犯椎管程度和发现突入椎管的骨块或椎间盘。

3. MRI 检查

对判定脊髓损伤状况极有价值。MRI 可显示脊髓损伤早期的水肿、出血，并可显示脊髓损伤的各种病理变化，脊髓受压、脊髓横断、脊髓不完全性损伤、脊髓萎缩或囊性变等。

4. 体感诱发电位（SEP）

体感诱发电位（SEP）是测定躯体感觉系统（以脊髓后索为主）的传导功能的检测法。对判定脊髓损伤程度有一定帮助。现在已有运动诱导电位（MEP）。

5. 颈静脉加压试验和脊髓造影

颈静脉加压试验，对判定脊髓受伤和受压有一定参考意义。脊髓造影对陈旧性外伤性椎管狭窄诊断有意义。

六、治疗原则

（一）非手术治疗

1. 急救和搬运

（1）脊柱脊髓伤有时合并严重的颅脑损伤、胸部或腹部脏器损伤、四肢血管伤，危及伤员生命安全时应首先抢救。

（2）凡疑有脊柱骨折者，搬运时都应使患者脊柱处于沿躯体长轴的中立位。搬动患者前，最重要的事就是固定患者受伤的颈椎或胸腰椎。用硬板搬运，颈椎用支具固定，移动患者要用滚板或设法使躯干各部位保持在同一平面，避免扭曲和头尾端牵拉。

（3）对颈椎损伤的患者，若无支具，要有专人扶托下颌和枕骨，沿纵轴略加牵引力，使颈部保持中立位，患者置木板上后用沙袋或折好的衣物放在头颈的两侧，防止头部转动，并保持呼吸道通畅。

2. 单纯脊柱骨折的治疗

（1）胸腰段骨折轻度椎体压缩骨折：可平卧硬板床，腰部垫高。数日后即可背伸肌锻炼。经功能疗法可使压缩椎体自行复位，恢复原状。3 ~ 4 周后即可在支具保护下下床活动。

（2）胸腰段重度压缩骨折：椎体压缩超过 1/3 应予以闭合复位。可用两桌法过伸复位（图 7-1）。用两张高度相差 30 cm 左右的桌子，桌上各放一软枕，伤员俯卧，头部置于高桌上，两手把住桌边，两大腿放于低桌上，要使胸骨柄和耻骨联合部悬空，利用悬垂的体重逐渐复位。复位后在此位置上石膏背心固定，固定时间 3 个月。

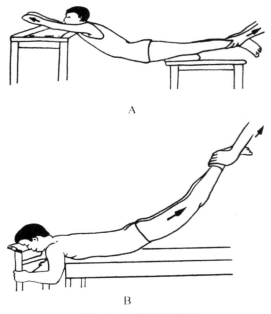

A

B

图 7-1 两桌法过伸复位

（3）胸腰段不稳定型脊柱骨折：椎体压缩超过 1/3 以上，畸形角大于 20°，或伴有脱位可考虑开放复位内固定。

（4）颈椎骨折或脱位：压缩移位轻者，用枕颌带牵引复位，复位后用头胸石膏固定。压缩移位重者，可持续颅骨牵引复位。摄 X 线片复查，复位后用头胸石膏或头胸支架固定，牵引复位失败者需切开复位内固定。

3. 脊髓损伤的药物治疗

当脊柱损伤患者复苏满意后，主要的治疗任务是防止已受损的脊髓进一步损伤，并保护正常的脊髓组织。要做到这一点，恢复脊柱序列和稳定脊柱是关键的环节。在治疗方法上，药物治疗是降低脊髓损害程度最为快捷的方法。

（1）皮质类固醇：甲基泼尼松龙（methyl prednisolone，MP）是唯一被 FDA 批准的治疗脊髓损伤的药物。在脊髓损伤早期（伤后 8 h 内）给予大剂量 MP，首次冲击量每千克体重 30 mg 静脉滴注，15 min 完毕，45 min 之后以 5.4 mg/（kg·h）持续滴注 23 h，能明显改善脊髓损伤患者的运动、感觉功能。完全脊髓损伤与严重不全脊髓损伤是 MP 治疗的对象，但应注意，大剂量冲击治疗可能产生肺部及胃肠道并发症，高龄者易引起呼吸系统并发症及感染。也可应用地塞米松，20 mg 每天 1 次，持续应用 5 d 停药，以免长期大剂量使用激素出现并发症。

（2）神经节苷脂：神经节苷脂（Ganglioside）是广泛存在于哺乳动物细胞膜上含糖酯的唾液酸，在中枢神经系统外层细胞膜有较高的浓度，尤其在突触区含量特别高。实验证据表明它们能促进神经外生和突触传递介导的轴索再生和发芽，减少损伤后神经溃变，促进神经发育和塑形。

（3）神经营养药：甲钴胺是一种辅酶型 B_{12}，具有一个活性甲基，结合在中心的钴原子上，容易吸收，使血清维生素 B_{12} 浓度升高，并进一步转移进入神经组织的细胞器内，其主要药理作用是增强神经细胞内核酸和蛋白质的合成；促进髓鞘主要成分卵磷脂的合成，有利于受损神经纤维修复。

（4）脱水药：减轻脊髓水肿。常用的药物为甘露醇，应注意每次剂量不超过 50 g，每天不超过 200 g，主张以每千克体重 0.25 g 每 6 h 1 次静脉输液。20% 甘露醇静脉输注速度以每分钟 10 mL 为宜，有心功能不全、冠心病、肾功能不全的患者，滴速过快可能会导致致命疾病的发生。用甘露醇期间应监测血压并定期复查电解质，以防止术后入量不足及电解质紊乱。如患者出现精神萎靡不振、乏力、腱反射减弱或消失、腹胀、抽搐等上述症状，提示为低钾等电解质紊乱，应予以及时纠正。甘露醇药液外渗，引起局部组织红肿严重时可坏死。如穿刺部位有红、肿、热、痛时，应及时局部热敷。甘露醇应用过量、给药时间过长，可引起甘露醇渗透性肾病，合并肾衰竭；给药速度过快可引起一时性头痛、眩晕、胸痛、视物模糊；速度过慢、浓度低则不能迅速提高血浆渗透压，使组织产生脱水。

（二）手术治疗

1. 颈椎前路手术

颈椎前路手术是目前治疗下颈椎骨折脱位的最常用术式，可用于大部分骨折类型。包括前路椎间盘切除、植骨融合内固定术和椎体次全切除植骨融合内固定术。

2. 颈椎后路手术

主要用于后方结构损伤，包括小关节脱位、后方双侧骨性结构损伤。包括椎板切除术、椎板成形术、侧块螺钉钢板内固定及椎弓根内固定术。

3. 胸腰段骨折前路手术

对胸腰段椎体爆裂性或粉碎性骨折，多行前路减压、植骨融合、钢板螺钉内固定术。对陈旧性骨折可行侧前方减压术。

4. 胸腰段骨折后路手术

后路手术包括椎板切除减压、用椎弓根螺钉钢板或钢棒复位内固定，必要时行植骨融合术。

5. 经皮椎体成形术

多适用于胸腰段压缩骨折，具有稳定骨折、减轻疼痛及恢复椎体高度、矫正脊柱畸形等优点。患者可以获得早下床、创伤小、出血少、恢复快等利于康复的治疗。

七、护理及康复

（一）术前护理

1. 卧床休息

绝对卧床休息，限制活动，防止脊髓再度损伤。翻身时注意保持身体纵轴的一致性，使颈胸腰呈一条直线，严禁躯干扭曲、旋转。搬动颈椎损伤患者时，保护好颈部，使用围领等防护具。对伴有截瘫的患者，注意保持肢体处于功能位置。

2. 心理护理

脊柱骨折的患者，多因工作不慎、意外事故所致，亦有轻生而跳楼致伤者。多数患者入院后常因是否遗留残疾而表现情绪紧张而悲观。所以护理工作中，除积极解除患者创伤的痛苦外，还要加强心理护理。从生活上关心体贴患者，耐心细致地回答患者提出的有关病情的问题。加强对患者的心理疏导，给予心理支持，建立良好的护患关系，尤其对合并完全或不完全截瘫的患者，更要激发他们战胜疾病的信心和勇气，使之能不懈地、主动地坚持康复训练。

（二）术后护理

1. 搬运与体位

搬运时保持患者脊柱平直，避免不必要的震动和旋转。每 2 h 翻身一次，保持轴性翻身。术后拔除伤口引流管，在佩戴支具的情况下，遵医嘱下床活动。经皮椎体成形术后患者，术后第一天佩戴围腰后即可下床活动。起床时应注意侧起侧卧。

2. 饮食护理

由于手术及术后长期卧床等原因，术后患者肠蠕动减弱，大量进食易引起腹胀。术后宜食用清淡饮食，少吃甜食和产气食物，行腹部按摩，必要时禁食、胃肠减压、肛管排气，辅助静脉营养。待胃肠功能逐渐恢复，给予高蛋白、高热量及高纤维素饮食，以增强机体抵抗力。

3. 病情观察

（1）脊髓神经功能的观察：术后观察患者四肢感觉及运动情况。检查患者四肢感觉、活动及肌力情况，并与术前进行对比，如发现肢体麻木、运动或感觉障碍平面上升，提示有可能发生脊髓水肿、伤口血肿或骨水泥渗漏，应及时报告医师。肛门张力和膀胱功能是神经功能的重要体征，大小便障碍常在其他神经损害前出现。

（2）呼吸系统的观察：脊髓损伤患者呼吸功能障碍的严重程度与损伤节段和严重程度有关。C3 节段以上脊髓完全性损伤患者所有的呼吸肌完全瘫痪。C3 ～ C5 脊髓损伤患者因损伤到膈神经，导致主要的呼吸肌功能障碍，机体不能维持足够的肺活量和呼吸强度，患者咳嗽无力，不能有效地清除肺部分泌物。C5 节段以下的脊髓损伤影响到肋间肌和腹部肌肉的运动，呼吸肌力量减弱是引起呼吸困难的主要原因。脊柱损伤后精神紧张、气管反射迟钝、胃肠蠕动减弱、患者仰卧进食等原因易引起误吸。应密切观察呼吸频率、幅度、血氧饱和度变化。

（3）伤口引流的观察：严密观察引流是否通畅，以及引流液的颜色、性状和量。如引流液为淡血性液或清亮液，引流量逐渐增多，并伴有头痛、恶心等症状，疑为脑脊液漏，应立即通知医生给予相应处理。

4. 气管切开的护理

注意调整套管系带的松紧，松紧度以带子与颈部间可放入一指为宜。适当支撑与呼吸机相连接的管道，以免重力作用于管道，引起气管受压而造成气管黏膜坏死。导管套囊适当充气，每班次用测压表测量气囊压力，以防漏气或因压力过高而影响气管黏膜血供。伤口周围的敷料每日更换 1 ～ 2 次，分泌物增多时应随时更换，保持敷料清洁干燥。使用金属带套囊导管，其内套管每日取出消毒一次。拔除气管导管后，及时清除窦道内分泌物，经常更换敷料，使窦道逐渐愈合。

5. 并发症的护理

（1）泌尿系统感染：截瘫患者由于膀胱麻痹而不能自行排尿，患者排尿功能失去大脑及低级中枢控制，使排尿功能紊乱或丧失，表现为尿潴留，故多采用留置导尿管。妥善固定尿管，高度不能超过耻骨联合水平，防止发生逆行感染。伤后早期尿管保持开放状态，目的是使膀胱保持空虚状态，避免膀胱肌肉在无张力状态下牵拉和疲劳。伤后 2 周改为定时开放导尿管，目的是训练膀胱收缩功能，使膀胱养成节律性充盈和排空的习惯，还可以促进反射性收缩。在病情允许的情况下鼓励患者多饮水，每日 1 500 ~ 2 000 mL，以保证足够的尿液持续自然地冲洗尿道。

（2）肺炎和肺不张：脊髓损伤后，由于呼吸肌力量不足，呼吸费力，呼吸道阻力相应增加，呼吸道的分泌物不易排出，易导致坠积性肺炎。应在早期适当止痛的基础上鼓励患者定时进行深呼吸及有效咳嗽的训练，促进肺膨胀和痰液的排出。定时翻身，轻叩胸背部，以利于痰液的排出。每日雾化吸入，湿化呼吸道，稀释痰液，便于排出。要注意保暖，避免因受凉而诱发上呼吸道感染。高位颈椎损伤伴呼吸困难者，早期行气管切开使用呼吸机辅助呼吸是减少呼吸道梗阻和防止肺部感染的重要措施。

（3）预防压疮：每 1 ~ 2 h 翻身 1 次，注意保持伤部的稳定，翻身角度以小于 30° 为宜，采用轴线翻身法。

（4）防止瘫痪肢体的关节挛缩畸形：保持关节于功能位。适宜的关节活动度训练，对关节进行被动活动，每天必须把全部关节活动一遍，每个关节重复活动 5 ~ 10 次，每天进行 3 ~ 4 遍。活动以被动为主，主动及助动为辅；辅助支具预防足下垂及腕下垂畸形。如用护足架或在足底放一竖枕托起，或用弹性吊带保持踝关节 90°，可预防足下垂；用托板保持腕关节在背屈功能位，可防止腕下垂。

（5）体温异常的护理：脊髓损伤时体温调节中枢丧失正常的调节能力，患者产生异常体温，高于 40℃以上或低于 35℃以下。将患者置于有空调的病室，保持室内适宜的温度，高热给予物理降温如乙醇擦浴、头置冰袋等，必要时药物降温。患者出汗时及时擦干汗液，保持皮肤清洁，注意保暖，防止受凉。低温注意保暖，调高室温，必要时使用热水袋、电热毯，要严格控制温度，防止烫伤。

（6）肺栓塞：经皮椎体成形术术后骨水泥微粒通过椎体静脉窦后形成栓子进入肺循环形成肺栓塞，与骨水泥灌注时过稀过快等因素有关，一旦发生，后果严重。如果发生不明原因的血氧饱和度降低，并出现胸闷、憋气、呼吸困难等情况时应考虑肺栓塞的可能。应立即给予患者仰卧位，吸氧，心电监测，保持呼吸道通畅，避免搬动患者，立即通知医生，准备好抢救用品。

（三）康复指导

对无截瘫患者术后第 1 d，即指导患者进行直腿抬高锻炼，每日 2 ~ 3 次，每次 30 min；练习股四头肌等长收缩，踝关节的背伸和跖屈，足趾的伸屈等活动。截瘫患者穿矫正鞋以保持关节功能位预防足下垂，每日为患者做双下肢被动运动，每日 2 ~ 3 次，每次 30 min。指导并鼓励患者做腰背部肌肉功能锻炼，以增强腰肌力量和脊柱稳定性。按不同病情，术后 2 ~ 4 周开始进行"五点支撑"腰背肌锻炼，每日 3 ~ 4 次，每次 10 ~ 20 下，根据情况逐渐增多，幅度逐渐加大，坚持 6 ~ 12 个月。

第四节 脊柱肿瘤

脊柱肿瘤按肿瘤来源可分为原发性脊柱肿瘤和转移性脊柱肿瘤。脊柱转移性肿瘤远较原发性脊柱肿瘤常见，其发病率是原发性肿瘤的 35 ~ 40 倍，多见于胸腰椎，其次为颈椎。

一、分类

脊柱肿瘤的外科分期（WBB 分期，图 7-2）：

（1）脊椎横断面上按顺时针方向分 12 个扇形区域，其中 4 ~ 9 区为前部结构；1 ~ 3 区和 10 ~ 12 区为后部结构。

（2）组织层次从椎旁到椎管共分为 A ~ E 5 个。A 为骨外软组织，B 为骨性结构浅层，C 为骨性结构深层，D 为椎管内硬膜外部分，E 为椎管内硬膜内部分。

（3）肿瘤涉及的纵向范围。

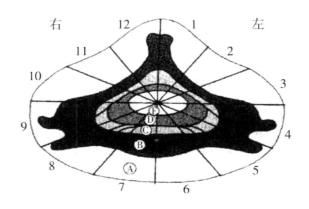

图7-2 WBB分期

二、临床表现

由于脊柱肿瘤早期缺乏特征性的临床表现，难以在早期发现，易出现误诊、漏诊。大部分患者就诊时往往已处于中晚期，给治疗带来一定的困难，并影响治疗效果。

1. 疼痛

疼痛是脊柱肿瘤患者常见、主要的症状。背部疼痛往往是脊柱肿瘤的最初症状。脊柱肿瘤患者中约70%以上存在不同程度的颈、胸、腰背部疼痛。随着病情的发展疼痛呈进行性加重，其加重速度根据病变的性质和侵犯部位的不同而有所差异。若突发剧痛，要警惕发生病理性骨折的可能。夜间痛几乎是所有骨肿瘤的特征性表现，同样也是脊柱肿瘤患者常见表现。其原因：

（1）夜间通常采取卧位，静脉压力相对较高，对肿瘤周围的末梢神经形成刺激。

（2）夜间患者的注意力相对较集中，对疼痛变得较为敏感。

2. 神经功能障碍

主要是由肿瘤组织压迫或侵及脊髓或神经根所引起，表现为神经支配区域的疼痛、感觉与运动功能障碍及自主神经功能紊乱。

3. 局部肿块

因脊柱部位深在，常难以触及肿块。临床上能自体表触及的脊柱肿瘤包块多发生在骶尾部和颈胸交接处等位置表浅，覆盖组织欠发达的部位。

4. 脊柱畸形

可由于肿瘤造成的局部神经根刺激出现姿势性脊柱侧弯，也可由于椎体病理性骨折而出现结构性脊柱侧弯或后凸。

三、相关检查

1. X线检查

作为筛选脊柱骨性肿瘤的常规检查方法，显示的是病变区域的整体图像，对肿瘤的全貌轮廓显示清晰，能反映肿瘤发生的部位、整体形态、范围、生长方式、生长特点及其与周围软组织的关系。可初步鉴别骨和软组织肿瘤的良恶性，观察肿瘤发展情况，有无复发与转移，以及对治疗的反应。

2. CT扫描

可直接显示X线平片无法显示的器官和病变，是诊断骨肿瘤的重要手段。

3. MRI检查

MRI检查是脊柱肿瘤一种重要的诊断手段，其分辨率高、有助于早期发现骨髓病变。能充分显示肿瘤的大小、侵犯范围，尤其对于软组织肿瘤或来自骨肿瘤的软组织肿块。

4. 全身骨扫描

目前已成为临床在诊断脊柱肿瘤和随访治疗效果中一种有力的手段。可以发现较小、较深的病变，了解孤立或多发性骨病灶的部位和范围，是早期发现脊柱肿瘤的一种重要手段。

5. PET-CT

PET-CT 把 PET 所获得的功能性信息与 CT 所获得的解剖学信息进行巧妙融合，实现优势互补，从而为临床提供丰富、准确的诊断依据。

6. 病理检查

在脊柱肿瘤的治疗和诊断中有重要的意义。在做出一个正确的骨肿瘤诊断时，应严格掌握临床、影像和病理三结合的原则。术前进行病理检查既有助于明确病变的类型、原发肿瘤或转移肿瘤，同时也能为制定化疗、放疗、手术方案及评估预后提供依据。以往术前病理常常由切开活检获得，目前临床工作中常用 CT 或 B 超引导下经皮穿刺取活检进行病理检查，CT 多用于骨性病变，B 超常用于软组织病变。CT 引导下经皮穿刺活检技术价值：可做出定性诊断；确认手术指征；确定病变范围。

四、治疗原则

强调综合治疗，包括手术、化疗、放疗、激素治疗及免疫治疗，以减少术后复发和转移。

（一）非手术治疗

1. 化疗、放疗（常规外放疗、调强放疗、内放疗）、激素治疗和免疫治疗

2. 对症支持治疗

尤其对于恶性肿瘤应注意到支持治疗的重要性，具体包括维持水电解质平衡、止痛和抗恶病质等治疗。

3. 粒子植入技术

一种内放疗（图 7-3）。

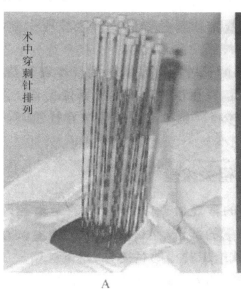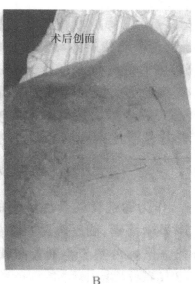

图 7-3 粒子植入技术

A. 粒子植入穿刺；B. 穿刺后创面

（1）适应证：适用于局部肿瘤，无远位转移，肿瘤最大径应 ≤ 7 cm，生长缓慢，分化较好。对放疗敏感的转移性脊柱肿瘤和以局部复发为主的原发性恶性肿瘤。

（2）治疗方法：术前靶区的确定，目前采用 CT 定位，可将肿瘤靶区体积进行三维重建，在各层面上勾画出肿瘤边缘距参考点的空间坐标。插植技术：根据不同部位的病变确定患者体位，CT 扫描确定病变范围，并于体表进行标记。局麻下操作，间隔 1 cm 对病变区进行布针。其间 CT 监视对进针深度、进针角度及穿刺针分布情况进行调整，直到满意为止。待全部粒子植入完成后拔针，并对病变区域再次

CT 扫描，用于术后粒子分布的检验。

（3）粒子植入的优点：延长生命，缓解疼痛，保持生活质量。操作上采用 CT 引导穿刺技术植入粒子，简单易行，定位精确，对患者创伤小。与外照射相比具有放射作用时间长、放射源集中、并发症少、可以一次植入等优点。

（4）粒子植入放射防护护理：①距离防护。要增加接触距离，减少受照量。人体离放射源越远，受照射的距离越少。②时间防护。要缩短接触时间，减少受照量，人体受照射的剂量随着接触放射源时间的延长而增加。③屏蔽防护。要穿戴防护装置，减少受照量。

（二）手术治疗

1. 手术目的

（1）尽可能去除病灶。

（2）维持即时的或永久的脊柱稳定性。

（3）恢复或保留神经功能，防止脊髓压迫。

（4）缓解疼痛。

（5）最大限度地保留和改善患者的生存质量，延长生存期。

2. 适应证

全身情况可耐受手术，生存期为 3 ~ 6 个月的患者，满足以下一项条件，可以考虑手术治疗。

（1）孤立的原发脊柱肿瘤或转移性病灶，或者单一的复发病灶。

（2）出现神经压迫症状、体征，并能够与影像学检查结果相对应。

（3）病理性骨折，脊柱稳定性破坏。

（4）放、化疗抵抗或无效的原发或转移瘤。

五、护理及康复

（一）术前护理

1. 心理护理

心理护理是护理人员根据心理学的理论在护理过程中通过人际交往，以行为来影响和改变患者的心理状态和行为，促进康复的方法和手段。多年来脊柱肿瘤一直是骨科手术的相对禁区，正因为如此，出于对手术风险的考虑，术前患者及家属常会产生恐惧的心理反应。根据该疾病及患者的心理特点，积极主动地从生活上关心患者，取得其信任，建立良好的护患关系。充分理解患者恐惧、悲观、抑郁等心理反应，及时发现患者的情绪波动，给予适当的解释、安慰、支持和鼓励，使患者的情绪保持稳定，积极配合治疗，避免发生意外。利用家庭社会支持系统的帮助，积极抵御患者的不良情绪，减轻患者的心理负担。病情的告知：作为一种高风险、高难度的手术，发生意外的可能性相对较大。

2. 营养状况评估

转移性肿瘤或症状明显的中晚期肿瘤患者均存在程度不等的营养不良。其原因主要为肿瘤患者的能量代谢加快，消耗增加。由于疼痛或原发疾病等因素而摄入能量减少，出现摄入量少但消耗量增加的负氮平衡状态。术前告知患者及家属营养的重要性，指导进食高热量、高蛋白和高维生素饮食，摄入足够水分，多食瓜果、蔬菜。对食欲差、消瘦、贫血者，适当采用肠外营养支持及输血给予纠正，使患者的营养状况得到改善后再行手术。

3. 疼痛护理

对于中晚期肿瘤患者而言，疼痛是影响其生活质量的主要因素之一，患者常有剧烈持久的疼痛，因此镇痛护理从患者入院即可开始。护理人员除观察疼痛的部位、性质、持续时间外，还应尽力为患者创造安静舒适的环境，帮助患者采取舒适体位，教会患者一些转移注意力的方法。镇痛措施应积极，采用超前联合镇痛方案。

4. 体位护理

部分脊柱肿瘤患者病变损伤椎体较为严重，指导患者卧床，减少或避免下地活动，以缓解椎间隙的压力，减少发生脊柱骨折甚至截瘫的危险。为避免体位对手术治疗的影响，术前应进行特殊体位的适应性训练。

5. 口腔准备

经劈开下颌骨进行高位颈椎肿瘤切除患者，很容易继发口腔内感染。因此术前 7 ~ 10 d 开始给予 0.02% 氯己定（洗必泰）漱口液 200 mL，每日 3 餐后及睡前嘱患者进行口腔含漱，同时注意观察患者有无牙石、龋齿、牙龈脓肿等引起口腔继发感染的危险因素，以保持口腔清洁，减少口腔内感染的机会。

（二）术后护理

1. 了解术中情况

患者回病房后，评估手术方式、麻醉方式、术中病情变化、出血量、用药和补液情况，引流管放置位置等信息，有助于护士对患者进行预见性护理。

2. 生命体征监测

由于脊柱肿瘤切除手术的范围较常规脊柱手术明显扩大，特别是上颈椎肿瘤，手术难度增强，风险系数增加，出血量多，易发生血容量不足，而低血容量往往会影响脊髓功能的恢复，因此术后对于生命体征监测非常重要。术后常规心电监测，特别注意血压、血氧饱和度的变化。观察麻醉恢复情况，以防麻醉平面上升出现呼吸抑制。观察患者脊髓功能恢复情况，包括肢体运动、感觉，并与术前进行比较。根据血压调节输液速度，预防低血容量性休克。由于术中给患者输注了大量的库存血，术后要观察有无输血反应，注意有无电解质紊乱。

3. 伤口及引流管护理

观察伤口有无渗出、敷料脱落及感染征象。保持引流管通畅，检查引流管的位置，防止引流管阻塞、扭曲、折叠和脱落等。严密观察和记录引流颜色、性质和量。若引流量进行性增多、引流液颜色变淡，应怀疑有脑脊液漏，通知医师给予相应处理。

4. 饮食护理

术后 6 h 鼓励患者进食、进水，如无不适可由半流食逐渐过渡到普食。应鼓励患者尽早进食，少量多餐。若术后禁食时间长，会严重影响机体代谢状态，不利于术后康复，必要时术后给予患者安全、有效的肠外营养支持是非常重要的。

5. 卧位护理

术后麻醉清醒后协助患者仰卧、侧卧交替，每 1 ~ 2 h 翻身一次。同时鼓励患者进行肢体主动或被动功能锻炼，预防深静脉血栓及废用综合征的发生。若有坚强内固定，待拔除引流后遵医嘱鼓励患者起床活动，应遵循循序渐进的原则。起床活动时颈椎患者必须佩戴颈围领，胸腰椎患者佩戴围腰或支具，保持脊柱中立位，避免过伸过屈，以防内固定松动。

6. 并发症观察与护理

（1）应激性溃疡：手术的创伤可导致应激性溃疡。术前护理人员应了解患者有无溃疡病史。术后应严密观察胃肠道反应，注意呕吐物、大便的颜色和量。同时去除病因，纠正血容量不足和低氧血症。避免使用对胃肠黏膜有损伤的药物，适当应用胃黏膜保护剂。一旦出现消化道出血，应尽早进行胃肠减压，同时应用止血药，硫糖铝、奥美拉唑为首选药。

（2）颈深部血肿：常见于颈前路手术患者，表现为颈部加粗，同时伴有呼吸加快、发音改变、口唇发绀、鼻翼扇动等呼吸困难症状。应立即给予吸氧，同时汇报医生，病情允许可去手术室行清创探查术，若病情危急可在病房拆除缝线，放出积血，待呼吸情况改善后再进行处理。

（3）脑脊液漏：由于术中损伤硬脊膜，如处理不当则会引起低颅压性头痛、发热或伤口愈合障碍，严重者可引起脑脊髓膜炎，甚至危及患者的生命。术后密切观察引流液的颜色、性质和量，如有异常及时通知医生。护理人员应了解术中有无硬脊膜损伤及缝合情况，做到心中有数，进行针对性护理；术中已发生硬脊膜损伤或怀疑脑脊液漏，术后给予半压或常压引流；保持大便通畅，降低腹压，必要时给予缓泻剂防止便秘，促进脑脊液漏的愈合；脑脊液漏患者可取侧卧位或俯卧位，伤口处可用厚纱布加压包扎，腰部手术患者可采用沙袋加压。

（4）伤口感染：表现为体温升高，伤口部位红肿、疼痛和活动受限。应保持敷料清洁干燥，及时换药，换药时严格执行无菌操作；注意观察体温的变化，若有体温升高，及时通知医师。

（5）压疮护理：脊柱转移瘤患者术前常伴不同程度的神经功能损害、病理性骨折或截瘫，致感觉、运动、反射及大小便功能不同程度的丧失。入院时按压疮危险因素评估表进行评估，根据评估结果有针对性地实施预防护理措施。

（6）泌尿系统感染：常为术后留置尿管引起，在拔除尿管后能逐渐好转。在留置尿管期间应鼓励患者多饮水，多排尿，每日入量在病情允许情况下达到 1 500 ～ 2 000 mL。

（三）CT 引导下穿刺活检术的护理

1. 心理护理

大多数的患者缺乏对椎体活检术的了解，易产生恐惧心理和出现紧张情绪。因此，既要向患者详细介绍椎体活检术对疾病诊断和治疗的必要性和安全性，又要向家属讲明术中、术后可能出现的并发症，耐心细致地做好解释工作，以取得患者良好的合作，必要时可让家属陪伴其身旁，予以心理支持。

2. 术前准备

（1）患者术前需要进行心电图、胸片和血液生化检查。

（2）进行穿刺部位皮肤准备。

（3）患者的骨扫描检查应在穿刺之前完成。操作时先行常规 CT 扫描，根据预扫的图像，选择病变明显且操作相对安全的平面为穿刺平面。

（4）除儿童采用静脉麻醉外，均在局麻下操作。

3. 术后护理

穿刺结束返回病房，平卧 3 ～ 4 h；观察穿刺部位有无渗血和渗液；密切观察生命体征至平稳，主要观察患者呼吸情况、血压和血氧饱和度；观察患者脊髓神经功能，如四肢感觉、运动情况。

4. 并发症的护理

行椎体穿刺活检术后常见并发症为神经系统并发症、血胸、气胸和大出血。术后观察患者脊髓神经功能，呼吸频率，口唇颜色，有无胸痛和胸闷主诉，有症状及时通知医生进行相应处理。

（四）动脉导管球囊栓塞术的护理

1. 目的

防止术中出血。

2. 术前准备

会阴部皮肤备皮，禁食、水 12 h。

3. 术后护理

术后平卧 24 h，患肢制动 12 h，腹股沟处加压包扎，沙袋压迫 6 h，观察和记录穿刺处渗血情况和相应肢体远端血液循环情况，如足背动脉搏动、皮温、皮色等，应与健侧对比观察。患者主诉下肢麻木、疼痛时，要考虑是否包扎过紧或沙袋压迫过重，及时给予处理。

第五节　脊柱结核

一、概述

（一）概念

脊柱结核（spinal tuberculosis）是常见的肺外结核，其发病率较高，占全身骨与关节结核的 50% 左右。腰椎活动度最大，腰椎结核发病率也最高，胸椎次之，颈椎更次之，至于骶尾部结核则甚为罕见。

（二）病因及病理

结核分枝杆菌到达椎体的传播途径分为血路传播、淋巴传播及局部组织蔓延。

1. 结核性脓肿 (tuberculous abscess)

结核性脓肿为炎性渗出物和坏死组织所组成，因脓肿形成时间较长，无红、热、疼痛等急性炎症的特征，故称为"寒性脓肿"。脓液一般较稀，含有大量结核性肉芽组织、干酪样物质、坏死的椎间盘及死骨。

2. 脊髓受压 (spinal cord compression)

脊柱结核症状波及椎管、合并截瘫者占 10% 左右，主要为胸腰段以上病变，其次为颈椎结核产生脊髓压迫症状的概率较高。产生脊髓压迫症状的原因有脓肿直接压迫、坏死物所致、畸形、硬膜外的肉芽肿及椎管狭窄等因素。

3. 脊柱畸形 (spinal deformity)

椎体结核后期可造成脊柱后凸畸形，并对硬膜囊构成压迫，此称为 Pott 病。脊柱侧凸相对少见。

（三）临床表现脊柱结核

1. 全身症状

早期症状不典型，一般为结核病的共性症状，如持续低热、盗汗、食欲不振及消瘦等，有时被呼吸系统或神经系统的疾患所掩盖。

2. 局部症状

（1）疼痛 (pain)

早期可出现程度不等的疼痛，多呈持续性钝痛，此是脊柱结核的特征之一。疲劳时加重，休息后减轻，但不会完全消失。病程长者，夜间也会疼痛。

（2）活动受限 (limited mobility)

颈椎结核表现为颈部僵硬、斜颈、头颈转动受限或明显障碍；腰椎结核由于结核渗出物的炎性刺激而引起腰椎附着肌群痉挛，以致伸屈活动受限；胸椎活动度很小，不易观察。

（3）畸形 (deformity)

由于相邻的椎体边缘破坏或椎体楔形压缩，脊柱的生理弧度发生改变。侧凸畸形少见。

（4）叩击痛 (percussion pain)

直接叩击患椎棘突可引起疼痛。为避免增加患者痛苦，一般用轻轻叩击足跟或头顶诱发传导叩击痛。

（5）寒性脓肿与窦道 (cold abscess and sinus)

根据脊柱结核的部位不同而在躯干不同处显现，应注意全身查体，以防遗漏。

（四）治疗原则

1. 非手术疗法

主要是药物疗法。常用的药物有以下五种：链霉素、异烟肼、利福平、乙胺丁醇等。一旦确诊即开始用药，联合两种或三种以上的药物连续使用。

2. 手术疗法

适应证：①已出现脊髓压迫症状的患者；②非手术疗法无效者；③椎节不稳及血红细胞沉降率偏高者；④后凸畸形明显，影响外观及功能者。手术种类有以下几种。

（1）前路病灶清除术 (anterior lesion removal)

主要用于已出现脊髓压迫症状者、寒性脓肿较大难以吸收者、X 线显示有较大的死骨与空洞形成者以及伴有窦道和长期流脓不愈者。

（2）脊柱后路融合术 (posterior spinal fusion)

主要用于结核病变稳定，不需要做病灶清除术者。

（3）脊柱前路融合术 (anterior spinal fusion)

主要适用于椎体破坏较多，但病变相对稳定，病灶清除后脊柱不稳或残留较大的骨缺损需植骨融合及内固定者。

（4）脊髓减压术 (decompression of spinal cord)

根据病变椎节部位及致压病变程度等不同而酌情选择后方、前方及侧方入路，从而达到对脊髓完全减压的目的。

（5）联合手术（combined surgery）

对病情复杂、病灶范围广泛、椎节破坏严重，且伴有椎管压迫症者考虑联合手术方案。

二、护理

（一）术前护理要点

1. 常规术前护理

2. 体位护理

颈椎结核患者的颈椎部用颈椎枕及枕垫制动，肩部垫棉垫抬高，使颈部后伸及头低位。

3. 口腔护理

经口腔入路行病灶清除的患者应注意口腔护理。

4. 备皮范围

按常规备皮范围备皮。

5. 完善术前必要检查

术前应完善肺部 X 线、痰涂片抗酸菌染色、结核抗体等多项检查，鉴别是否存在活动性肺结核或其他部位结核病灶，定时查红细胞沉降率（ESR），只有 ESR < 25 mm/h 或呈明显下降才可接受手术。

6. 改善全身营养状况

术前给予高蛋白质、高热量、富含维生素、易消化的饮食，增加抵抗力。

（二）术后护理要点

1. 常规术后护理

2. 体位护理

术后卧硬板床休息。颈椎手术患者在术后 7 ～ 8 d 开始被动向左、右侧卧位，颈部持续保持后伸位。

3. 使用抗生素

术后 1 周内使用抗生素控制感染。抗结核药物应继续使用 12 ～ 18 个月。

第六节　寰枢椎疾病

一、概述

寰椎（第 1 颈椎）、枢椎（第 2 颈椎）位于脊柱的最上端。一方面其部位深在，解剖结构及毗邻关系复杂，周围由诸多重要神经和血管组成，故该部位损伤，手术治疗难度高、风险大，疗效也往往欠佳；另一方面，手术又是大多数寰枢椎疾病的主要治疗手段，这无疑向脊柱外科提出了挑战。近年来，随着科学技术的进步，国内外频繁的技术交流，使这一领域取得了较大的发展。

二、病因

可分为先天性、外伤性和病理性三大类。先天性常见的病因为齿突畸形，包括齿突缺如、齿突发育不全和齿突分离；外伤性常见的病因为齿突骨折、横韧带损伤；病理性因素常见于感染性炎症、类风湿关节炎。另外，结核、肿瘤等直接破坏骨性和韧带结构也可引起寰枢椎脱位与不稳。

三、分类

1. 按病因分类

可分为外伤性、先天畸形性和病理性脱位。

2. 按脱位方向分类

可分为前脱位、后脱位和旋转脱位。

3. 按时间分类

可分为新鲜脱位和陈旧性脱位。

4. 按能否复位分类

可分为易复性、难复性和不可复性。

四、临床表现

1. 先天畸形性

多表现为无明显诱因缓慢发病，缓慢加重，症状多为四肢麻木、无力，步态不稳，头痛头晕，少数患者饮水呛咳，吞咽困难。

2. 外伤性

有明确的外伤史。部分患者伤后即出现寰枢椎脱位，另一部分则逐渐出现脱位，表现有以下方面。

（1）颈部活动受限。

（2）颈髓受压表现：根据脊髓损伤的轻重可出现不同的四肢感觉、运动障碍。

3. 自发性

大多发生于儿童，表现为持续颈部疼痛、活动受限，缓慢加重，常为单侧旋转性脱位。

五、治疗原则

解除脊髓压迫，恢复解剖序列，稳定脊柱节段，防止继发损伤。

治疗方法的选择取决于寰枢椎脱位与不稳的类型、原因及并发神经损伤的情况。

1. 非手术治疗

头颅牵引、外固定治疗和功能锻炼。

适应证：（1）自发性寰枢椎脱位。

（2）可疑横韧带断裂及横韧带附着点撕脱损伤。

（3）类风湿关节炎引起的寰枢椎脱位与不稳，病程为慢性进行性病变，累及范围广，可先行非手术治疗。

2. 手术治疗

（1）前路齿突内固定。

（2）寰枢关节内固定术。

（3）经口咽松解后路寰枢关节内固定植骨融合术。

（4）后路枕颈融合术。

适应证：（1）不可复性寰枢椎脱位。

（2）Ⅱ型和不稳定的Ⅲ型齿突骨折。

（3）需手术治疗的可复性寰枢椎脱位与不稳。

（4）齿突骨折及先天畸形所致的寰枢椎脱位，寰枢椎结核引起的脱位与不稳。

（5）非手术治疗效果欠佳的寰枢关节不稳。

六、护理及康复

1. 护理评估

（1）详细询问患者的生活方式、饮食习惯、营养状况及对疾病的认知程度。

（2）评估四肢活动情况，呼吸及咳嗽情况。

（3）心理社会状况。

（4）语言及沟通能力。

（5）对疼痛的耐受情况。

2. 术前护理

（1）心理护理：寰枢椎疾病无论在治疗上还是护理上都很复杂，风险极大，极易危及生命。患者术前心情都很紧张、焦虑，对手术期望值非常高，但又由于对手术不了解而产生惧怕感，越接近手术日，心理负担越重。根据该疾病及患者的心理特点，应采取以下措施：①建立良好的护患关系，积极主动地从生活上关心患者，取得其信任，讲解相关疾病知识，减轻心理负担；②医护人员对患者的病历进行周密细致地讨论，并将其信息告知患者及家属，增加其安全感；③利用家庭社会支持系统的帮助，积极抵御患者的不良情绪，减轻患者的心理压力，以平静、乐观、积极、健康的心态配合手术和治疗，树立战胜疾病的信心。

（2）呼吸功能训练：经口咽入路可以直接到达颅脊交界腹侧中线部位，能够对延髓及上颈髓的腹侧病变进行充分减压，经口咽常规入路可以显露枕骨大孔下缘至 C2 下缘的范围，最大可以暴露至 C3。由于寰枢关节脱位压迫脊髓易引起术前呼吸功能不全。术前应指导患者进行呼吸功能训练。

呼吸功能训练方法：①吹气球练习。鼓励患者一次性将气球吹得尽可能大，放松 5 ~ 10 s，然后重复上述动作。每次 10 ~ 15 min，每日 3 次。②缩唇腹式呼吸练习。让患者屈膝仰卧或坐在床边，双手放在腹两侧，用鼻深吸气后，收缩腹肌，而后微微张嘴，将气体缓缓呼出。每次 30 下，每日 3 次。③有效咳嗽练习。有效咳嗽能防止异物进入下呼吸道和清除呼吸道的异物和过多的分泌物。当咳嗽减弱，可能出现肺不张、肺炎、换气功能障碍、支气管扩张。有效咳嗽方法：先深吸气，然后连续小声咳嗽，将痰液咳至支气管口，最后用力咳嗽，将痰排出。

（3）口腔准备：经口咽入路手术术野小而深，且与口咽相通的鼻窦无法彻底消毒，因此术野难免不被污染。术前口咽鼻部的清洁消毒处理尤为重要，是预防手术感染的重要环节。若术中损伤硬脊膜，会出现脑脊液漏而不易修补；而一旦蛛网膜下腔与口腔相通，则很容易继发感染，危及生命，因此术前口腔准备非常重要。①注意观察患者有无牙石、龋齿、牙龈脓肿等引起口腔继发感染的危险因素，凡有口腔及咽喉部感染灶者列为手术禁忌，应积极治疗，待治愈后方能手术。最迟于术前 3 ~ 5 d 彻底解决上述问题，以保持口腔清洁，减少口腔内感染的机会。②术前给予 0.02% 醋酸氯己定（洗必泰）漱口液漱口，每天 500 mL，每日 3 餐后及睡前嘱患者口腔含漱，每次含漱时间不少于 2 min。

3. 术后护理

（1）一般护理

①生命体征的观察：由于寰枢椎位于颅脊交界处，若术后出血、水肿、容易损伤延髓，引起呼吸功能障碍，若术中硬脊膜破损，会出现脑脊液漏，导致颅内感染而危及生命。因此，术后 72 h 内需密切观察患者的生命体征，特别是呼吸频率、节律及 SaO_2。术毕还要及时了解术中失血情况，对失血较多者要注意血压、脉搏的变化，并根据病情调节输血、输液速度。术后体温应 < 38.5℃，3 d 后体温突然 > 38.5℃ 或更高时应及时通知医生做血常规及血培养等检查。

②伤口及引流管的护理：术后 24 h 内要特别注意伤口局部的渗血、渗液情况，做好伤口及引流管护理。方法：避免伤口受压，保持清洁，以减轻疼痛和感染。各引流管固定的位置要正确、牢固、不可扭曲，慎防引流管脱落。密切观察引流液的颜色、性质、引流量，仰卧位时防止引流管打折，保证有效负压，24 h 引流量 < 50 mL 时拔除引流管。经口咽入路手术的切口位于咽后壁，若口腔有异味，及时通知医生检查伤口。术后第 1 d 可在护士协助下带引流管下床活动。

③饮食护理：后路手术患者，术后 6 h 即可进食，可根据患者的情况逐渐进食流食—半流食—普食。经口咽松解手术的患者术中插胃管，术后留置胃管，第 6 d 拔除胃管。术后 4 ~ 6 h 即可鼻饲饮食，自第 1 d 开始注入匀浆膳，每次 150 ~ 200 mL，每日 3 次，同时适量注入果汁或温开水，根据患者情况逐渐增加。拔除胃管后，根据患者的情况进食流食—半流食—普食。营养液需放入冰箱内保存，用时加温。鼻饲时，误吸是较严重的并发症，严格掌握输注营养液的量、速度、温度，鼻饲前评估胃管是否在胃内，鼻饲时及鼻饲后 60 min 内给予患者采取半坐位或床头摇高 30° 以上，可有效防止胃内容物反流。

（2）口腔护理：经口咽松解手术患者切口位于口腔，术后口腔护理非常重要，可以减少并发症的发生。方法：0.9% 的生理盐水 40 mL + 庆大霉素 16 万单位口腔喷雾，每小时 1 次，6 d 停止。口腔护理每日 2 次至胃管拔除。

（3）牵引护理（图 7-4）：寰枢关节邻近延髓，寰枢椎脱位与不稳后，容易移位而压迫呼吸中枢，具有很高危险性，因此应及时颅骨牵引制动，预防出现并发症而使病情进一步恶化。

①牵引前宣教：牵引前应向患者及家属说明牵引的必要性，介绍牵引的具体做法及相关注意事项，从而减缓甚至消除患者的顾虑，能够心态平和、态度积极地配合治疗。

②维持有效牵引：护理人员应注意观察牵引部位、重量正确与否，确保持续正确地牵引，不要随意改变牵引的重量；另外还要防止患者头部的左、右摆动而伤及脊髓。

（4）Halo-Vest 架护理（图 7-5）：Halo-Vest 架固定较牢固，既能有效地控制颈椎的屈曲，又能防止其伸展和旋转。

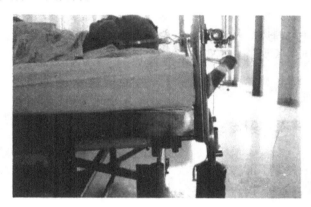
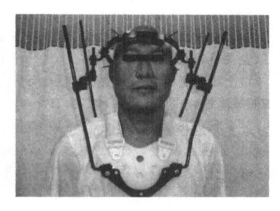

图 7-4　颅骨牵引　　　　　　　　　图 7-5　Halo-Vest 架

①适应证：寰枕关节不稳定损伤；不稳定寰椎骨折；HangMan 骨折（Ⅱ型）；枢椎椎体骨折有移位，牵引后可行 Halo-Vest 架固定；齿状突Ⅲ型骨折。

②护理：Halo-Vest 架可限制患者胸廓扩展，引起胸闷、呼吸困难等症状。护理人员应定时巡视病房，严密观察患者的呼吸情况；掌握颅钉穿刺深度，保持 Halo-Vest 架的正常位置；协助患者翻身和起床时，不拉拽 Halo-Vest 架，以免颅钉松动、滑脱；背心边缘处垫衬垫，使患者感到舒适，防止发生压疮。

（5）脑脊液漏护理：脑脊液漏和颅内感染是威胁患者生命的最主要的潜在并发症。经口咽入路手术术野非常深在和狭小，修复硬膜的难度相当高。故术后应严密观察患者的神志变化，注意伤口引流情况及口腔内分泌物性质，如患者咳痰样动作频繁，口腔内水样液体流出较多，考虑有脑脊液漏的发生，可采取半卧位，及时行腰穿以持续引流脑脊液，给予抗感染治疗并密切观察体温及血象变化，一般 1 周后可愈合。

（6）呼吸道管理：妥善的呼吸道管理，对于颅脊交界区手术的成败有至关重要的作用，特别是气管切开的患者极易引起肺部并发症，故需加强呼吸道护理。

①掌握正确的吸痰方法：吸痰时注意观察患者的血压、呼吸、SaO_2 等，观察有无喘憋、呼吸困难、发绀等情况，如有异常立即停止操作，给予吸氧或接呼吸机辅助呼吸。

②体位引流：正确的体位引流，有利于使支气管内痰液流入气管咳出，从而减轻或避免肺部感染的发生，术后在病情允许的情况下最好采取半坐卧位。

③叩击背部协助咳痰：在协助患者更换体位的同时叩击背部。叩击方法：手心弓起成"勺"状，利用手腕运动叩击，叩击时顺序应遵循由下向上，由外向内的原则。

④充分湿化气道：气管切开患者的呼吸道丧失水分每日达 200 mL 以上，大量咳痰易引起脱水，使痰液浓缩黏稠不易咳出，应补充水分，每日摄入水量在 1 500 mL 以上。若呼吸道阻力增加、痰液黏稠不易咳出，可增加雾化次数。在气管套管外接人工鼻，以防止呼吸道水分丢失。

⑤翻身：生命体征平稳后，每 2 h 协助患者翻身并叩背 1 次，叩背时需面对患者，随时观察面色、呼吸等情况。

⑥保持呼吸道通畅，鼓励患者进行有效咳嗽、咳痰、做深呼吸及扩胸运动，适时吸痰，严格执行无菌操作。

⑦有效的呼吸功能训练。指导患者进行呼吸功能训练，提高自主呼吸能力，锻炼呼吸肌功能。

4. 康复指导

因患者术后卧床时间较长，应指导患者尽可能地活动，如深呼吸，上肢及下肢运动，以促进血液循环，减少并发症的发生。瘫痪患者应进行肢体各关节被动活动和肌肉按摩，以免关节僵直及肌肉萎缩。

（1）上肢功能锻炼：全身麻醉术后 6 h 开始做握力及精细动作练习。目的增强手的力量及手指的灵活性。每组 15 ~ 20 次，每日 2 ~ 4 组。

（2）下肢功能锻炼：全身麻醉术后 6 h 开始做踝泵练习，目的促进双下肢血液循环防止深静脉血栓形成，每小时 3 ~ 5 min。

（3）术后第 1 d 做肩关节的锻炼，防止术后合并肩周炎。每组 15 ~ 20 次，每日 2 ~ 4 组。

（4）术后第 1 d 做股四头肌练习，增加股四头肌肉的力量。每组 15 ~ 20 次，每日 2 ~ 4 组。

（5）寰枢椎术后可正常工作及生活。

（6）复查：一般要求术后 4 个月、1 年门诊复查。

第八章　老年人常见疾病与护理

　　老年病是指在老年群体中发病率明显增高的疾病。因为老化本身就是多种老年病的危险因素，故与增龄相关的老年病随着人口的老龄化逐年增多。据卫健委北京老年医学研究所对我国老年流行病学的研究结果显示，我国老年人前四位常见疾病依次是：恶性肿瘤、心血管病、脑血管病及呼吸系统疾病。因老化引起的老年高发疾病是威胁老年人生存和生活质量的重大问题。

　　源自不同器官系统的老年病表现出共有的临床特征：①起病隐匿，发展缓慢；②症状及体征不典型；③多种疾病同时存在；④易出现水、电解质紊乱；⑤易出现意识障碍；⑥易存在并发症和后遗症；⑦伴发各种心理反应；⑧预后不良，治愈率低，死亡率高。

　　老年病的特殊性要求必须对老年人做广泛而深入的评估，应考虑到认知、营养、生活经历、环境、活动及压力等一切影响因素，从多途径提供满足患者所需的一系列照护活动，尤其要加强个体的自我照顾能力，是老年人保持尊严和舒适，提高生活质量。

第一节　各系统的老化改变

　　随着年龄的增加，人体的各系统都在不同程度地发生着一系列的退行性改变。因此，了解老年人各系统的变化特点和老化特征，能更好地理解为何老年人容易发生疾病、健康问题以及需要多学科综合干预，从而有效维护和促进老年人的身心健康。

一、呼吸系统

（一）鼻、咽、喉

　　老年人鼻黏膜变薄，嗅觉功能减退；腺体萎缩，分泌功能减退；鼻道变宽，鼻黏膜的加温、加湿和防御功能下降。因此，老年人容易患鼻窦炎及呼吸道感染；加上血管脆性增加，容易导致血管破裂而发生鼻出血。

　　老年人由于咽黏膜和淋巴组织萎缩，特别是腭扁桃体明显萎缩，易患呼吸道感染。由于咽喉黏膜变薄，上皮角化；甲状软骨钙化，弹性降低，防御反射变得迟钝，易出现吞咽功能失调，发生呛咳、误吸甚至窒息。

（二）气管和支气管

　　老年人气管和支气管黏膜上皮和黏液腺退行性变，纤毛运动减弱，防御和清除能力下降，黏液腺、浆液腺及平滑肌萎缩，软骨钙化；浆细胞与上皮细胞共同合成释放的分泌性免疫球蛋白A（SIgA）也减少，容易患老年性支气管炎。

（三）肺

老年人因呼吸肌收缩力、肺和胸廓顺应性减弱，呼吸道阻力增大、呼吸中枢兴奋性降低、肺泡萎缩，弹性回缩能力下降，容易导致肺不能有效扩张，肺通气不足；肺动脉壁随年龄增加出现肥厚、纤维化等，使肺动脉压力增高；肺毛细血管黏膜表面积减少，肺灌注流量减少，因而，老年人肺活量逐渐降低，残气量上升，肺泡与血液气体交换的能力减弱，换气效率明显降低。

（四）胸廓及呼吸肌

老年人由于胸椎椎体退行性变、压缩致脊柱后凸、胸骨前突，引起胸腔前后径增大，易出现桶胸廓运动，从而使肺通气和呼吸容量下降。所以老年人易胸闷、气短、咳嗽、排痰动作减弱，致使痰液不易咳出，造成呼吸道阻塞。同时，呼吸道黏膜分泌性免疫球蛋白A（SIgA）分泌减少，纤毛受损，局部防御屏障减弱，免疫防御功能降低，加上发生肺气肿，肺功能差，故老年人容易发生肺部感染，导致肺功能的进一步损害，严重时甚至引起呼吸衰竭。

二、循环系统

（一）心脏

随着增龄变化，包绕在心脏外面的间质纤维、结缔组织增多，束缚了心脏的收缩与舒张；心脏瓣膜由于纤维化而增厚，易产生狭窄及关闭不全，影响血流动力学变化，造成心功能不全；心肌纤维发生脂褐质沉积，心肌间结缔组织增加，心包膜下脂肪沉着增多，室壁肌肉老化呈结节性收缩，易导致心脏顺应性变差，且主动脉和周围血管老化也导致其顺应性下降，进而影响心功能；心脏传导系统发生退行性变，如窦房结内的起搏细胞数目减少，老年人休息时心率减慢，80岁时的平均心率可减至59次/分。

（二）心功能

1. 心肌收缩力减弱，心脏泵血功能降低

老年人由于肌质网状组织不足，受体数目减少，使收缩时钙离子的释放以及舒张时钙离子的吸收均减慢，造成心肌收缩和舒张效力降低，心肌等长收缩和舒张期延长；因静脉壁弹性纤维和平滑肌成分改变，静脉腔变大和血流缓慢，使静脉回心血量减少；心室壁顺应性下降，心室舒张终末期压力增高，引起心排血量减少。

2. 易发生心律失常

老年人心脏的神经调节能力进行性下降，心脏节律细胞数目减少，特别是窦房结、房室结、希氏束及左右希氏束传导细胞数目的减少，增加了心肌的不稳定性，也降低了对交感神经冲动的反应力，容易出现心律失常。

（三）血管

老年人血管因弹性蛋白减少、胶原蛋白增加而失去原有的弹性，加上钙沉积于血管内膜导致管腔狭窄，造成收缩压增加（正常老化一般不影响舒张压）。末梢血管阻力增加，易导致组织灌流量减少；冠状动脉血管以及脑血管的老化使冠心病、脑血管意外等疾病发生率增高。

三、消化系统

（一）唾液腺

老年人唾液腺分泌减少，口腔黏膜萎缩易于角化，特别是在病理或使用某些药物时唾液分泌更加减少，影响口腔的自洁和保护功能，易发生感染与损伤，且常导致口干、说话不畅及影响吞咽等。另外，唾液中的淀粉酶减少，也直接影响对淀粉食物的消化。

（二）牙齿

老年人牙齿咬合面的釉质和牙本质逐渐磨损，牙龈萎缩，使牙根暴露、牙本质神经末梢外露，对冷、热、酸、甜、咸、苦、辣等刺激过敏而产生疼痛，并易发生感染。牙槽骨萎缩，一方面牙列变松，食物残渣易残留，使龋齿、牙龈炎的发病率上升；另一方面牙齿松动、脱落，咀嚼能力下降，影响营养的消化与吸收而发生营养不良。同时，味觉功能减退而食欲下降，进一步影响其对营养素的摄取。

（三）食管

老年人食管黏膜逐渐萎缩而易发生不同程度的吞咽困难。食管扩张，蠕动减少，致食管排空延迟；食管下段括约肌松弛，易致胃反流，而使老年人反流性食管炎、食道癌的发病率增高，同时，误吸的危险性也增加。由于食管平滑肌的萎缩，食管裂孔增宽，易导致食管裂孔疝的发生率增高。

（四）胃

老年人胃黏膜变薄，平滑肌萎缩，胃腔扩大，易出现胃下垂。胃壁细胞数目减少，胃酸分泌减少，60 岁下降到正常水平的 40% ~ 50%，对细菌杀灭作用减弱；胃蛋白酶、脂肪酶及盐酸等分泌减少，影响蛋白质、维生素、铁质、钙质等营养物质的吸收，可导致老年人出现营养不良、缺铁性贫血等。胃蠕动减慢，胃排空时间延长，代谢产物、毒素不能及时排出，容易发生消化不良、便秘、慢性胃炎、胃溃疡、胃癌等。

（五）肝、胆

肝脏实质细胞减少而使其储存与合成蛋白质的能力减低，可出现清蛋白降低、球蛋白增高等；肝内结缔组织增生，容易造成肝纤维化。由于肝功能减退，药物在肝脏内代谢能力与速度下降，易引起药物性不良反应。胆囊不易排空，胆汁成分改变，使胆固醇增多，发生胆结石的可能性增加。

（六）胰腺

正常成人胰腺重量 60 ~ 100 g，50 岁后逐渐减轻，80 岁时减至 40 g。胰腺分泌消化酶减少，影响脂肪的吸收，易产生脂肪泻。胰腺分泌胰岛素的生物活性下降，导致葡萄糖耐量降低，容易发生老年性糖尿病。

（七）肠

随着年龄增加，小肠黏膜和肌层萎缩、肠上皮细胞数减少，小肠吸收能力减退，易造成老年人吸收不良。结肠黏膜萎缩，结肠壁的肌肉或结缔组织变薄而易形成结肠憩室；加之老年人活动减少，使肠内容物通过时间延长，水分重吸收增加，易发生或加重便秘。

四、泌尿系统

（一）肾

成年期的肾脏重量为 250 ~ 270 g，80 岁时减至 180 ~ 200 g。老年人肾脏重量减少主要是因滤过率增高，故肾脏功能在老年期迅速下降，如肾小球滤过率、氨基和尿酸的清除率、肾脏的浓缩与稀释功能均下降，容易导致水钠潴留、代谢产物蓄积、药物蓄积中毒甚至肾衰竭。

（二）输尿管

老年人输尿管平滑肌层变薄，支配肌肉活动的神经细胞减少，输尿管收缩降低，将尿送入膀胱的速度减慢，并且容易反流，使肾盂肾炎的发生率增高。

（三）膀胱

膀胱肌肉萎缩、肌层变薄、纤维组织增生，使膀胱括约肌收缩无力，膀胱缩小，容量减少至成人的一半左右；由于肌肉收缩无力，使膀胱既不能充满，也不能排空，故老年人容易出现尿外溢、残余尿增多、尿频、夜尿量增多等。

（四）尿道

老化使尿道肌肉萎缩、纤维化变硬、括约肌松弛、尿道黏膜出现皱褶或狭窄等，易发生排尿无力或排尿困难。老年女性因尿道腺体分泌黏液减少，抗菌能力减弱，泌尿系统感染的发生率增大；老年男性因前列腺增生，容易发生排尿不畅，甚至造成排尿困难。

五、内分泌系统

（一）下丘脑

老化使下丘脑的重量减轻、血液供给减少、细胞形态发生改变，生理学方面表现为单胺类含量和代谢的紊乱，引起中枢调控失常，容易导致老年人各方面功能的衰退，故又称下丘脑为"老化钟"。

（二）垂体

老年人垂体重量减轻，有些高龄老年人可减轻20%，垂体分泌的生长激素减少，易发生肌肉萎缩、脂肪增多、蛋白质合成减少和骨质疏松等；垂体分泌的抗利尿激素减少，易导致肾小管的重吸收减少和细胞内外水分的重新分配，继而出现多尿，特别是夜间尿量增多等现象。

（三）性腺

男性从50～59岁开始出现血清总睾酮和游离睾酮水平下降，到85岁时比成年人下降约35%，容易出现性功能减退；游离睾酮等雄激素的缺乏，对老年男性的骨密度、肌肉组织、造血功能等也造成不利影响。老年女性卵巢发生纤维化，雌激素和孕激素分泌减少，易出现性功能和生殖功能减退、更年期综合征、骨质疏松等；子宫和阴道萎缩、分泌物减少、乳酸菌减少等易导致老年性阴道炎的发生。

（四）甲状腺

老年人甲状腺发生纤维化、细胞浸润和结节化，导致甲状腺激素生成减少，引起蛋白质合成减少，使老年人基础代谢率降低，因此，老年人容易出现整体性迟缓、怕冷、毛发脱落、抑郁等现象。

（五）肾上腺

老年人肾上腺皮质激素分泌减少，加上老年人下丘脑-垂体-肾上腺系统功能减退，激素的清除能力明显下降，导致老年人对外界环境的适应能力和对应激的反应能力均明显下降。

（六）胰岛

老年人胰岛萎缩，细胞释放胰岛素延迟，糖代谢能力降低；而细胞膜上胰岛素受体减少，使机体对胰岛素的敏感性下降，导致老年人葡萄糖耐量降低，这是老年人糖尿病发病率增高的原因之一。另外，胰高血糖素分泌异常增加，使2型糖尿病的发病率增高。

六、运动系统

（一）骨骼

老年人骨骼中的有机物质，如骨胶原、骨黏蛋白含量减少，使骨质萎缩、骨量减少，容易导致骨质疏松而骨骼发生变形，如脊柱弯曲、变短，身高降低，甚至骨折等。又因骨细胞与其他组织细胞的老化，骨的修复与再生能力减退，容易导致骨折后愈合时间延长或不愈合的比例增加。

（二）关节

老年人的关节软骨、关节囊、椎间盘及韧带等会因老化而发生退行性变化，使关节活动范围缩小，尤其是肩关节的后伸、外旋，肘关节的伸展，前臂的旋后，髋关节的旋转，膝关节伸展及脊柱的整体运动等明显受限。

（三）肌肉

老年人的肌纤维萎缩、弹性下降，肌肉总量减少，肌肉力量减弱，容易出现疲劳、腰酸腿痛等。由于肌肉力量、敏捷度下降，加上老年人脑功能的衰退，活动更加减少，最终导致老年人动作迟缓、笨拙、步态不稳等。由于老年人卧床不起或限制在轮椅上等，使活动更加减少，进一步导致肌肉的老化，形成恶性循环。

七、神经系统

（一）脑与神经元

老年人脑的体积逐渐缩小，重量逐渐减轻。50岁以后，脑细胞每年约减少1%，脑部某些功能降低，如体温调节能力变差。神经元的变性或减少，使运动和感觉神经纤维传导速度减慢，老年人容易出现步态不稳，或"拖足"现象；同时手的摆动幅度也减少，转身时不稳，容易发生跌倒。脑动脉血管粥样硬化和血-脑屏障退化，易导致脑血管破裂、脑梗死、神经系统感染性疾病等。老年人脑内的蛋白质、核酸、脂类物质、神经递质等逐渐减少；同时，在脑内可见神经纤维缠结、类淀粉物沉积、马氏小体、脂褐质沉积等改变，这些是脑老化的重要标志，容易导致脑萎缩、认知功能障碍、震颤麻痹等老年性疾病。

（二）知觉功能的改变

随着脑血管的退行性变、脑血流量的减少及耗氧量的降低，老年人常出现记忆力减退、思维判断能力降低、反应迟钝等，但正常老化通常不会严重影响日常生活。

（三）反射功能的改变

老年人的反射易受抑制，如腹壁松弛使腹壁反射迟钝或消失；深反射，如踝反射、膝反射、肱二头肌反射减弱或消失。

八、感觉器官

（一）皮肤

皮肤的老化是最早且最容易观察到的征象。皮肤脂肪减少、弹力纤维变性，使皮肤松弛、弹性差而出现皱纹。皮脂腺萎缩，皮脂分泌减少或成分改变，使皮肤表面干燥、粗糙、无光泽并伴有糠秕状脱屑，皮肤的排泄功能和体温调节也降低。皮肤变薄，抵抗力下降，易受机械、物理、化学等刺激而损伤，长期卧床的老年人易出现压疮等。皮肤色素沉着出现色素斑片，即老年性色素斑，80岁的老年人约70%有老年斑。皮肤中感受外界环境的细胞数减少，对冷、热、痛、触觉等反应迟钝。皮肤的毛细血管较稀疏，面部皮肤变得苍白；血管脆性增加，容易发生出血，如老年性紫癜。

（二）眼和视觉

老年人由于眼部肌肉弹性减弱，眼眶周围脂肪减少，可出现眼睑皮肤松弛，上眼睑下垂，脂肪袋状膨出，即眼袋。60岁以后会在角膜边缘基质层因脂质沉积而形成一圈灰白色环状，称为"老年环"。晶状体调节功能和聚焦功能在40岁以后开始逐渐减退，视近物能力下降，出现老视；晶状体中非水溶性蛋白逐渐增多而出现晶状体混浊，透光度减弱，老年性白内障的发病率增加；晶状体悬韧带张力降低，使晶状体前移，使前房角变浅甚至关闭，影响房水回流，导致眼压升高，容易诱发青光眼。玻璃体液化和后脱离可引起视网膜剥离，同时易失水、色泽改变、包涵体增多，可引起飞蚊症。视网膜周边带变薄，出现老年性黄斑变性。由于瞳孔括约肌的张力增强、睫状肌硬化，视野明显缩小。色素上皮层细胞及其细胞内的黑色素减少，脂褐质增多，使视力显著下降，对低色调颜色难以辨认、对光的反应和调适能力降低。

（三）耳及听觉

老化对内耳与耳蜗功能的影响较严重。皮肤弹性减少、软骨生长，会使耳蜗变大；第Ⅷ对脑神经细胞数减少，声波从内耳传至脑部的功能发生退化，最先失去对高频率声音的辨认，随着听力敏感度的普遍下降而发生沟通困难，出现老年性耳聋。听觉高级中枢对音信号的分析减慢，反应迟钝，定位功能减退，造成在噪声环境中听力障碍明显。此外，耳郭表皮皱襞松弛、凹窝变浅，收集声波和辨别声音方向的能力降低。老年人耳垢干硬，堆积阻塞易形成中耳耳垢嵌塞，容易造成传导性听力障碍。

（四）味觉

老年人味蕾逐渐萎缩，数量比成人阶段减少2/3，味觉功能减退。唾液分泌减少，口腔干燥，会造成味觉功能的减退，食欲缺乏，因而影响机体对营养物质的摄取，还可增加老年性便秘的可能性，形成不良循环。

（五）嗅觉

老年人嗅觉神经数量减少、萎缩、变性，鼻腔内感受气体的接收器——嗅球萎缩，嗅觉敏感性降低，食欲下降，影响机体对营养物质的摄取。此外，嗅觉丧失会对一些危险环境，如有毒气体、烟味等分辨能力下降，继而威胁老年人的安全。

（六）触觉

老年人的触觉，特别是对温度、压力、疼痛等的感受减弱，加上对需要手眼协调的精细动作不能很好地执行，这使得一些日常生活活动，如系鞋带、剪指甲、拨电话号码等发生困难；对一些危险环境如过热的水、电热器具等的感知度降低，出现安全隐患。

第二节　老年高血压患者的护理

老年高血压是指老年人在未使用抗高血压药物的情况下，血压持续或非同日 3 次以上收缩压（SBP）≥ 140 mmHg 和（或）舒张压（DBP）≥ 90 mmHg。其中单纯收缩期高血压（ISH）者超过半数。老年高血压是指除了血压升高，还伴有心、脑、肾的损害，且排除假性或继发性高血压的全身性疾病。它是导致老年人脑卒中、冠心病、充血性心力衰竭、肾衰竭和主动脉瘤发病率和死亡率升高的主要危险因素之一。2011 年最新测算数据显示，我国高血压患者达 2 亿，其中最主要为老年人，其患病率随年龄的增长逐年增加，在小于 60 岁的人群中，有 20% 的人患有高血压，而在 80 岁及以上人群中，高血压患病率高达 75% ~ 90%。老年高血压是老年人最常见的疾病和致残、致死的主要原因。

一、护理评估

（一）健康史

1. 内在因素

包括与血压有关的各种老化因素，如血管粥样与纤维样硬化的程度、激素反应性降低的情况以及压力感受器敏感性的变化等。

2. 外在因素

指各种不良的生活方式，如缺乏体育锻炼、超重、中度以上饮酒、高盐饮食等。

（二）身体状况

老年高血压的表现与中青年有所不同，具体见于以下几方面。

1. 以 ISH 多见

65 岁以上高血压患者中，ISH 为混合型的 2 倍。收缩压随着年龄增长而增高，舒张压降低或者不变，由此导致脉压增大，是老年 ISH 的另一个重要特征，也是反映动脉损害程度的重要标志，它比收缩压或舒张压更能预测心血管事件的发生。

2. 血压波动性大

老年人的收缩压、舒张压和脉压的波动均明显增大。尤其是收缩压，1 天内波动达 40 mmHg，且 80 岁以上高龄老人血压的昼夜节律常消失；1 年内收缩压可波动 61 ± 36 mmHg，约 1/3 的患者表现为冬季高、夏季低，血压大的波动性使老年人易发生直立性低血压，且恢复的时间长。

3. 症状少而并发症多

在靶器官明显损害前，半数以上老年高血压患者无症状，因而缺乏足够重视，导致并发症的发生和病情进展。而脏器老化、长期高血压加重了对靶器官的损害，所以老年高血压患者的并发症发生率高达 40%，其中冠心病、脑卒中为常见且严重的并发症，其发生与血压密切相关；收缩压升高 10 ~ 12 mmHg 或舒张压升高 5 ~ 6 mmHg，脑卒中的危险就增加 35% ~ 40%，冠心病意外增加 20% ~ 25%。

4. 多种疾病并存

老年高血压常与糖尿病、高脂血症、动脉粥样硬化、前列腺增生、肾功能不全等疾病共存并相互影响，使其治疗变得更为复杂，致残、致死率增高。

（三）辅助检查

老年高血压患者在心电图、胸部 X 线、眼底检查等方面表现与一般成人高血压没有区别。不同点：①24 h 动态血压检测：老年患者血压波动性较大，有些高龄老人血压昼夜节律消失；②血脂、血糖检测：老年高血压患者常合并高血脂、高血糖；③内分泌检测：老年高血压多为低肾素型，表现为血浆肾素活性、醛固酮水平、β 受体数目及反应性均低。

（四）心理－社会状况

评估老人有无对疾病发展、治疗方面的焦虑和猜疑；有无对终生用药的担心和忧虑；靶器官受损的程度是否影响到老人的社交活动；老人的家庭和社区支持度如何。

二、常见护理诊断/问题

（1）慢性疼痛

与血压升高所致的脑供血不足有关。

（2）活动无耐力

与血压升高所致的心、脑、肾循环障碍有关。

（3）有外伤的危险

与视物模糊、低血压反应、意识障碍有关。

三、护理计划与实施

治疗护理的主要目标：将血压调整至适宜水平，最大限度地降低心血管病死亡和致残的总危险，延长老年高血压患者的生命，提高生活质量。一般老年人高血压的降压目标与年轻人相同，但对于老年 ISH 患者，中国高血压防治指南建议收缩压目标为 150 mmHg。鉴于舒张压过低有害，其应保持在 60 ~ 65 mmHg 以上，具体措施如下。

（一）一般护理

1. 环境舒适

不良环境刺激可加重老年高血压患者病情，应保持良好的生活环境，如干净整洁、温湿度适宜、光线柔和等，以利于老人充分休息。护理操作应相对集中，动作轻巧，尽量避免影响老人休息。

2. 运动适当

根据老年高血压患者危险性分层确定活动量。极高危组患者需绝对卧床休息；高危组以休息为主，可根据身体耐受情况，指导其做适量的运动；中危及低危组患者应选择适合自己的运动方式，坚持运动，运动量及运动方式的选择以运动后自我感觉良好、体重保持理想为标准。

3. 病情监测

老年人血压波动较大，所以应每日定点、多次测量血压。又因为老年人易发生直立性低血压，测血压时必须强调测量立位血压。同时注意观察有无靶器官损伤的征象。

（二）用药护理

老年高血压的治疗指南遵循以下顺序：①治疗前检查有无直立性低血压；②选择对并发症有益的药物，具体选择的原则：无并发症者选用噻嗪类利尿剂与保钾利尿剂；如需第二种药，则用钙拮抗剂；除非有强适应证，不宜应用 β 受体阻滞剂；③从小剂量开始，逐渐递增；④应用长效剂型，每日 1 次；⑤避免药物间的相互作用，尤其是诸如非甾体抗炎药等非处方药；⑥观察不明显的药物副作用，如虚弱、眩晕、抑郁等；⑦为防止血压过低，应随时监测血压。

1. 药物使用及副作用观察

目前用于降压治疗的一线药物主要有六大类，老年高血压患者选药受很多因素影响，如危险分层、并发症等，在考虑到药物作用及老年人自身情况的前提下，表 8-1 列出了老年高血压患者对不同药物的适应性以及可能出现的副反应。

2. 药物治疗并发症因素

老年人因为各系统老化和多种疾病并存的现象，在使用降压药时，需要考虑到可能影响药物治疗并发症的因素。护理人员应该在治疗过程中仔细观察病情变化，防止并发症的出现（表 8-2）。

表 8-1　老年高血压患者降压药物的选用及副反应观察

降压药名称	老年高血压患者适应证	副反应
利尿剂	低剂量利尿剂,特别是噻嗪类是治疗老年高血压的首选药物,特别适用于 ISH 患者	低钾血症、胃肠道反应、高血糖,高尿酸血症等
钙拮抗剂(CCB)	对老年高血压尤其有效,可作为一线降压药物	下肢水肿、头晕、头痛、心动过速等。心脏传导阻滞和心力衰竭者禁用非二氢吡啶类钙拮抗剂
血管紧张素转换酶抑制剂(ACEI)	用于老年高血压可降低心脏前后负荷、不增加心率、不降低心脑肾血流、不引起直立性低血压、无停药反跳现象	皮疹、咳嗽、血管性水肿、味觉异常等。肾动脉狭窄者禁用,同时用保钾利尿剂应谨慎
血管紧张素 II 受体拮抗剂(ARB)	具有强效、长效、平稳降压的特点,对老年 ISH 有效	副作用少,极少发生咳嗽
β 受体阻滞剂	老年高血压疗效差。但适用于老年高血压合并心绞痛且心率偏快者,尤其是心肌梗死的二级预防	疲乏、耐力降低。心脏传导阻滞、周围血管病、呼吸道阻塞性疾病慎用或禁用
α 受体阻滞剂	适用于老年高血压合并血脂异常、糖耐量异常及周围血管病,尤其是有前列腺增生、排尿障碍者	直立性低血压、晕厥、心悸等

表 8-2　老年高血压药物治疗潜在并发症及其影响因素

影响因素	潜在并发症
压力感受器活动减弱	直立性低血压
脑自主调节受损	收缩压轻度下降即可诱发脑缺血
脑容量减少	直立性低血压、低钠血症
对低钾血症敏感	心律失常、肌无力
中枢神经系统改变	抑郁精神错乱
肝肾功能减退	药物蓄积所致的毒性反应
服用多种药物	药物间相互作用所致副反应

(三)心理调适

老年高血压患者的情绪波动会进一步加重病情,故应鼓励老人使用正向的调适方法,如通过与家人、朋友间建立良好的关系得到情感支持,从而获得愉悦的感受。

(四)健康指导

高血压治疗的长期性决定了其防治工作的另一个重要领域在社区,医务人员需要通过健康教育、生活指导、康复指导等工作,降低高血压的各种危险因素。

1. 健康教育

对老人进行面对面培训,提高其有关高血压的知识、技能和自信心,使老人明确定期检测血压、长期坚持治疗的重要性,避免出现不愿服药、不难受不服药、不按医嘱服药的三大误区,养成定时定量服药、定时定体位定部位测量血压的习惯。

2. 生活指导

(1)减轻体重:可通过减少总热量摄入和增加体力锻炼的方法减重。减重速度因人而异,但首次减重最好能达到 5 kg 以增加信心。

(2)膳食调节:减少膳食脂肪,补充优质蛋白,增加含钾多、含钙高的食物。减少烹饪用盐及含盐量高的调料,少食各种盐腌食品。多食蔬菜和水果。提倡戒酒,因为酒精可增加降压药的抗药性。

(3)精神调适:保持乐观心态,提高应对突发事件的能力,避免情绪过分激动。

(4)劳逸结合:生活规律,保证充足的睡眠,避免过度脑力劳动和体力负荷。

3．康复运动

适当运动不但有利于血压下降，而且可提高其心肺功能。适当运动包括四方面：①适当的运动形式；②适当的运动强度；③适当的运动时间；④适当的运动目标。运动方式一定要选择有氧运动，强调中小强度、较长时间、大肌群的动力性运动，如步行、慢节奏的交谊舞、重心不太低的太极拳等。

4．中医中药

中国传统中药、针灸、推拿、气功等对老年高血压患者的康复有一定疗效。如"轻揉腹部"就是一种简单的推拿方法：患者取仰卧位，术者用掌根轻揉、按摩整个腹部，顺时针转动，期间患者自然呼吸，每次持续约 5 min。

5．定期检测

最好家庭自备血压计，每天由家人定时测量血压并记录，尤其是在有自觉症状或情绪波动时，应及时测量，发现血压高于正常应及时补充必要的药物或到医院就诊。另外，还需定期检查尿常规、血液生化、心电图及眼底。

四、护理评价

经治疗和护理后，达到以下护理目标：①老人学会饮食及运动控制血压的方法；②老人能按照要求定时定量规律用药；③血压控制平稳，并发症发生率少或无；④老人能自觉调节不良情绪。

第三节　老年冠心病患者的护理

冠心病是冠状动脉性心脏病（CHD）的简称，是指冠状动脉粥样硬化，使血管腔狭窄或阻塞，和（或）因冠状动脉功能性改变（痉挛）导致心肌缺血缺氧或坏死而引起的心脏病。其患病率随年龄的增加而增多。除了年龄因素，老年冠心病的发生与高血压、糖尿病有关，老年女性还与雌激素水平下降有关。70 岁以上的老年人几乎都患有不同程度的冠心病。

老年冠心病患者的临床特点表现：①病史长、病变累及多支血管，常有陈旧性心肌梗死，且可伴有不同程度的心功能不全；②可表现为慢性稳定型心绞痛，也可以急性冠状动脉综合征（包括不稳定型心绞痛、急性心肌梗死及冠心病猝死）为首发症状；③常伴有高血压、糖尿病、阻塞性肺气肿等慢性疾病；④多存在器官功能退行性病变，如心脏瓣膜退行性变、心功能减退等。由于上述原因，老年冠心病患者发生急性冠状动脉综合征的危险性相对较大。1979 年 WHO 将冠心病分为无症状性心肌缺血、心绞痛、心肌梗死、缺血性心肌病、猝死 5 型，因心绞痛是冠心病最常见的类型，而急性心肌梗死（AMI）在老年人的发病率较一般成人高，且高龄者 AMI 的病死率较高，故本届重点介绍老年心绞痛和老年心肌梗死的护理。

一、老年心绞痛

老年心绞痛是冠状动脉机械性或动力性狭窄致冠状动脉供血不足，心肌急剧、暂时地缺血、缺氧所引起的以短暂胸痛为主要表现。90% 的老年心绞痛是因冠状动脉粥样硬化引起，也可由冠状动脉狭窄或两者并存引起。

（一）护理评估

1．健康史

老年心绞痛的诱因与一般成人有所不同，应注意评估。

（1）非疾病因素

除一般诱因，如饱餐、受寒、酷热外，体力活动和情绪激动是老年人心绞痛的常见诱因。老年人躯体承受能力降低，易受外部环境的影响；老年人易遭受地位改变、丧偶、孤独等心理应激，且脾气大、固执等易造成情绪激动。

（2）疾病因素

高血压、肺部感染、血糖控制不良等各种并发症是老年心绞痛的常见诱因。

2. 身体状况

老年人心绞痛表现多不典型，以不稳定型心绞痛为多。

（1）疼痛部位不典型

疼痛可以在上颌部与上腹部之间的任何部位。其特点是每次发作多在同一部位，同样原因诱发。

（2）疼痛性质不典型

由于痛觉减退，其疼痛程度往往较轻，而疼痛以外的症状，如气促、疲倦、喉部发紧、左上肢酸胀、胃灼热（烧心）等表现较多，且会有无症状心肌缺血发生。

（3）体征少

大多数老年心绞痛患者可无阳性体征。

3. 辅助检查

（1）心电图

老年心绞痛患者最常见的心电图异常是非特异性 ST–T 改变，即心绞痛发作时一过性的完全性左束支传导阻滞，常提示有多支冠状动脉病变或左心功能不全。

（2）活动平板运动试验

阳性结果虽对冠心病诊断有一定价值，但老年人可因肺功能差或体力不支而影响结果判断。

（3）核素心肌显像检查

可早期显示缺血区的部位和范围，结合其他临床资料，对老年心绞痛诊断有较大价值。

（4）冠状动脉造影

老年人做冠状动脉造影是安全可靠的。此检查不但可以确诊或排除冠心病，而且对患者是否需行冠状动脉血运重建也是必不可少的检查手段。

4. 心理 – 社会状况

评估老人有无因心肌缺血所引起的恐惧、抑郁，有无因对病情及预后不了解而产生焦虑反应。老人的家庭成员能否支持配合医护方案的实施。

（二）常见护理诊断 / 问题

1. 急性 / 慢性疼痛

与心肌缺血、血氧有关。

2. 活动无耐力

与心肌供血、供氧不足有关。

3. 知识缺乏

与缺乏控制诱发因素及药物应用的知识有关。

4. 潜在并发症

心肌梗死。

（三）护理计划与实施

老年人心绞痛的治疗护理目标：控制心绞痛的发作，提高运动耐量，延缓冠状动脉粥样硬化的进展，改善生活质量。

1. 一般护理

心绞痛发作时，立即停止原有活动，协助老人取舒适体位休息。有条件者及时给予间歇氧气吸入，调节流量为 4 ~ 6 L/min。

2. 病情监测

严密观察胸痛的特点及伴随症状，随时监测生命体征、心电图的变化，注意有无急性心肌梗死的可能。

3. 用药护理

老年心绞痛治疗所使用的药物种类与一般成人相同，但在使用的细节上要注意结合老年人的特点。

（1）硝酸酯类

硝酸酯类是老年心绞痛患者的常备药，对缓解心绞痛最为有效。针对老年人口干的特点，口服硝酸甘油前应先用水湿润口腔，再将药物嚼碎置于舌下，这样有利于药物快速溶化生效，有条件的老人最好使用硝酸甘油喷雾剂。首次使用硝酸甘油时宜平卧，因老年人易出现减压反射导致血容量降低。

（2）β受体阻滞剂

应遵循剂量个体化的原则，从小剂量开始，使心率维持在55次/分以上。老年人用药剂量较中年人要小。伴有慢性阻塞性肺疾病、心力衰竭或心脏传导病变的老人对β受体阻滞剂很敏感，易出现副作用，故应逐渐减量、停药。

（3）钙拮抗剂

钙拮抗剂可引起老年人低血压，应从小剂量开始使用。长效制剂氨氯地平血药浓度与肾功能损害无关，故可适用于老年心绞痛合并高血压的患者。维拉帕米有明显的负性肌力和负性传。

（4）血小板抑制剂

除了临床上使用较广的阿司匹林、噻氯匹定、氯吡格雷，糖蛋白Ⅱb/Ⅲa（GPⅡb/Ⅲa）被认为是抗血小板治疗最有希望的一类药，老年人使用不会增加颅内出血的危险性。在使用血小板抑制剂期间应密切观察有无出血倾向，定期监测出、凝血时间及血小板计数。

（5）他汀类降脂药

他汀类降脂药具有降脂、抗炎、稳定动脉粥样硬化斑块和保护心肌的作用。对于伴有高脂血症的老人，应坚持使用此类药物治疗。

4. 心理调适

老人的负性情绪来自对疾病的不合理认知，如冠心病等于不治之症等，可通过对疾病本质和预后的讲解改善其不合理认知。也可以指导患者通过自我暗示改变消极心态，如告诫自己沉着、冷静、暗示自己"心绞痛是可以战胜的"等。

5. 健康指导

健康指导应采取综合性措施，包括控制病情发展，恢复、维持和增强患者躯体功能及社交能力。

（1）健康教育

通过教育和咨询，使患者及家属了解心绞痛的发生机制、常见的危险因素、治疗和康复的方法。改善他们在治疗、护理和康复中的配合程度。

（2）生活指导

老年人心脏储备功能差，稍微增加心脏负荷的活动即可诱发心绞痛，故防止诱因特别重要。日常生活中指导患者养成少食多餐的习惯，提倡饮食清淡，戒烟限酒；根据老人的心功能状态合理安排活动，避免过度劳累；保持乐观、稳定的情绪；天气转冷时注意防寒保暖；及时控制各种并发症。

（3）康复运动

对稳定型心绞痛患者可在全面评估其病情的基础上，结合自身的运动习惯，有针对性地制订运动处方，运动处方要求基本同老年高血压患者。运动处方实施要循序渐进，一般分三个阶段：第一阶段为适应期，经过一段时间适应性锻炼逐渐达到运动处方规定的条件，此阶段所需时间为6～8周；第二阶段为增强期，按运动处方坚持锻炼，通常为24周；第三阶段为维持期，增强阶段结束后，长期保持运动疗法的阶段。此期要对运动效果做出全面评估，制订出适合自己的运动计划。

（4）中医康复

中国传统中医药对心绞痛的康复有一定效果，如适合于老年人的气功强调"放松、入静、意守丹田"和"意到、气到、力到"等原则，可使神经系统的兴奋和抑制得以平衡，对心绞痛老人十分有益。在心绞痛康复早期应练静气功，每次练10 min，每日2～3次，逐渐增加至每次20～30 min。病情稳定后可改练动气功。

（四）护理评价

经治疗和护理后，达到以下护理目标：①老人掌握了减轻疼痛的方法；②能遵医嘱科学合理用药；③活动耐力逐渐提高；④无心肌梗死发生；⑤能够有意识地调节不良情绪。

二、老年急性心肌梗死

老年急性心肌梗死是在冠状动脉粥样硬化的基础上，冠状动脉内斑块破裂出血、血栓形成或冠状动脉严重持久地痉挛，发生冠状动脉急性阻塞，冠状动脉血供急剧减少或中断，相应心肌发生持续而严重的缺血，引起部分心肌缺血性坏死。老年急性心肌梗死的发生率明显高于中青年。年龄是影响急性心肌梗死（AMI）预后的重要因素。

（一）护理评估

1. 健康史

（1）外部因素

与年轻人不同，缺乏体育锻炼及社交活动是老年人 AMI 的主要危险因素。老年 AMI 发作的诱因少于中青年，常可在休息或睡眠过程中发生。另外，发热和感染（大多为呼吸道感染）也是老年人，尤其是高龄老人的常见诱因。

（2）内在因素

大部分老年 AMI 患者存在多支血管严重病变，3/4 粥样斑块有破溃出血，继发血栓形成。另外，老年患者因神经体液调节障碍，导致代谢产物血栓素 A2 增多，其可诱发冠状动脉强烈痉挛。

（3）发病特点

老年 AMI 患者发病表现差异较大，1/3 的患者发病急骤，约 1/2 症状轻微，应仔细评估，防止延误病情。

2. 身体状况

老年 AMI 患者的临床特征如下。

（1）症状不典型

有典型临床症状的老年 AMI 患者不到 1/3，高龄老人更少。胸痛轻微，伴有糖尿病的高龄老人可无胸痛，有的老人表现为牙、肩、腹等部位的疼痛或出现胸闷、恶心、休克、意识障碍等表现。AMI 首发症状中，胸痛随增龄而减少，气促、意识障碍随增龄而增多。

（2）并发症多

老年 AMI 患者各种并发症的发生率明显高于中青年，其中室壁瘤的发生率是中青年的 2 倍，70 岁以上的心肌梗死患者心脏破裂的发生率较中青年高 3 倍，水、电解质失衡发生率为 56.7%（中青年为 31.3%），院内感染发生率为 20.4%（中青年为 5.7%）。

（3）其他

老年 AMI 病程长，长期慢性缺血有助于侧支循环的建立，因此老年 AMI 患者非 Q 波性心肌梗死（NQMI）较多。且再梗死及梗死后心绞痛发生率高，易发生心肌梗死扩展。

3. 辅助检查

（1）心电图

除特征性、动态心电图的改变外，老年 AMI 患者的心电图可仅有 ST-T 改变，且无病理性 Q 波检出率较高。

（2）心肌酶

老年 AMI 患者的心肌酶可显示不同于中青年的特点：肌酸激酶（CK）、天门冬酸氨基转移酶（AST）及乳酸脱氢酶（LDH）峰值延迟出现，CK 和 AST 峰值持续时间长，CK 峰值低。

（3）其他

血常规、血沉检查可反映组织坏死和炎症反应情况。冠状动脉造影对判断病变部位、病变程度、侧支循环建立情况及选择治疗方案具有重要价值。

4. 心理 – 社会状况

老年 AMI 因发病急骤和病情严重会造成患者及家属强烈的恐惧和慌乱。患者可表现为语调低沉、不敢活动，担心死亡降临；家属常常神情紧张、手足无措。有的患者或家属外表看似平静，但实际内心的恐惧却非常强烈。

（二）常见护理诊断 / 问题

（1）急性疼痛

与心肌缺血、坏死有关。

（2）活动无耐力

与心排血量减少有关。

（3）恐惧

与病情危重有关。

（4）潜在并发症

心源性休克、心力衰竭、心律失常。

（三）护理计划与实施

老年 AMI 的治疗护理目标是挽救濒死的心肌，防止梗死扩大，保护和维持心脏功能，减少并发症的危害，使老人度过急性期后保持尽可能多的有功能的心肌。

1. 一般护理

老年 AMI 的饮食、给氧等一般护理与中青年相似，但对有严重并发症以及高龄、体弱者应适当延长卧床时间，下床活动需有人照顾。

2. 用药护理

1）溶栓治疗

目前认为，高龄本身不是拒绝溶栓的理由，关键在于有无除年龄以外导致脑出血的危险因素，对有适应证的老年 AMI 患者应积极、谨慎地开展溶栓治疗。在此过程中，应密切观察有无头痛、意识改变及肢体活动障碍，注意血压及心率的变化，及时发现脑出血征象。

2）急性介入治疗

老年 AMI 患者介入治疗的并发症相对较多，应密切观察有无再发心前区疼痛，心电图有无变化，及时判断有无新的缺血性事件发生。

3）常规药物治疗

（1）镇痛剂

老年患者对吗啡的耐受性降低，使用时应密切观察有无呼吸抑制等不良反应。对伴有阻塞性肺气肿等肺部疾病患者忌用。

（2）抗凝制剂

阿司匹林能降低 AMI 的死亡率，大于 70 岁的老年人受益更大，已成为老年 AMI 的标准治疗。但老年人在使用过程中要注意观察胃肠道反应及有无出血。

（3）β 受体阻滞剂

早期应用可降低老年 AMI 的死亡率，可选用对心脏有选择性地比索洛尔或美托洛尔，从小剂量开始逐渐增量，以静息心率控制在 60 次 / 分为宜。

（4）ACEI

可有头晕、乏力、肾功能损害等副作用，故老年 AMI 患者应使用短作用制剂，从小剂量开始，几天内逐渐加至耐受剂量，且用药过程中要严密监测血压、血清钾浓度和肾功能。

4）并发症治疗

（1）并发心律失常

老年 AMI 窦性心动过缓发生率高于中青年，而老年人多患有前列腺增生和青光眼，用阿托品治疗易发生尿潴留和青光眼急性发作；用异丙肾上腺素治疗可导致室性心律失常甚至扩大梗死面积，故应慎重并密切观察。

（2）并发心力衰竭

AMI 伴中度心力衰竭对利尿剂有较好疗效，但老年人过度利尿可引起头晕、心慌等不良反应，故应尽量口服给药。老年人易发生洋地黄中毒，故在选用快速制剂和控制剂量的基础上，还应动态监测肾功能和电解质。老年患者对多巴胺易产生依赖性，不宜长期使用。

（3）并发心源性休克

有适应证者应立即溶栓或介入治疗，可明显降低死亡率。

3. 心理调适

老人入住监护室时要及时给予心理安慰，告知医护人员会随时监测其病情变化并及时治疗处理。医护人员工作应紧张有序，避免因忙乱带给老人及家属的不信任和不安全感。

4. 健康指导

AMI 健康指导大部分内容与老年心绞痛相同，不同点主要体现在健康教育和康复运动两方面。

（1）健康教育

因为心肌梗死是心脏性猝死的高危因素，应教会老年 AMI 照顾者心肺复苏的技术，以便紧急情况下在家庭实施抢救。

（2）康复运动

美国学者 Wenger 提出心肌梗死后急性期的康复模式可适用于老年 AMI 患者。Wenger 将心脏康复分为四个阶段：第一阶段为急性期，即患者从入院至出院阶段；第二阶段为恢复期，即患者在家延续第一阶段的训练直至心肌梗死瘢痕成熟；第三阶段为训练期，即心肌梗死愈合后的安全有氧训练阶段；第四阶段为维持期，即终生有规律的运动。从第二阶段正规康复训练开始，运动处方要求基本同心绞痛。关键是第一阶段要按照表 8-3 的七步康复程序安排运动。

表 8-3 急性心肌梗死住院阶段七步康复程序

步骤	康复运动	自理活动	健康教育
第一步	床上做四肢关节的主动、被动运动，非睡眠时间每小时 1 次	部分活动自理。自己进食，垂腿于床边，使用床边便盆。每日坐椅子 1～2 次，每次 15 min	介绍病房环境、个人急救和社会支援
第二步	坐于床边做四肢关节的主动运动	床上活动完全自理。每日坐椅子 2～3 次，每次 15～30 min	帮助戒烟，介绍康复程序，需要时给予教育材料
第三步	做 2 MET 的伸展运动；慢速行走 5 m 并返回	在病房里走动；随时坐椅子；坐轮椅在病房邻近区域活动	介绍心脏解剖和功能，讲解动脉硬化、心肌梗死的发病机制
第四步	做 2.5 MET 的体操；中速行走 23 m 并返回	监护下在病房邻近区域走动	介绍心肌梗死的危险因素及控制方法，教会自测脉搏
第五步	做 3 MET 的体操；走 92 m，每天 2 次；试着下几级台阶	随时在病房、走廊走动；走到距离病房较远的区域	介绍健康饮食和节省体力的方法
第六步	继续以上活动；走 153 m，每天 2 次；下楼（乘电梯返回）；介绍家庭运动	监护下温水淋浴	介绍医护方法：药物、手术、运动、家庭及社区调节
第七步	继续以上所有活动；上楼；继续介绍家庭运动	继续以前所有活动	出院计划：提供教育资料和药物卡；指导院外药物使用、活动、饮食、娱乐随诊等

注：MET，代谢当量（metabolic equivalent），常用于评价有氧训练的强度和热量消耗，1 MET 被定义于每千克体重每分钟消耗 3.5 mL 氧气，相当于一个人在安静状态下坐着，没有任何活动时，每分钟氧气消耗量。

（四）护理评价

经治疗和护理后，达到以下护理目标：①老人掌握了减轻心脏负担的技巧，疼痛有所减轻或消失；②老人活动耐力逐渐提高；③老人能遵医嘱科学合理用药；④老人负性情绪有所改善。

第四节　老年脑卒中患者的护理

脑卒中又称脑血管意外，是指脑血管疾病的患者，因各种诱发因素引起脑内动脉狭窄、闭塞或破裂，而造成急性脑血液循环障碍，临床上表现为一过性或永久性脑功能障碍的症状和体征。在我国，脑卒中已成为严重危害老年人生命与健康的主要公共卫生问题，在城市居民死因中脑卒中居首位，农村居第二位。脑卒中还是老年人致残的主要原因，幸存者中 75% 丧失劳动能力，其中 40% 重度致残。脑卒中分为缺血性和出血性两大类，缺血性包括短暂脑缺血发作（TIA）和脑梗死，出血性包括脑出血和蛛网膜下隙出血。

一、脑梗死

脑梗死是局部脑组织因血液灌注障碍而发生的变性坏死，常表现为急性起病的局灶性神经功能障碍。其发生率占脑血管病的 60% ~ 70%，且发生率随着年龄的增大而增加，是导致老年人致死、致残的主要疾病之一。脑卒中主要包括脑血栓形成和脑栓塞两大类，其中脑血栓形成占脑卒中的 60%，脑栓塞占脑卒中的 5% ~ 20%。

（一）护理评估

1. 健康史

动脉粥样硬化是脑血栓形成与脑栓塞的共同病因，因此，高血压、糖尿病、高脂血症、吸烟、冠心病及精神状态异常等导致或加重动脉粥样硬化的因素都与老年脑梗死的发生有关，应评估老人有无此方面的基础病变。由于脑血栓形成与脑栓塞的机制不同，其病因也有所区别。

（1）脑血栓形成

动脉炎、血管痉挛、血液成分和血流动力学改变可促进血栓形成。

（2）脑栓塞

造成老年脑栓塞的栓子最多见于心源性，即心脏附壁血栓脱落，其次为非心源性。老年人最常见的是主动脉弓及其发出的大血管的动脉粥样硬化斑块脱落或肺静脉血栓栓塞，另有脂肪栓子、气体栓子等。

2. 身体状况

老年人脑梗死的临床特点表现为以下几方面。

（1）脑血栓的形成表现

约 25% 的老人发病前有 TIA 发作史，多在睡眠或安静状态下起病。发病时一般神志清楚，局灶性神经系统损伤的表现多在数小时或 2 ~ 3 天内达高峰，且因不同动脉阻塞表现各异，其中大脑中动脉闭塞最为常见，可出现典型的"三偏"症状：对侧偏瘫、偏身感觉障碍、同向偏盲；若主干急性闭塞，可发生脑水肿和意识障碍；若病变在优势半球常伴失语。

（2）脑栓塞表现

老年脑栓塞发作急骤，多在活动中发病，无前驱症状，意识障碍和癫痫的发生率高，且神经系统的体征不典型。部分患者有脑外多处栓塞证据，如肺栓塞、肾栓塞或下肢动脉栓塞等。

（3）无症状性脑梗死多见

在 65 岁以上的人群中，无症状性脑梗死的发生率可达 28%。

（4）并发症多

老年人由于多病共存，心、肺、肾功能较差，常易出现各种并发症，如肺部感染、心力衰竭、肾衰竭、应激性溃疡等，使病情进一步加重。

3. 辅助检查

（1）头颅 CT

可显示梗死的部位、大小及数量等，梗死区为低密度影。

（2）磁共振（MRI）

比 CT 更早发现梗死灶，尤其对脑干及小脑梗死的诊断率高。

（3）数字减影血管造影（DSA）

可显示动脉闭塞或狭窄性的部位和程度，还可显示颅内动脉瘤和血管畸形。因其无创性尤其适合老年人脑梗死的辅助检查。

（4）经颅血管多普勒（TCD）

可测定颅底动脉或狭窄性部位和程度，对血管狭窄引起的 TIA 诊断有帮助。

（5）单光子发射 CT（STECT）

单光子发射 CT 是放射性核素与 CT 相结合的一种新技术，可更早发现脑梗死、定量检测脑血流量和反映脑组织的病理生理变化。

4. 心理 – 社会状况

老年脑梗死因病情危重，不但会造成患者及家属的恐惧和忧虑，而且因功能性障碍会加重患者的悲观、无能为力感。另外，脑梗死较高的致残率对家庭成员的照顾能力也提出了更高的要求。

（二）常见护理诊断 / 问题

1. 躯体活动障碍

与偏瘫或肌张力增高有关。

2. 语言沟通障碍

与意识障碍或病变累及语言中枢有关。

3. 有外伤的危险

与偏瘫、平衡能力降低有关。

4. 潜在并发症

肺炎、泌尿系统感染、消化道出血、压疮、失用综合征。

（三）护理计划与实施

治疗护理的目的是改善梗死区的血液循环，尽可能恢复神经功能，预防急性期并发症的发生，预防脑卒中的复发。尽早实施系统化康复指导，提高患者的生活质量。具体措施一般如下。

1. 一般护理

（1）环境

昏迷者尽量减少搬动，为老人提供安静舒适的环境，这样既有利于老人的身心健康，又便于护理员与老人之间的有效沟通。

（2）氧疗

间歇给氧，呼吸不畅者及早采用气管插管或气管切开术。

（3）监护

急性脑梗死的老人应进入脑卒中单元重点监护，密切观察意识、瞳孔、生命体征、肌力、肌张力的变化，加强血气分析、心电图、血压的检测，防止低氧血症、心律失常及高血压的发生。

（4）预防并发症

为预防坠积性肺炎、泌尿系统感染、失用综合征等并发症的发生，应指导老人在急性期生命体征平稳时就进行被动运动，鼓励早期下床活动，日常生活活动尽量自己动手，必要时予以协助，尤其做好个人卫生。尽量避免导尿以免尿路感染。

2. 用药护理

老年梗死的治疗主要包括溶栓、抗凝、抗血小板聚集、降颅压。

（1）溶栓剂

在起病 3 ~ 6 h 使用可使脑组织获得再灌注，常用药物为尿激酶、重组型纤溶酶原激活剂，该类药物最严重的副作用是颅内出血，在使用期间应严密观察生命体征、瞳孔、意识状态的变化，同时注意有无其他部位出血倾向。

（2）抗凝剂

可减少 TIA 发作和防止血栓形成，常用药物为肝素和华法林。用药期间严密监测凝血时间和凝血酶原时间。肝素皮下注射拔针时应延长按压时间，以免出血。

（3）抗血小板聚集药

在急性期使用可降低死亡率和复发率，注意不能在溶栓或抗凝治疗期间使用，常用药物为阿司匹林、噻氯匹定和氯吡格雷。除了观察有无出血倾向，长期使用阿司匹林可引起胃肠道溃疡，因此消化性溃疡患者应慎用。

（4）降颅内压药

大面积梗死可出现水肿和颅内压增高，需要应用脱水剂降颅压，常用药物有甘露醇、呋塞米、血清蛋白。使用过程应记录 24 h 出入量；严密监测心、肾功能；使用甘露醇降颅压时，应选择较粗血管，以保证药物的快速输入。

3. 心理调适

同情并理解老人的感受，鼓励老人表达内心的情感，指导并帮助老人正确处理面临的困难，对任何一点进步都要予以肯定，通过问题的解决证实老人的能力与价值，增强战胜疾病的信心。教会家属照顾老人的方法和技巧，引导家属为老人提供宽松和适于交流的氛围。

4. 健康指导

1）健康教育

向患者及其家属讲解脑梗死的病因、表现、就诊时机及治疗和预后的关系。解释药物的使用方法及副作用。心房纤颤是老年脑栓塞的常见病因，故对心房纤颤的老人可长期预防性使用抗凝剂或抗血小板聚集药。

2）生活指导

包括饮食、穿衣、如厕。

（1）饮食

应适当限制脂肪、糖及盐的摄入，少喝咖啡，每餐进食七八分饱。同时为保证营养摄入充分，对吞咽困难者可进半流食，且速度应缓慢，进食后保持坐位 30 ~ 60 min，防止食物反流。因意识不清不能进食时，可通过静脉或鼻导管供给营养。为防止食物误入气管引起窒息，进食前要注意休息，避免疲劳增加误吸的危险；进餐时告知老人不要讲话；用杯子饮水时杯中水不能过少，防止杯底抬高，增加误吸危险。

（2）穿衣

指导患者穿宽松、柔软、棉质、穿脱方便的衣服，穿衣时先穿患侧后穿健侧，脱衣时顺序相反，不宜穿系带的鞋子。

（3）如厕

训练患者养成定时排便的习惯，如活动障碍，可利用便器在床上排便。可自行如厕者，要有人陪护，以便帮助患者穿脱裤子和观察病情。

3）康复训练

康复训练包括语言、运动及协调能力的训练。

（1）语言

可根据患者喜好选择合适的图片或读物，从发音开始，按照字、词、句、段的顺序训练患者说话，训练时护理人员应仔细倾听，善于猜测询问，为患者提供述说熟悉的人或事的机会。同时要对家属做必要指导，为患者创造良好的语言环境。

（2）运动

运动功能的训练一定要循序渐进，对肢体瘫痪患者在早期即开始做关节的被动运动，幅度由小到大，由大关节到小关节，以后应尽早协助患者下床活动，先借助平行木练习站立、转身，后训练远端肌肉的控制力，训练时要注意保证患者的安全。

（四）护理评价

经治疗和护理后，达到以下护理目标：①老人及家属学会了日常护理及合理用药的方法；②老人无或少有并发症的发生；③日常生活能力有所提高；④自我价值感有所提高。

二、老年脑出血

脑出血（ICH）指原发于脑实质内的非外伤性血管破裂出血，是影响老年人健康的最严重疾病。近年报道老年人患病率为 250/10 万，且患病率和病死率随年龄增长而增加，存活率中 80% ~ 95% 遗留神经功能损害。

（一）护理评估

1. 健康史

（1）基础疾病

脑出血患者 80% ~ 90% 有高血压史，长期高血压可使脑小动脉管壁呈玻璃样变或纤维素样坏死，弹性降低，脆性增高；长期高血压还可使大脑中动脉深支豆纹动脉、椎 – 基底动脉的旁正中动脉等形成微动脉瘤，当血压骤升，就会引起小动脉或瘤的破裂出血。其次，动 – 静脉畸形，血管破裂也是引起脑出血的基础病因。少数血液病、动脉炎、淀粉样血管病也会导致脑出血的发生。

（2）用药情况

评估是否使用影响凝血的药物，如患者使用溶栓药、抗凝剂或抗血小板药物，可在跌倒、外伤后引起脑出血的发生。

（3）诱发因素

寒冷、大便用力、饮酒过度、情绪激动等因素可诱发脑出血。

2. 身体状况

由于脑细胞的代偿能力差，在出血范围相同的条件下，老年人的临床表现较中青年严重，恢复差，死亡率高。

（1）神经功能缺失严重

老年人因为脑动脉硬化和脑组织萎缩，导致脑部供血不足。一旦脑出血，可产生更严重的神经功能缺损，意识障碍多见，癫痫发作率高。据报道，老年人脑出血后 60% ~ 80% 有意识障碍，约 50% 出现昏迷。

（2）颅内高压症不典型

老年人因为脑组织萎缩，对额外颅内容物提供了场所，导致小到中量脑出血不会出现明显颅内高压的症状。

（3）并发症多

脑出血可引起下丘脑、边缘系统、血管调节中枢受累，同时作为应激反应可使交感神经刺激强化，导致老年人心血管功能紊乱进一步加重，在急性期常出现心肌梗死、心律失常表现。另外，脑出血可影响到内分泌和凝血功能，可出现非酮症高渗性昏迷、血栓静脉炎、应激性溃疡等并发症。

3. 辅助检查

（1）头颅 CT

作为脑出血的首选检查，能清楚、准确地显示血肿的部位、大小、形态及周围组织情况。脑出血为边界清楚、均匀的高密度影。

（2）磁共振（MRI）

对急性期的幕上及小脑出血诊断价值不如 CT，对脑干出血诊断率高。

（3）数字减影血管造影（DSA）

适合于怀疑有脑血管畸形、动脉瘤及血管炎的患者。

（4）经颅血管多普勒（TCD）

可测定颅底动脉闭塞或狭窄的部位和程度，对血管狭窄引起的 TIA 诊断有帮助。

（5）脑脊液检查

仅适用于不能进行 CT 检查且临床无颅内压增高的患者。脑脊液呈洗肉水样。

4. 心理 – 社会状况

同老年脑梗死。

（二）常见护理诊断 / 问题

（1）急性意识障碍

与脑出血引起的大脑功能缺损有关。

（2）清理呼吸道无效

与意识障碍有关。

（3）潜在并发症

脑疝、上消化道出血、心肌梗死、肺部感染、压疮。

（三）护理计划与实施

治疗护理的目标是防止继续出血，降低颅内压，防治并发症，通过康复训练减少神经功能残疾程度和降低复发率。具体措施如下。

1. 一般护理

（1）环境与休息

保持环境安静。患者抬高床头 15° ~ 30°，绝对卧床休息，有烦躁、谵妄时加保护性床栏，必要时使用约束带适当约束。

（2）氧疗与降温

保持呼吸道通畅，必要时行气管插管或气管切开术。用鼻导管或面罩吸氧，维持动脉血氧饱和度在 90% 以上。发热者可通过戴冰帽、大血管处放置冰袋等方法物理降温，低温可降低脑代谢率，延迟 ATP 的消耗，并减少酸性代谢产物的堆积。

（3）饮食与排便

意识障碍、消化道出血者应禁食 24 ~ 48 h，通过鼻饲保证每日营养需要量，同时每日输液量在 2 000 mL 左右，速度不能太快，每日补充氯化钾 1 ~ 3 g。卧床期间保持大小便通畅，意识障碍者留置导尿，注意保持导尿管的通畅和清洁。

持续心电监护，密切观察意识、瞳孔、生命体征、尿量等变化，警惕脑疝的发生。

2. 防治并发症

为预防肺部感染，在做好呼吸道管理的同时，对合并意识障碍的老年患者可预防性使用抗生素，感染时则应根据痰培养及药敏试验选用抗生素。为防治应激性溃疡，除密切观察有无消化道出血征象外，可进行胃肠减压及预防性使用 H_2 受体阻滞剂。另外，可通过定期更换体位、保持皮肤清洁等方法防止压疮发生。

3. 用药护理

（1）降颅压药

常用药物为甘露醇，如患者合并心肾功能不全时可用呋塞米。对出血量较大、颅内压增高明显、意识障碍较重或有脑疝时还可选用地塞米松，但注意对合并糖尿病、消化道出血或严重感染的患者禁用糖皮质激素。降颅压药使用过程中注意事项同老年脑梗死。

（2）降压药

要根据高血压的原因决定是否使用降压药，如原来血压高、发病后血压更高者才使用降压药。收缩压在 180 mmHg 以内或舒张压在 105 mmHg 以内可观察而不使用降压药，血压不能降得太低，降压速度也不可太快，以免影响脑灌注压。

（3）止血药

对高血压性脑出血不主张使用止血药，如果是凝血机制障碍引起的脑出血或伴有消化道出血时可使用止血药，使用过程中应防止深静脉血栓的形成。

4. 心理调适

即使在急性期老人意识障碍时，也要及时安慰和鼓励患者，减轻患者的应激反应。同时做好家属的心理疏导，通过相关知识和技能的讲解增强其与患者合作战胜疾病的勇气和信心。

5. 健康指导

（1）健康教育

向患者及其家属介绍可加重病情和引起复发的诱因，指导在生活中尽量避免；指导患者及其家属预防和治疗引起脑出血的原发疾病，如高血压、高脂血症、糖尿病、肥胖症等。

（2）生活指导

同老年脑梗死。

（3）康复训练

同老年脑梗死。

（四）护理评价

经治疗和护理后，达到以下护理目标：①老人意识障碍逐渐改善；②日常生活能力有所提高；③情绪稳定，自信心有所增强。

第五节　老年肺炎患者的护理

老年肺炎是指发生于老年人的终末气道、肺泡和间质的炎症。老年人由于免疫功能下降和呼吸系统退行性变，其肺炎的发病率和死亡率远高于中青年，且随增龄几乎呈直线上升。据报道，75 岁以上老年肺炎的病死率为 50% ~ 61%，80 岁以上老年肺炎为第一死因，90 岁以上老年人 50% 可能死于肺炎。

一、护理评估

（一）健康史

绝大多数老年肺炎由感染所致，病原体及老人自身状况决定了病情的严重程度。

1. 口腔卫生

如口咽部细菌密度升高，菌群平衡失调，则可通过吸入导致老年肺炎的发生。大部分虚弱高龄的慢性病患者口腔卫生状况较差，细菌滋生较快。据统计，65 岁以上老人口腔革兰阴性杆菌分离率较年轻人高 10 倍。

2. 病原体

细菌感染最常见，其中引起老年社区获得性肺炎以肺炎链球菌为最常见，其次为流感嗜血杆菌、金黄色葡萄球菌、克雷白杆菌等。引起老年医院获得性肺炎以革兰阴性杆菌最常见。另外，老年人也是真菌、病毒的易感者。老年肺炎经常由多种病原体混合感染，其复合感染率高达 40%。

3. 并发症

老年人常常伴发各种慢性疾病，如神经系统疾病、糖尿病、营养不良、肿瘤等，可使机体免疫功能及上呼吸道防御功能下降。

（二）身体状况

老年肺炎的临床表现大多不太典型，其表现因病原体毒力、原身体状态不同而有较大差异。其主要特点如下。

1. 起病缓慢

主诉较少而含混，常有低热、呼吸急促、心动过速，而半数以上患者无典型高热、咳嗽、咳痰症状。

2．全身症状较肺部更明显

常表现为食欲减退、乏力、精神萎靡、意识模糊、营养不良等，而胸痛、咳嗽、咳痰相对较轻。

3．并发症多而重

老年患者因可能存在潜在性的器官功能不全，容易并发呼吸衰竭、心力衰竭、休克、DIC、电解质紊乱和酸碱失衡等严重并发症。

4．病程较长

老年肺炎常为多种病原菌合并感染，耐药情况多见，病灶吸收缓慢。

（三）辅助检查

1．白细胞计数

衰弱、重症和免疫功能低下的老年患者白细胞总数可以不高，但多有中性粒细胞升高和核左移。

2．X线检查

80%以上表现为支气管肺炎，少数呈节段性肺炎，而典型的大叶性肺炎较少见。如为金黄色葡萄球菌与厌氧菌性肺炎，则病菌易侵犯胸膜形成脓胸和脓气胸改变。

（四）心理－社会状况

老人会因病程长而引起烦躁或抑郁等情绪反应，同时要注意评估家属有无对患者病情和预后的担忧，家庭的照顾和经济能力能否应对。

二、常见护理诊断／问题

（1）清理呼吸道无效

与痰液黏稠及咳嗽无力或无效有关。

（2）气体交换受损

与肺炎所致的呼吸面积减小有关。

（3）潜在并发症

呼吸衰竭、心力衰竭、感染性休克。

三、护理计划与实施

治疗护理的目标是提高机体抵抗力，去除诱因，改善呼吸道的防御功能；积极防治并发症，促进康复，减少老年肺炎的死亡率。具体措施如下。

（一）一般护理

1．环境与休息

保持室内空气新鲜，温度控制在18～25℃为宜。住院早期应卧床休息，如并发休克者取仰卧中凹位，同时给予高流量吸氧。

2．呼吸与饮食

鼓励和指导患者有效呼吸，衰弱或重症者应定时翻身、叩背，必要时吸痰。饮食宜清淡易消化，含高热量、足够蛋白质、充分维生素及水分，注意少量多餐。

3．病情观察

老年肺炎并发症相当多见，并且严重地影响预后，故应密切观察患者的神志、呼吸、血压、心率及心律等变化，警惕呼吸衰竭、心力衰竭、休克等并发症。

（二）用药护理

应及早给予抗生素，抗生素的使用原则为早期、足量、针对致病菌选药、重症者联合用药、适当延长疗程。因口服吸收不稳定，宜注射给药。老年人往往存在肝肾功能不全，在使用肝肾排泄的抗菌药物时应慎重或减量。注重抗菌药物使用的个体化，对高龄、衰弱、伴有严重慢性疾病或并发症的患者应选用强效广谱抗生素或联合用药，应在体温、血象正常，痰量减少并转自5～7天后停药观察。

（三）心理调适

关心、安慰患者，耐心倾听患者的主诉，细致解释患者提出的问题。尽可能帮助和指导患者有效咳嗽，做好生活护理，使其以积极的心态配合医护工作。

（四）健康指导

1. 健康教育

向患者及其家属介绍肺炎发生的病因和诱因、早期治疗的重要性；药物的副作用及注意事项等。

2. 生活指导

为增强机体的抵抗力，指导老人坚持有氧运动、饮食营养均衡、戒烟忌酒、保持口腔清洁卫生。

3. 康复训练

老年肺炎患者如合并慢性呼吸衰竭，其呼吸肌疲劳无力，有效通气量不足，此时康复护理尤为重要。可教会患者腹式呼吸的方法，并要求每日锻炼 3～5 次，持续时间因人而异，以不产生疲劳为宜。此外，可配合步行、登楼梯、体操等全身运动，以提高老人的通气储备。

四、护理评价

经治疗和护理后，达到以下护理目标：①老人学会有效咳痰和呼吸的方法，呼吸功能得到改善；②能够按照要求摄入营养及运动锻炼，机体抵抗力有所增强；③用药科学规范；④无或少有并发症发生。

第九章　儿科疾病的护理

第一节　正常足月新生儿的护理

正常足月新生儿（normal term neonate）是指出生时胎龄满 37 ~ 42 周，体重在 2 500 g 以上，无畸形和疾病的活产婴儿。

一、足月新生儿特点

（一）外观特点

正常足月儿体重在 2 500 g 以上，身长 47 cm 以上，哭声响亮，肌肉有一定张力，四肢屈曲，皮肤红润，胎毛少，耳壳软骨发育良好，乳晕清楚，乳头突起，乳房可扪及结节，整个足底有较深的足纹，男婴睾丸下降，女婴大阴唇覆盖小阴唇。

（二）呼吸系统

胎儿在宫内不需要肺的呼吸，但有微弱的呼吸运动。胎儿肺内充满液体，出生时经产道挤压，1/3 肺液由口鼻排出，其余由肺间质毛细血管和淋巴管吸收，如吸收延迟，则出现湿肺症状。分娩后新生儿在第 1 次吸气后紧接着啼哭，肺泡张开。其呼吸较浅快，频率为 40 次 / 分左右，常呈腹式呼吸。

（三）循环系统

胎儿出生后血液循环发生巨大变化：①脐带结扎。②肺血管阻力降低。③卵圆孔和动脉导管出现功能性关闭。心率波动较大，100 ~ 160 次 / 分，平均 120 ~ 140 次 / 分，血压平均为 9.3/6.7 kPa（70/50 mmHg）。

（四）消化系统

足月儿消化道面积相对较大，有利于吸收。而胃呈水平位，贲门括约肌发育较差，幽门括约肌发育较好，易发生溢乳和呕吐。新生儿肠壁较薄，通透性高，有利于吸收母乳中营养物质，也易使肠腔内毒素及消化不全产物通过肠壁而进入血液循环，引起中毒症状和过敏现象。足月儿除胰淀粉酶不足外，其余消化酶均能满足生理需要。胎粪呈墨绿色，由肠黏膜脱落上皮细胞、羊水及消化液组成。出生后 12 h 内开始排泄，约 3 ~ 4 d 内排完，若超过 24 h 还未见胎粪排出，应检查是否为肛门闭锁。足月儿肝葡萄糖醛酸转移酶的活力较低，是出现生理性黄疸及对某些药物解毒能力低下的原因之一。

（五）血液系统

由于胎儿期处于相对缺氧状态，故足月儿出生时血液中红细胞数和血红蛋白量较高，血红蛋白中胎儿血红蛋白（HbF）约占 70%，后渐被成人血红蛋白（HbA）替代。由于胎儿血红蛋白对氧有较强的亲和力，氧离曲线左移，不易将氧释放到组织，所以新生儿缺氧时发绀不明显。足月儿刚出生时白细胞数较高，第 3 天开始下降。足月儿血容量为 80 ~ 100 mL/kg。

（六）泌尿系统

足月儿一般生后第 1 天排尿，如生后 48 h 无尿，需要检查原因。新生儿肾小管稀释功能尚可，但肾小球滤过率低，浓缩功能较差，因此排出同样量的溶质需比成人多 2 ~ 3 倍的水。新生儿排磷功能较差，因此牛奶喂养儿易导致低钙血症。

（七）神经系统

新生儿脑相对较大，约重 300 ~ 400 g，占体重 10% ~ 12%（成人仅 2%）。新生儿期间视觉、听觉、味觉、触觉、温觉发育良好，痛觉、嗅觉（除对母乳外）相对差些。足月儿出生时已具有原始的神经反射，如觅食反射、吸吮反射、握持反射、拥抱反射和交叉伸腿反射。由于锥体束发育不成熟，正常新生儿也可出现巴宾斯基征、凯尔尼格征、佛斯特征阳性。

（八）免疫系统

胎儿可从母体通过胎盘得到免疫球蛋白 IgG，因此不易感染一些传染病如麻疹；而免疫球蛋白 IgA 和 IgM 则不能通过胎盘传给新生儿，因此新生儿易患呼吸道、消化道感染和大肠埃希菌（大肠杆菌）、葡萄球菌败血症。新生儿单核 – 吞噬细胞系统和白细胞的吞噬作用较弱，血清补体比成人低，白细胞对真菌的杀灭能力也较低，这是新生儿易患感染的另一种原因。人乳的初乳中含较高分泌型免疫球蛋白 IgA，应提倡母乳喂养，提高新生儿抵抗力。

（九）体温调节

新生儿体温调节功能差，皮下脂肪较薄，体表面积相对较大，容易散热，其产热主要依靠棕色脂肪的代谢。新生儿的环境温度要适宜。室温过高时足月儿能通过皮肤蒸发和出汗散热，但如体内水分不足，血液浓缩而出现发热，称"脱水热"；室温过低时则可引起体温低下或寒冷损伤综合征。

（十）能量、水和电解质需要量

新生儿总的能量需要为：出生后第 1 天 209.2 ~ 313.8 kJ/kg（50 ~ 75 kcal/kg），以后增至每日 418.4 ~ 502.1 kJ/kg（100 ~ 120 kcal/kg），其体液总量占体重的 65% ~ 75%；每日液体需要量为：第 1 天为 60 ~ 80 mL/kg，第 2 天为 80 ~ 100 mL/kg，第 3 天以上为 100 ~ 140 mL/kg；钠、钾每日需要量各约 1 ~ 2 mmol/kg。新生儿患病时易发生酸碱失衡，其碳酸氢盐的肾阈值低，肾处理酸负荷能力不足，故特别容易发生代谢性酸中毒，需及时纠正。

（十一）常见几种特殊生理状态

（1）生理性体重下降：新生儿出生数日内，因丢失水分较多，出现体重下降，但一般不超过 10%，生后 10 d 左右，恢复到出生时体重。

（2）生理性黄疸：于新生儿出生后 2 ~ 3 d 出现，4 ~ 5 d 达高峰，2 周内消退，除皮肤及巩膜黄染外无临床症状，肝功能正常，血中非结合胆红素增加。

（3）乳腺肿大：生后第 3 ~ 5 天，男、女足月新生儿均可发生乳腺肿胀，如蚕豆到鸽蛋大小，系出生后母体雌激素影响中断所致。一般不需处理，切勿强行挤压，以免继发感染。生后 2 ~ 3 周内消退。

（4）口腔内改变：新生儿上腭中线和齿龈切缘上常有黄白色小斑点，分别俗称为"上皮珠"和"板牙"，系上皮细胞堆积或黏液分泌物积留所致，于生后数周至数月自行消失。其两颊部的脂肪垫，俗称"螳螂嘴"，对吸乳有利，不应挑割，以免发生感染。

（5）假月经：有些女婴生后 5 ~ 7 d 阴道可见带血性分泌物，持续 2 ~ 3 d，称假月经。系因妊娠后期母亲雌激素进入胎儿体内，生后突然中断，而形成类似月经的出血，一般不必处理。

二、常见护理问题

（一）有窒息的危险

与溢奶和呕吐有关。

（二）有体温改变的危险

与体温调节功能不完善有关。

（三）有感染的危险

与新生儿免疫功能不足有关。

（四）有受伤的危险

与没有自我防卫能力有关。

三、护理措施

（一）新生儿室要求

有条件的医院应设立新生儿病区或在病区中设立新生儿病室，并应安置在阳光充足、空气流通的朝南区域。病室内最好备有空调和空气净化设备，保持室温在 24～26℃、相对湿度在 55%～65%。每张病床占地面积为 2.5 m²，床间距离为 60 cm 以上。规模较大的病区应设入院观察室、危重监护室、足月儿室及早产儿室，另配 1～2 间空房间，供临时隔离或空气消毒时轮换使用，条件许可的还应设置血气分析等检查室。

（二）保持呼吸道通畅

（1）在新生儿娩出后开始呼吸前，应迅速清除口、鼻部的黏液及羊水，保持呼吸道通畅，以免引起吸入性肺炎。

（2）经常检查鼻孔是否通畅，清除鼻孔内的分泌物。

（3）保持新生儿适宜的体位，一般取右侧卧位，如仰卧时避免颈部前屈或过度后仰；给予俯卧位时，需专人看护，防止窒息。

（4）避免随意将物品阻挡新生儿口鼻腔或按压其胸部。

（三）维持体温稳定

新生儿体温调节功能尚不完善，因此应有足够的保暖措施，保暖方法有头戴帽、母体胸前怀抱、母亲"袋鼠"怀抱、热水袋、婴儿培养箱和远红外辐射床等。使用时因人而异，最好使婴儿处于"适中温度"的环境，"适中温度"系指能维持正常体核及皮肤温度的最适宜的环境温度，在此温度下，身体耗氧量最少，蒸发散热量最少，新陈代谢最低。此外，值得引起注意的是接触婴儿的手、仪器、物品等均应预热，以免导致传导散热。

（四）预防感染

（1）建立消毒隔离制度和完善的清洗设施：要求人人严格遵守，入室更衣换鞋，接触新生儿前后勤洗手，避免交叉感染。每季度对工作人员做 1 次咽拭子培养，对带菌者及患感染性疾病者应暂时调离新生儿室。病室应该使用湿法进行日常清洁，安装空气净化器，并要定期进行全面的清洁消毒，病室每月一次空气培养。

（2）脐部处理：一般在新生儿分娩后 1～2 min 内结扎，遵守无菌操作，消毒处理后包扎脐残端。同时应每日检查脐部，一天两次用 3% 过氧化氢溶液洗净后，再用 5% 聚维酮碘溶液消毒，直至脐残端脱落，脐凹干燥。如有感染可局部使用抗生素。

（3）皮肤护理：新生儿出生后，初步处理皮肤皱褶处的血迹，擦干皮肤后给予包裹。每日沐浴 1 次，达到清洁皮肤和促进血液循环的目的。同时检查皮肤黏膜完整性及有无肛旁脓肿等情况。

（五）供给营养

（1）喂养：正常足月儿提倡早哺乳，一般生后 0.5 h 左右即可给予母乳喂哺，鼓励按需喂奶。确实无法母乳喂养者先试喂 5%～10% 葡萄糖水，如无消化道畸形及吸吮吞咽功能良好者可给予配方乳。人工喂养者，奶具专用并消毒，奶流速以能连续滴出为宜。

（2）磅体重：定时、定磅秤，每次测定前均要调节磅秤零位点，确保测得体重的精确度，为了解营养状况提供可靠依据。

（六）确保新生儿安全

避免新生儿处于危险的环境，如高空台面，可能触及的热源、电源及尖锐物品。工作人员的指甲要短而光滑。

（七）健康教育

（1）促进母婴感情建立：目前国内外均大力提倡母婴同室和母乳喂养。因此，如母婴的情况允许，婴儿出生后，应尽早（30 min 内）将新生儿安放在母亲身旁，进行皮肤接触，鼓励早吸吮，促进感情交流，以利于婴儿身心发育。

（2）宣传育儿保健常识；向家长介绍喂养、保暖、预防感染、预防接种等有关知识。

（3）新生儿筛查：护理人员应了解新生儿筛查的项目，如先天性甲状腺功能低下症、先天性肾上腺皮质增生症、苯丙酮尿症和半乳糖血症等，按要求进行筛查。

四、出院指导

（一）喂养

1. 提倡母乳喂养

母亲患有结核、肝炎等传染病时，不能再喂母奶；遇患重感冒、发热等暂停母乳喂养。有上述情况、无母乳或母乳不足时可选用专为婴儿配方的奶粉。

2. 人工喂养儿应注意几点

（1）奶粉冲配法：按容量 1 ：4（1 份奶粉：4 份水）配成全奶。奶粉不能冲得过浓或过稀，以免引起消化不良或营养不足。

（2）奶量：一周内 30 ~ 45 mL/ 次，二周内 45 ~ 60 mL/ 次，半月以上 75 ~ 100 mL/ 次，每隔 3 h 左右喂一次。个别婴儿奶量视消化功能和需要而定。

（3）喂奶前试奶的温度：将奶滴在手腕内侧，以感觉温而不烫即可。喂奶时奶液要充满奶头，不要使婴儿吸入空气而引起吐奶。最好抱起婴儿或托起婴儿头肩部，并将其头侧向一边喂奶。

（4）吃奶后应竖抱，轻拍背部，让其暖气后方可放下，以免吐奶。

（5）奶粉最好现配现喂，若一次配好宜冰箱冷藏，时间不超过 12 h。每次喝剩的牛奶不能留至下次再喝。

（6）配奶和喂奶前均须洗净双手，奶瓶和奶头至少每日煮沸消毒一次，每次用后，用开水冲洗并盖上干净纱布。

3. 喂奶时须特别小心

若出现呛咳、憋气、面色发紫时应立即停喂，头低侧卧，拍背驱出气道内奶汁后急送医院。

4. 观察婴儿是否吃饱

吃奶后婴儿精神活泼，不哭，能安静入睡 3 ~ 4 h，体重增长每月在 0.7 kg 以上，说明奶量足够，如常哭闹不安，伴吸吮动作，吃奶后仍哭闹，说明奶量不足，需加量。新生儿奶量每次加 15 mL 左右。

5. 天气炎热时

须在两次喂奶间适当喂些水。

（二）观察婴儿大便

（1）母乳喂养的小儿大便呈金黄色、糊状，每日 3 ~ 4 次。

（2）人工喂养儿大便为淡黄色，较干，有时可有白色小凝块，每日 1 ~ 2 次。

（3）泡沫样绿色大便、酸臭、婴儿腹部胀气，是由于糖太多，应减少糖的进量。

（4）大便干燥，有白色硬结块，臭味重，是因为蛋白质过多，没有完全消化，应减少奶量。

（5）绿色、黏液大便，量少、次数多，婴儿哭闹不安，可能奶量不足，应增加奶量。

（6）大便中粪与水分开、色黄、有不消化奶瓣、次数增多，为消化不良，可延长吃奶间隔时间、稀释奶液或口服助消化药，必要时去医院就医。

（7）大便次数多、水分多、似蛋花汤样或黏液脓血、有腥臭味，需立即去医院治疗。

（三）皮肤护理

（1）小婴儿衣服宜用柔软棉质布制作，穿着宜宽松，衣服不用纽扣以免损伤皮肤，开襟衫带子不能扎得过紧，避免擦伤腋下皮肤；久藏箱子的衣服，要晒洗后再穿，因个别婴儿接触樟脑丸后会产生溶血。

（2）每日需洗脸、洗手、洗臀部，注意头颈、腋窝、肘弯、会阴部、手心、指缝等处的清洁。脐带脱落者夏天每日洗澡，冬季每周 1 ~ 2 次。洗澡前要提高室温至 29 ~ 30℃，洗澡时动作轻柔、及时擦干，可在皮肤皱褶部位扑爽身粉（将粉倒在手心里再均匀抹在婴儿身上，避免将粉吸入），并及时修剪指甲。对婴儿的皮肤、黏膜切勿针刺或艾灸，以免感染。

（四）脐部护理

脐带未脱落或脱落后脐窝仍潮湿者，每日用 3% 过氧化氢溶液洗净后，再用 5% 聚维酮碘溶液消毒两次，并保持局部清洁干燥，避免洗澡水和尿液污染脐部。如脐部有血或脓性分泌物，应去医院诊治。

（五）臀部护理

新生儿尽量不用纸尿裤，宜选用浅色、柔软、吸水性好的旧棉质尿布，并及时更换。每次便后用温水轻轻洗净臀部，用软毛巾吸干水分。轻度臀红时可给予呋锌油涂敷；若皮肤有破损，可在洗净臀部后涂红霉素软膏或爱疗素软膏，并采用臀部暴露疗法。

第二节　新生儿窒息与复苏

新生儿窒息（asphyxia of the newborn）是指生后 1 min 内，无自主呼吸或未能建立规律呼吸而导致低氧血症和混合性酸中毒。凡能造成胎儿或新生儿缺氧的因素均可引起窒息。本病是引起新生儿伤残和死亡的重要原因之一，需要争分夺秒抢救。

一、临床特点

（一）胎动、胎心率改变

缺氧早期胎动增加，胎心率加快 ≥ 160 次 / 分；晚期为胎动减少或消失，胎心率减慢（ < 100 次 / 分）或消失。

（二）羊水呈黄绿或墨绿色

缺氧胎儿肛门括约肌松弛，排出胎粪污染羊水所致。

（三）Apgar 评分降低

0 ~ 3 分为重度窒息，4 ~ 7 分为轻度窒息，8 ~ 10 分为正常。如出生 1 min 评分 8 ~ 10 分，5 min后复评降到 7 分及以下亦属窒息。窒息患儿 5 min 再评分仍低于 6 分，神经系统损伤较大，预后较差（表9-1）。

表 9-1　Apgar 评分标准

体征	0 分	1 分	2 分
心率	无	100 次 / 分	> 100 次 / 分
呼吸	无	浅慢，哭声弱	正常、哭声响
肌张力	松弛	四肢稍屈曲	四肢动作好
刺激反应	无反应	少有动作，皱眉	咳嗽、喷嚏、哭
皮肤颜色	青紫或苍白	躯干红，四肢青紫	全身红

（四）部分患儿复苏后可出现各系统受损及并发症

1. 呼吸系统

羊水、胎粪吸入性肺炎，肺透明膜病，呼吸暂停。

2. 神经系统

颅内出血、缺氧缺血性脑病。

3. 血液系统

出血倾向及 DIC。

4. 消化系统

应激性溃疡、坏死性小肠结肠炎、肝功能损害。

5. 泌尿系统

尿少、蛋白尿及管型，重者可发生急性肾小管坏死，有血尿素氮及肌酐增高、高钾血症等。

6. 循环系统

心肌受损、三尖瓣闭锁不全、心力衰竭、心源性休克或肺动脉高压。

7. 代谢紊乱

低血钙、低血糖或高血糖、酸中毒。

（五）辅助检查

1. 血气分析

动脉血氧分压降低、二氧化碳分压增高、pH 下降。

2. 血生化

血糖升高或降低、血钙降低、高血钾、心肌酶谱增高、血肌酐及尿素氮增高。

3. 心电图

可有心肌受损改变。

4. 胸部 X 线检查

可有肺气肿、肺不张等。

5. 头颅 B 超或 CT

缺氧缺血性脑病或颅内出血改变。

二、护理评估

（一）健康史

详细询问妊娠期孕母身体状况，产前的胎心和胎动以及破膜时间、胎盘脐带情况、胎位、产程长短、羊水情况等。

（二）症状、体征

评估皮肤颜色、呼吸情况、心率、四肢肌张力及对刺激的反应；观察皮肤、指甲有无胎粪污染，评估有无各系统受损表现。

（三）社会、心理

了解家长对小儿治疗预后的担忧和焦虑，对后遗症康复护理知识与方法的了解程度。

（四）辅助检查

了解血气分析电解质检查结果，尤其注意酸中毒程度及新生儿窒息时二氧化碳分压情况；了解血生化检查值及胸部 X 线摄片、头颅 B 超或 CT 检查结果。

三、常见护理问题

（一）不能进行有效呼吸

与肺动脉收缩、肺血管阻力增加、肺血流减少，羊水胎粪吸入，中枢神经系统受损有关。

（二）心排血量减少

与肺水肿、肺动脉收缩、液体转移到组织间隙、心肌受损有关。

（三）组织灌注改变

与低血容量、缺血有关。

（四）体温异常

与缺氧、体温调节中枢受损有关。

（五）有感染危险

与免疫功能低下、污染的羊水吸入有关。

（六）焦虑（家长）

与病情危重及担心预后有关。

四、护理措施

（一）早期预测

估计胎儿娩出后有窒息危险时应事先做好复苏准备。复苏必备物品，婴儿辐射保暖台（事先预热）、负压吸引器、吸引管（5Fr、6Fr、8Fr）、复苏皮囊及面罩、供氧系统、新生儿喉镜、气管插管（2.5 mm、3 mm、3.5 mm、4 mm）、胃管、脐静脉插管包、各种型号注射器、手套、胶布、听诊器、心电监护仪、氧饱和度监护仪等。复苏药品：1：10 000 肾上腺素、生理盐水、10% 葡萄糖、5% 碳酸氢钠、注射用水、多巴胺、纳洛酮、5% 白蛋白等。

（二）正确复苏

熟练掌握复苏程序。新生儿娩出后立即对是否足月妊娠、羊水清否、有无呼吸及哭声、肌张力情况做快速评估，如果 4 个问题中有一个答案是"否"，则通常认为这个婴儿需要按顺序进行 A、B、C、D 下列 4 种措施中的一种或多种。新生儿复苏过程中每隔 30 s 评估一次，并根据呼吸、心率、肤色同步评估决定是否需要进行下一步措施。

A（最初复苏步骤）：新生儿出生后快速评估新生儿羊水情况、呼吸及哭声、肌张力、是否足月，如回答有"否"，立即将婴儿置于已预热好辐射保暖台上或用预热的毯子裹住以减少热量散失。摆正体位，将头摆成"鼻吸位"（新生儿仰卧或侧卧，颈部轻度伸仰到吸气位置），为使新生儿保持正确体位，仰卧时可在其肩胛下垫一折叠的毛巾（垫高 2 ~ 3 cm）。迅速清理呼吸道，先吸口腔后吸鼻腔（因鼻腔较敏感，吸引鼻腔时比吸口腔时更容易受刺激而引发呼吸运动，易造成口腔咽部的黏液、羊水在清理之前被吸入肺内），过度用力吸引可能导致喉痉挛和迷走神经性的心动过缓并使自主呼吸出现延迟，因此应限制吸管插入的深度和吸引时间（< 10 秒 / 次），吸引器的负压不超过 100 mmHg（13.3 kPa）。用温热干毛巾快速擦干全身。重新摆正头部，使颈部轻微伸仰保持气道最佳开放状态。如患儿仍无呼吸，可拍打或弹足底 2 次或沿身体长轴快速摩擦腰背皮肤 1 ~ 2 次来促使呼吸出现。如出现正常呼吸、心率 > 100 次 / 分、肤色红润做好观察。如出现正常心率、呼吸，但有中心性发绀则予常压吸氧。如这些努力无效则需要正压通气。

B（正压通气）：如经上述处理仍无规律呼吸建立，出现持续呼吸暂停或喘息或心率 < 100 次 / 分或婴儿经 100% 浓度常压给氧仍持续中心性发绀，应进行正压通气。正压通气可使用气流充气式气囊、自动充气式气囊等设备。通气频率一般为 40 ~ 60 次 / 分（胸外按压时为 30 次 / 分）。最初的几次正压呼吸需要 30 ~ 40 cmH₂O（早产儿 20 ~ 25 cmH₂O），以后维持在 20 cmH₂O，如无法监测压力应该使用能使心率增加的最小压力。充分的人工呼吸应显示双肺扩张，可由胸廓起伏、呼吸音、心率及肤色来评价，如胸廓扩张不良可能与密闭不良、气道阻塞或压力不足有关，应重新调整面罩位置（面罩应正好封住口鼻）或纠正患儿头部位置或检查并清除气道分泌物或增大压力，必要时气管插管。在新生儿复苏过程中应用气管插管术有以下几个指征：需要气管内吸引胎粪；复苏囊面罩通气无效或需长时间使用；需要胸外按压；需要气管内给药。正压通气 30 s 后如有自主呼吸，且心率 > 100 次 / 分、肤色红润可停止正压通气。如自主呼吸不充分，或心率 < 100 次 / 分，须继续正压人工呼吸。如心率 < 60 次 / 分，继续正压人工呼吸并开始胸外按压。持续气囊面罩人工呼吸 > 2 min 可产生胃充盈，应常规插入 8Fr 胃管，用注射器抽气和在空气中敞开端口来缓解。

C（胸外按压）：100% 氧充分正压通气 30 s 后如心率 < 60 次 / 分，开始胸外按压，并继续正压通气。胸外按压的部位位于胸骨下 1/3 处（两乳头连线下方，剑突之上）。按压深度为胸廓前后径的 1/3，产生可触及的脉搏为有效。按压有两种方法：双拇指重叠或并列按压，其余手指环抱胸廓支撑背部（双拇指一环抱术）；或以右手食、中指指尖放在胸骨上按压，另一手支撑背部（双指法）。因为双拇指一环抱术比双指法可产生更高的收缩期峰值和冠状动脉灌注压，所以建议采用前者。然而当需要进行脐插管术时，双指法也许更合适。胸外按压下压时间稍短于放松时间，这样的按压比率在理论上可以提供更多的

血流，同时胸外按压与通气应该协调一致，避免同时施行。在放松时，胸壁应被完全扩张，但复苏者的拇指不应离开胸壁。胸外按压与通气应达到 3∶1，即每分钟 120 次动作中给予 90 次胸外按压和 30 次通气，约 1/2 s 的时间完成每次动作，2 s 完成一个循环（做 3 次胸外按压和 1 次正压通气）。30 s 后再次评估心率，协调的胸外按压与通气应持续到自主心率 > 60 次 / 分。如心率仍 < 60 次 / 分，除继续胸外按压外，考虑使用肾上腺素。

D（用药）：在新生儿复苏时，很少需要用药。但如果 30 s 100% 氧正压通气和胸外按压后心率仍持续 < 60 次 / 分，则需要使用肾上腺素。①1∶10 000 肾上腺素 0.1 ~ 0.3 mL/kg，过去的指南推荐通过气管插管给予初始剂量的肾上腺素，然而动物实验研究表明使用该推荐剂量插管内给药无效，插管内给予肾上腺素其剂量需较现在的推荐剂量高出很多，而高浓度、大剂量肾上腺素可导致新生儿高血压、心肌功能下降和神经功能受损。因此现在主张通过静脉给药。需要时 3 ~ 5 min 重复 1 次（心率 > 100 次 / 分停止给药）。②扩容剂：当怀疑新生儿有失血或出现休克症状（皮肤苍白、低灌注、脉搏弱）和对复苏措施无明显反应时，应考虑使用扩容剂。等张晶体液较清蛋白好，推荐用生理盐水，剂量为 10 mL/kg，静脉缓慢推入（> 10 分钟），必要时可重复给予。当复苏早产儿时避免扩容剂输注太快，因为快速输注大量溶液可导致脑室内出血。③碳酸氢钠：在一般的心肺复苏过程中不鼓励使用碳酸氢钠，但在对其他治疗无反应时或严重代谢性酸中毒时可使用，剂量为 2 mmol/kg，用 5%（0.6 mmol/mL）碳酸氢钠溶液 3.3 mL/kg，用等量 5% ~ 10% 葡萄糖溶液稀释后经脐静脉或外周静脉缓慢注射（> 5 min）。注意碳酸氢钠的高渗透性和产生 CO_2 的特性可对心肌和大脑功能有害，应在建立充分的人工呼吸和血液灌注后应用。④纳洛酮：不推荐在产房新生儿呼吸抑制的初步复苏过程中使用纳洛酮。如果需要使用纳洛酮，心率和肤色必须首先被通气支持纠正。首选的途径是静脉或肌内注射。推荐剂量为 0.1 mg/kg。有报告提示吸毒母亲出生的婴儿给予纳洛酮后导致癫痫发作，因此纳洛酮应避免应用于那些长期暴露于阿片类物质母亲出生的新生儿身上。纳洛酮较母源性阿片类物质的半衰期更短，因此应严密监测新生儿，如反复呼吸暂停或通气不足，应给予后续剂量的纳洛酮。

（三）复苏后护理

1. 加强监护

复苏后的新生儿不应将其视同正常新生儿对待，而必须给予密切观察监护，监护内容有以下几种。

（1）生命体征：包括呼吸、心率、血压、氧饱和度，呼吸是监护的重点，应密切观察呼吸的频率、节律的变化，注意有无呼吸困难。若复苏后患儿呼吸已正常 2 d 后又加快者，常是继发肺炎的征兆。

（2）重要脏器受损的表现：观察患儿反应是否灵敏，有无两眼凝视、四肢抖动、肌张力改变、颅内压增高等神经系统表现；记录出入液量尤其注意小便的次数、量以及颜色，了解肾功能情况；注意观察有无腹胀、呕吐咖啡色物等应激性溃疡表现及腹胀、胃潴留、便血等坏死性小肠结肠炎表现等。

（3）皮肤颜色：如有发绀，应仔细查找原因，及时处理。

（4）监测各种实验室检查结果：血气分析、血钾、血氯、血钠值；血糖、血胆红素、心肌酶谱、肌酐、尿素氮值等。

2. 保证营养

维持血糖正常，严防低血糖造成神经系统损伤。如无并发症生后 0.5 h 可吸吮母亲乳头；重度窒息儿复苏恢复欠佳者，适当延迟开奶时间，并防止呕吐物吸入再次引起窒息，如果喂养不能保证营养者予静脉补液。

3. 预防感染

曾气管插管，疑有感染者用抗生素预防感染，加强新生儿口腔、皮肤、脐部护理，工作人员应严格执行无菌操作技术，接触患儿前洗手。

（四）维持合适体温

有缺氧缺血损伤的婴儿应避免体温过高。必要时应用人工低温疗法如适度的全身低温（34 ~ 34.5℃）或选择性脑部低温（34 ~ 35℃），但目前尚无足够的证据常规推荐使用。

（五）安慰家长

耐心细致地解答病情，取得家长的理解，减轻家长的恐惧心理，得到家长最佳的配合。

第三节　新生儿败血症

新生儿败血症（neonatal septicemia）系病原体侵入新生儿血液循环并在其中生长繁殖，产生毒素所造成的全身性感染。常见病原体为细菌，也可为真菌、病毒或其他病原体。细菌感染以葡萄球菌、大肠埃希菌为主。近年来，条件致病菌引起败血症有增多趋势。

一、临床特点

（一）产前、产时感染

一般在出生后 3 d 内出现症状，而产后感染一般在出生 3 d 后出现症状。

（二）临床表现

无特异性，表现为全身中毒症状，可累及多个系统。

（1）体温不稳定，可表现为发热或体温不升。面色苍白或青灰。

（2）神经系统：精神萎靡、嗜睡、反应低下、少哭少动、重者不哭不动。并发化脓性脑膜炎时则有激惹、凝视、颈部抵抗、前囟饱满、抽搐等。

（3）消化系统：少吃、不吃、呕吐、腹胀、腹泻、体重不增，严重患儿出现中毒性肠麻痹（腹胀、肠鸣音消失）和坏死性小肠结肠炎（吃奶量减少，胃潴留，腹胀，呕吐，腹泻，血便等）。

（4）呼吸系统：气促、发绀、呼吸暂停。

（5）循环系统：心率加快、脉搏细速、皮肤花纹、四肢末端凉或冷。重者出现毛细血管充盈时间延长、血压下降、酸碱平衡紊乱、出血、DIC 等循环衰竭表现。

（6）黄疸常加重，持续不退或退而复现，可伴肝脾肿大。

（7）硬肿。

（8）迁徙性病灶。脓毒败血症时可出现局部蜂窝组织炎、脓气胸、骨髓炎、肝脓肿等。

（9）发病前可有脐炎、脓皮病、甲沟炎等。

（三）辅助检查

（1）血常规：白细胞总数低于 $5.0 \times 10^9/L$ 或超过 $20 \times 10^9/L$，中性粒细胞比例升高，血小板小于 $100 \times 10^9/L$。

（2）末梢血 C 反应蛋白（CRP）增高，大于 8 mg/L。

（3）末梢血中性粒细胞杆状核细胞所占比例 ≥ 0.20。

（4）血培养阳性。

二、护理评估

（一）健康史

询问患儿有无宫内、产时和产后感染史，如母亲产前有无发热、胎膜早破、产程延长、羊水混浊发臭；是否为早产；患儿出生时有无复苏抢救史，是否接受过损伤性操作；近期有无皮肤黏膜破损，有无脐炎、脓疱疹等。

（二）症状、体征

注意体重增长情况。评估患儿的面色及肤色、反应、哭声、吃奶、体温情况；有无感染性病灶，特别是脐部和皮肤有无破损或化脓；有无腹胀、呼吸暂停、黄疸和肝脾肿大、硬肿、出血倾向及休克等；有无神经系统阳性体征。

（三）社会、心理

评估家长有无焦虑及家长对该病的认识程度、护理新生儿知识和技能的掌握程度、家庭的卫生习惯和居住环境等。

（四）辅助检查

注意白细胞总数、血小板值，有无中毒颗粒和核左移。了解血培养结果（但血培养阳性率低，约10%。阳性可确诊，阴性而症状和体征非常明显者仍不能排除败血症，尤其是在应用抗生素之后做血培养者）。了解 CRP 是否升高。

三、常见护理问题

（一）体温失调体温升高或低于正常

与感染有关。

（二）皮肤黏膜完整性受损

与皮肤破损或化脓性感染有关。

（三）营养失调：低于机体需要量

与食欲缺乏、摄入量不足及疾病消耗增加有关。

（四）有血管损伤的可能

与败血症疗程长、需反复静脉穿刺有关。

（五）合作性问题

感染性休克、化脓性脑膜炎、骨髓炎等。

（六）知识缺乏

家长缺乏护理新生儿知识和技能。

四、护理措施

（一）血培养采集

应在抗生素使用之前抽血以提高血培养阳性率，抽血时严格无菌操作避免杂菌污染，取血量至少1 mL，采血后即送细菌室培养。必要时同时做双部位采血，分别培养。

（二）保证有效静脉用药

（1）抗生素现配现用，遵医嘱准时分次使用，以维持抗生素有效血浓度。熟悉所用抗生素的药理作用、用法、不良反应及配伍禁忌。

（2）遵医嘱正确静脉输入免疫球蛋白：部分患儿输注免疫球蛋白 1 h 内可出现头痛、哭闹、心率加快、恶心。因此最初 0.5 h 以 5 mL/h 速度输入，如无不良反应再加快速度。血管活性药物应尽可能使用上肢近心端静脉，以较快发挥效果。纠正酸中毒用碳酸氢钠一般稀释至 1.4%，30 ~ 60 min 内输完。

（3）本病治疗疗程长且需每 12 h 一次或每 8 h 一次用药，加上部分抗生素如万古霉素等药物静脉刺激性强，因此静脉损伤大。应注意保护静脉，如采用外周静脉置管，应从远端到近端有计划地使用静脉，提高静脉穿刺成功率，尽量做到一针见血。肘部静脉暂时保留以备必要时中心静脉置管用。对于血培养持续阳性或并发化脓性脑膜炎、脓胸、骨髓炎等估计抗生素使用达 2 周以上者应及早行中心静脉置管。

（三）清除局部病灶

脐部感染时先用 3% 过氧化氢溶液清洗，再涂 5% 聚维酮碘溶液，必要时用抗生素溶液湿敷，脓疱疹可用无菌针头刺破后涂 5% 聚维酮碘溶液或抗生素软膏；鹅口疮在吃奶后或两餐奶间涂制霉菌素甘油；皮肤破损者局部涂 5% 聚维酮碘溶液，创面大者必要时给予保温箱暴露疗法。

（四）维持正常体温

提供中性环境温度。体温偏低或体温不升时，及时予加盖包被、热水袋或保温箱保温；体温过高时给予松解包被、洗温水澡、多喂水，新生儿一般不用药物降温以免体温过度下降。

（五）耐心喂养，保证营养供给

不能进食时可行鼻饲或通过静脉补充能量和水分，必要时输注鲜血或血浆。

（六）密切观察病情，发现异常及时处理。

1. 症状体征的观察

监测体温，观察面色、精神反应、哭声、吃奶、黄疸情况。注意有无出血倾向如皮肤黏膜出血，重症出血时可口吐咖啡色液体，应及时吸引清除防止窒息，并给予吸氧和止血药物。注意有无腹胀、潴留、呕吐、黏液血便等坏死性小肠结肠炎表现，必要时禁食，腹胀明显者给予胃肠减压、肛管排气。注意观察有无迁徙性病灶。

2. 并发症的观察

如患儿出现持续发热、激惹、面色青灰、颈部抵抗、呕吐、前囟饱满、两眼凝视、呼吸暂停提示有化脓性脑膜炎可能；如患儿面色青灰、脉搏细速、毛细血管充盈时间延长、皮肤花纹、四肢厥冷、皮肤有出血点等应考虑感染性休克；黄疸突然加重伴拒食、嗜睡、肌张力减退提示胆红素脑病可能。出现以上情况应及早与医师联系，积极处理。

3. 观察药物疗效和不良反应

抗生素应用后如病情无改善、反复或恶化，应及时与医师联系，以便适当调整抗生素。头孢类抗生素可引起二重感染和凝血功能障碍。万古霉素可造成听力、肾脏损害，输液速度宜慢，保证输注 1 h 以上，并监测尿常规，及时做听力检查。

接触患儿前洗手，保持患儿皮肤黏膜清洁、干燥、完整，做好脐部护理等，以防止院内继发感染。

五、出院指导

（1）出院后用药：新生儿败血症的抗菌治疗必须用足疗程。病情治愈出院者，出院后不必再用药，用药疗程未足而自动出院者，可遵医嘱带口服抗生素直至用足疗程，具体用药种类、剂量与方法必须遵照医嘱。口服药物一般在新生儿两餐奶间服用，服药时，将药物置于奶瓶中用适量的温开水溶化后套上奶嘴喂入，喂后再喂少许温开水，以冲尽奶瓶、奶嘴及口腔内的残余药液。

（2）出院时新生儿如存在某些问题，应告之家长做相应处理。脓疱疹每日 2 次在脓疱部位涂擦聚维酮碘溶液少许，勿用手挤压脓疱；脐炎者每日 2 次先用 3% 过氧化氢溶液清洗脐部，再涂 5% 聚维酮碘溶液至脐部完全愈合。

（3）家庭观察，需要引起警惕的异常症状：精神食欲欠佳、嗜睡、哭声减弱、体温改变、脐轮红肿、脐部有脓性渗液等。危险征兆：面色苍白或青灰、肢端厥冷、皮肤花斑等休克表现；并发化脓性脑膜炎时主要症状有发热、拒乳、呕吐、烦躁、颈部抵抗、尖叫、双眼发直、抽搐等。出现以上情况请立即就诊。

（4）做好日常护理，预防感染：保持婴儿皮肤黏膜、臀部及脐部的清洁干燥。勿用不洁布等揩洗新生儿口腔，不能针刺、艾灸、挑割和擦伤婴儿的皮肤黏膜。勤换尿布，每次大便后洗净臀部，预防尿布疹。避免尿液污染未愈合的脐部，包裹脐带的敷料必须无菌。接触婴儿前洗手，护理时动作应轻柔。减少探视，避免患病者护理婴儿。根据气候变化及时添减衣被，避免过冷或过热。

第四节　新生儿肺炎

新生儿肺炎（neonatal pneumonia）是一种常见病。按病因不同可分为吸入性肺炎和感染性肺炎两大类。

一、临床特点

（一）吸入性肺炎

主要指胎儿或新生儿吸入羊水、胎粪、乳汁等引起的肺部炎症。胎儿在宫内或娩出时吸入羊水所致肺炎称羊水吸入性肺炎；吸入被胎粪污染的羊水引起的肺炎称胎粪吸入性肺炎；出生后因喂养不当、吞咽功能不全、反流或呕吐、食管闭锁和唇裂、腭裂等引起乳汁吸入而致肺炎称乳汁吸入性肺炎。其中以胎粪吸入性肺炎最为严重，病死率最高。

1. 羊水、胎粪吸入者

羊水、胎粪吸入者多有宫内窘迫和（或）产时的窒息史。

（1）羊水吸入量少者可无症状或仅轻度呼吸困难，吸入量多者常在窒息复苏后出现呼吸窘迫、青紫、口腔流出液体或泡沫，肺部可闻及粗湿啰音。

（2）胎粪吸入者症状常较重，分娩时可见羊水混胎粪，患儿皮肤、脐窝、指（趾）甲胎粪污染、口鼻腔、气管内吸引物中含胎粪。窒息复苏后很快出现呼吸急促、鼻翼扇动、三凹征、呼气呻吟及发绀、甚至呼吸衰竭。双肺可闻及于湿性啰音。可并发肺不张、肺气肿、纵隔气肿或气胸、持续肺动脉高压、ARDS 等。

2. 乳汁吸入者

乳汁吸入者常有喂奶时或喂奶后呛咳，乳汁从口、鼻腔流出或涌出。症状与吸入程度有关。患儿可有咳嗽、喘憋、气促、发绀、肺部啰音等。严重者可导致窒息。

3. 辅助检查

（1）血气分析：常有低氧血症或高碳酸血症，pH 降低。

（2）胸部 X 线检查：双肺纹理增粗，常伴肺气肿或肺不张，可见结节状阴影或不规则斑片状影。胎粪吸入性肺炎双肺可有广泛粗颗粒阴影或斑片状云絮影，常伴气漏。

（二）感染性肺炎

感染性肺炎是指出生前、出生时或出生后感染细菌、病毒、原虫等微生物引起的肺炎。宫内和分娩过程中感染以大肠埃希菌、B 族链球菌、巨细胞病毒为主；生后感染以金黄色葡萄球菌、大肠埃希菌为主，近年来条件致病菌如克雷伯菌、表皮葡萄球菌、厌氧菌、真菌等亦可引起。新生儿感染性肺炎多数为产后感染性肺炎，可由上呼吸道炎症向下蔓延引起，也可为败血症并发。

宫内、产时感染发病早，产后感染发病较晚。

1. 症状与体征

主要有发绀、呻吟、口吐泡沫、呼吸急促、鼻翼扇动、点头样呼吸、三凹征、体温异常、反应差、吃奶差。早产儿可见呼吸暂停，日龄大的新生儿可有咳嗽。双肺可闻及干湿性啰音。严重者可出现呼吸衰竭、心力衰竭。金黄色葡萄球菌肺炎易并发气胸、脓胸、脓气胸，病情常较严重。

2. 辅助检查

（1）外周血象：白细胞总数细菌感染大多增高，病毒感染正常或降低。

（2）宫内感染脐血或出生早期血 IgM > 200 mg/L。

（3）血气分析和电解质测定：常有低氧血症或高碳酸血症，pH 降低，可伴有电解质紊乱。

（4）病原学检查：采集深部气道分泌物或支气管肺泡灌洗液做细菌培养，必要时做病毒学及支原体、衣原体、解脲脲原体检测可呈阳性。

（5）胸部 X 线摄片：产前感染者常以肺间质病变为主；产时 B 族链球菌感染，胸片与肺透明膜病相似，后期呈大片毛玻璃影；产后感染者多见两肺散在斑片状阴影，可伴大片融合或肺不张、肺气肿等。

二、护理评估

（一）健康史

询问母亲孕期尤其是孕后期有无感染病史如巨细胞病毒或弓形虫等感染；有无羊膜早破；询问羊水颜色、性质，有无宫内窘迫或产时窒息；了解 Apgar 评分；了解生后新生儿有无脐部或皮肤等感染病史及呼吸道感染性疾病接触史；有无长期住院、气管插管等医源性感染的因素。

（二）症状、体征

注意评估患儿是否反应差、发热或体温不升，注意呼吸频率、节律、深浅度，观察有无发绀、呻吟、口吐白沫、呼吸急促、吸气性三凹征、胸腹式呼吸、咳嗽、呼吸暂停等。

（三）社会、心理

新生儿肺炎多数预后良好，痊愈出院。少数早产儿肺炎、胎粪吸入性肺炎、呼吸机肺炎等病情较重、病死率高或病程迁延者应注意评估家长有无焦虑与恐惧。

（四）辅助检查

了解痰、血化验、胸部 X 线片检查结果，尤其应注意了解血气分析结果，以指导氧疗。

三、常见护理问题

（一）不能有效清理呼吸道

与炎症使呼吸道分泌物增多、咳嗽无力等有关。

（二）气体交换功能受损

与吸入羊水、胎粪、奶汁及肺部炎症有关。

（三）喂养困难

与呼吸困难、反应差、拒奶、呛奶等有关。

（四）体温异常

与肺部感染有关。

（五）合作性问题

心力衰竭、气胸、脓胸或纵隔气肿。

四、护理措施

（一）保持呼吸道畅通，改善肺部血液循环，改善通气和换气功能

（1）胎头娩出后立即吸尽口、咽、鼻黏液，无呼吸及疑有分泌物堵塞气道者，立即进行气管插管，并通过气管内导管将黏液吸出，再吸氧或人工呼吸。

（2）室内空气宜新鲜，保持湿度在 60% 左右。分泌物黏稠者可行雾化吸入，湿化气道分泌物，使之易排出。雾化液可用生理盐水，也可加入抗感染、平喘、化痰药物，雾化吸入每次不超过 15 min，以免引起肺水肿。

（3）胸部物理疗法促进血液循环，利于肺部炎症吸收。①头高位或半卧位以利呼吸，肺不张者取健侧卧位。经常翻身、有条件多怀抱。②拍背：由下而上，由外周向肺门用弓状手掌拍击，使小气道分泌物松动易于进入大气道。③吸痰：吸痰负压 75 ~ 100 mmHg。有下呼吸道分泌物黏稠、造成局部阻塞引起肺不张、肺气肿者可用纤维支气管镜术吸痰。④根据病情和胸片中病变的部位选用适当的体位引流，以利呼吸道分泌物或胎粪的清除。⑤病程迁延者可行胸部超短波或红外线理疗。

保持安静减少氧耗，避免剧烈哭闹，必要时遵医嘱使用镇静剂。

（二）合理用氧

轻、中度缺氧采用鼻导管给氧，氧流量为 0.5 ~ 1 L/min 或面罩给氧，氧流量为 2 ~ 3 L/min。重度缺氧可用头罩给氧，氧流量为 5 ~ 8 L/min。并根据动脉血氧分压及时调节吸入氧浓度，使 PaO_2 维持在 50 ~ 80 mmHg 至青紫消失为止。如青紫无改善，PaO_2 持续低于 50 mmHg 或 $PaCO_2$ 持续高于 60 mmHg，并发生呼吸衰竭时，可气管内插管进行机械通气。给氧浓度不宜过高，时间不宜太长，以免发生早产儿视网膜病、支气管肺发育不良等并发症。

（三）维持正常体温

置患儿于中性环境温度中。患新生儿肺炎时，体温可能升高也可能降低，应根据病情不同，采取相应方法维持正常体温。

（四）耐心喂养，保证营养供给

患儿易呛奶，能喂奶时应将头部抬高或抱起，并少量多餐耐心间隙喂奶，不宜过饱，以免影响呼吸和引起呕吐、吸入。呛奶严重或呼吸困难明显者可行鼻饲。进食少者根据不同日龄、体重、对液量的具体要求给予静脉补液，重症肺炎补液时适当控制输液速度避免诱发心力衰竭。

（五）密切观察病情，及时发现异常并积极处理

监测体温、心率、呼吸、血压、经皮氧饱和度、动脉血气，记录出入液量。并注意观察以下几点。

（1）呼吸系统表现是否改善，如青紫、呼吸困难、咳嗽有无改善。

（2）全身症状是否好转如反应、体温、进奶量等。

（3）观察有无并发症，如面色苍白或发绀加重、烦躁、短期内呼吸明显加快，心率加快，肝脏增大，提示并发心力衰竭，应配合做好给氧、镇静、强心、利尿等处理。如烦躁不安、突然呼吸困难伴青紫加重、一侧胸廓饱满及呼吸音降低可能合并气胸，应立即做好胸腔穿刺或胸腔闭锁引流准备。如出现烦躁、前囟隆起、惊厥、昏迷，则可能并发中毒性脑病，遵医嘱止痉、脱水等治疗。如腹胀明显，可能存在中毒性肠麻痹或低血钾，予禁食、胃肠减压、肛管排气，低血钾根据血钾报告补钾。

五、出院指导

（一）孩子出院后的环境

选择阳光充足、空气流通的朝南房间为佳。室温要求在 22 ~ 24℃，夏冬季可借助空调或取暖器调节。相对湿度 55% ~ 65% 为宜，气候干燥时可在室内放一盆水。保持室内空气新鲜，无层流或新风系统病室应定时通风，冬天可每日通风 2 次，每次 30 min，避免对流风。

（二）用药

病愈出院后，一般不需要用药。如需服用药物要根据医嘱，不可随意增减。请勿在小儿哭闹时喂药，以免误吸入气管。

（三）喂养

喂养要有耐心，以少量多餐为宜。奶头孔大小要适宜。喂好后将小儿竖直，头伏于母亲肩上，轻拍其背以排出咽下的空气避免溢乳和呕吐，待打嗝后再取右侧卧位数分钟。容易吐奶的小儿可同时抬高肩背部，以促进胃排空减少吐奶的发生。当小儿发生呕吐时，迅速将小儿的头侧向一边，轻拍其背部，并及时清除口鼻腔内的奶汁防止奶汁吸入。

（四）日常护理

多怀抱小儿，如肺炎未愈出院或肺炎恢复期可在脊柱两侧由下而上，由外向内用弓状手掌拍其背部。经常检查鼻孔是否通畅，清除鼻孔内的分泌物。卧位一般取右侧卧位，如仰卧时要避免颈部前屈或过度后伸。洗澡时，要求室温 26 ~ 30℃，水温 38 ~ 40℃，关好门窗，动作轻快，及时擦干，注意保暖避免着凉。根据季节及气候及时增减衣服，防止过热或着凉，衣着以小儿的手足温暖而不出汗为宜。少去公共场所，减少探视，避免接触呼吸道感染者。

第五节　新生儿黄疸

新生儿黄疸（neonatal jaundice）又称高胆红素血症，是由于新生儿时期血清胆红素浓度升高而引起皮肤、巩膜等黄染的临床现象。分生理性黄疸及病理性黄疸两大类。严重者非结合胆红素进入脑部可引起胆红素脑病（核黄疸），危及生命或导致中枢神经系统永久性损害而留下智力落后、听力障碍等后遗症。

一、临床特点

（一）生理性黄疸

主要由于新生儿肝葡萄糖醛酸转移酶活力不足引起。黄疸一般生后 2 ~ 3 d 开始出现，4 ~ 5 d 达高峰，10 ~ 14 d 消退，早产儿可延迟到 3 ~ 4 周。血清胆红素足月儿 < 221 μmol/L（12.9 mg/dL），早产儿 < 256.5 μmol/L（15 mg/dL）。一般情况良好，以血中非结合胆红素升高为主。

（二）病理性黄疸

1. 一般特点

（1）黄疸出现早，一般在生后 24 h 内出现。

（2）黄疸程度重，血清胆红素足月儿 > 221 μmol/L（12.9 mg/dL），早产儿 > 256.5 μmol/L（15 mg/dL）。

（3）黄疸进展快，血清胆红素每日上升 > 85 μmol/L（5 mg/dL）。

（4）黄疸持续时间长，足月儿超过 2 周或早产儿超过 4 周黄疸仍不退或退而复现。

（5）血清结合胆红素 > 26 μmol/L（1.5 mg/dL）。

（6）重者可引起胆红素脑病，又称核黄疸，是由于血中游离非结合胆红素通过血脑屏障引起脑组织的病理性损害。胆红素脑病一般发生在生后 2 ~ 7 d，早产儿更易发生。临床分警告期、痉挛期、恢复期、后遗症期。警告期表现：嗜睡、吸吮力减弱、肌张力低下，持续 12 ~ 24 h。痉挛期表现：发热、两眼凝视、肌张力增高、抽搐、两手握拳、双臂伸直内旋、角弓反张，多数因呼吸衰竭或肺出血死亡，持续 12 ~ 48 h。恢复期表现：抽搐减少或消失，恢复吸吮能力，反应好转，此期约持续 2 周。后遗症期于生后 2 个月或更晚时出现，表现为手足徐动、眼球运动障碍、听力障碍、牙釉质发育不良、智力障碍等。

2. 不同病因引起病理性黄疸的特点

（1）胆红素来源增多引起病理性黄疸：以非结合胆红素增高为主。

新生儿溶血：①同族免疫性溶血，如新生儿 ABO 或 Rh 溶血症或其他血型不合溶血。ABO 或 Rh 溶血症往往于生后 24 h 内出现黄疸，并迅速加重，可有进行性贫血。ABO 溶血病可呈轻中度贫血或无明显贫血；Rh 溶血病贫血出现早且重，严重者死胎或出生时已有严重贫血、心力衰竭，部分患儿因抗体持续存在，可于生后 3 ~ 6 周发生晚期贫血。全身水肿，主要见于 Rh 溶血病；肝脾肿大，髓外造血活跃所致；低血糖，见于重症 Rh 溶血病大量溶血时造成还原型谷胱甘肽增高刺激胰岛素释放所致；重症者可有皮肤瘀点、瘀斑、肺出血等出血倾向；容易发生胆红素脑病。血型鉴定母婴 Rh 或 ABO 血型不合；血中有致敏红细胞及免疫性抗体，改良直接抗人球蛋白试验阳性，抗体释放试验阳性，游离抗体试验阳性。②红细胞酶缺陷溶血，如葡萄糖 6- 磷酸脱氢酶（G-6-PD）缺乏症，往往生理性黄疸持续不退或进行性加重、贫血、易发生胆红素脑病、高铁血红蛋白还原率下降。③红细胞形态异常，如遗传性球形或椭圆形、口形红细胞增多症等。球形红细胞增多症可早期出现溶血性贫血，外周血直径较小的球形红细胞增多，红细胞脆性试验阳性，有家族史。④血红蛋白病，如地中海贫血，可引起胎儿水肿综合征、低色素小细胞性贫血、黄疸、肝脾肿大。

体内出血：头颅血肿、颅内出血、内脏出血等逸至血管外红细胞寿命会缩短而出现黄疸，有相应部位出血的表现。

红细胞增多症：常见于宫内缺氧、胎 – 胎输血、脐带结扎延迟等。一般在生后 48 h 出现黄疸加深，病儿有多血貌或青紫，呼吸暂停，静脉血红细胞 > 6×10^{12}/L，血红蛋白 > 220 g/L，血细胞比容 > 65%。

肠肝循环增加：①开奶延迟，吃奶少，大便排出延迟、排出少或不排（如肠闭锁等消化道畸形）使胆红素重吸收增加而出现黄疸。以非结合胆红素升高为主。②母乳性黄疸，见于母乳喂养儿，可能与母乳中 β – 葡萄糖醛酸苷酶活性高使胆红素重吸收增加有关。黄疸于生后 3 ~ 8 d 出现，1 ~ 3 周达高峰，6 ~ 12 周消退，停喂母乳 3 ~ 5 d 黄疸明显减轻或消退，如重新母乳喂养黄疸可稍加重，患儿一般情况良好。

其他：维生素 E 缺乏、低锌血症可影响红细胞膜功能；孕母分娩前静脉滴注催产素（> 5 U）和不含电解质的葡萄糖溶液使胎儿处于低渗状态导致红细胞通透性及脆性增加而溶血，母亲有分娩前用药史。以非结合胆红素升高为主。

（2）肝摄取结合胆红素减少：以非结合胆红素升高为主。

葡萄糖醛酸转移酶受抑制：家族性、窒息、缺氧、低体温、低血糖、使用水合氯醛、婴儿室应用酚类清洁剂可抑制肝酶活力。患儿有血糖及体温异常、窒息、用药等相应病史，以非结合胆红素升高为主。

先天性葡萄糖醛酸转移酶缺乏症（Crigler-Najjar 综合征）：分两型。Crigler-Najjar Ⅰ型为葡萄糖醛酸转移酶完全缺乏，常染色体隐性遗传病，多于生后 3 d 内出现明显黄疸，并持续终身，黄疸不能被光疗所控制，需换血再行光疗方能奏效，如不换血大多发生胆红素脑病，酶诱导剂无效。Crigler-Najjar Ⅱ型为葡萄糖醛酸转移酶部分缺乏，常染色体显性遗传病，酶诱导剂有效，个别发生胆红素脑病。

家族性暂时性新生儿高胆红素血症（Lucey-Driscoll 综合征）：为母孕中、后期血清中一种能通过胎盘到达胎儿体内的孕激素抑制了葡萄糖醛酸转移酶所致。有明显家族史，多于生后 48 h 内出现严重黄疸，如不及时换血可发生胆红素脑病，生后 2 周内黄疸逐渐消退。

先天性非溶血性黄疸（Gilbert 综合征）：常染色体显性遗传病。肝细胞摄取胆红素功能障碍，也可伴有葡萄糖醛酸转移酶活性部分减低。一般黄疸轻，呈慢性或间歇性。

酸中毒、低蛋白血症：影响非结合胆红素与清蛋白结合。血气分析 pH 降低或血清蛋白低。

药物：磺胺类、水杨酸盐、维生素 K_3、吲哚美辛、毛花苷 C 与胆红素竞争 Y、Z 蛋白结合位点；噻嗪类利尿剂可使胆红素与清蛋白分离等。患儿有用药史。

其他：甲状腺功能低下、脑垂体功能低下、先天愚型等常伴血胆红素升高或生理性黄疸消退延迟。甲状腺功能低下表现为少哭、喂奶困难、吸吮无力、肌张力低、腹膨大、便秘、生理性黄疸持续不退，血清 T_3、T_4 降低，TSH 增高。

（3）胆红素排泄障碍：引起结合胆红素增高或混合性高胆红素血症。

肝细胞对胆红素的排泄障碍：①新生儿肝炎综合征，如 TORCH（T：弓形虫；R：风疹病毒；C：巨细胞病毒；H：单纯疱疹病毒；O：其他如乙肝病毒、梅毒螺旋体、EB 病毒等感染）引起，以巨细胞病毒感染最常见。感染可经胎盘传给胎儿或在通过产道时被感染，常在生后 1 ~ 3 周或更晚时出现黄疸，粪便色浅或灰白，尿色深黄，可有厌食、呕吐、肝脏肿大、肝功能异常；血清巨细胞病毒、疱疹病毒、风疹病毒、弓形虫 IgM 抗体阳性；巨细胞病毒（CMV）感染者还可有 CMV 特异性结构蛋白 PP65 阳性、尿 CMV-DNA 阳性；梅毒患儿梅毒螺旋体间接血凝试验（TPHA）及快速血浆反应素试验（RPR）阳性。②先天性代谢缺陷病，如半乳糖血症，患儿进食乳类后出现黄疸、呕吐、体重不增、白内障、低血糖和氨基酸尿，红细胞 1- 磷酸半乳糖尿苷转移酶活性低，血半乳糖升高。③先天性遗传性疾病，如家族性进行性胆汁淤积、先天性非溶血性黄疸（结合胆红素增高型）等。以结合胆红素升高为主。家族性进行性胆汁淤积初为间歇性黄疸，常诱发于感染，以后转变为慢性进行性胆汁淤积，肝硬化。

胆管胆红素的排泄障碍：①新生儿先天性胆道闭锁，生后 1 ~ 3 周出现黄疸并逐渐加重，大便生后不久即呈灰白色，皮肤呈深黄绿色，肝脏明显增大，质硬，大多于 3 ~ 4 个月后发展为胆汁性肝硬化，以结合胆红素增高为主，腹部 B 超检查可发现异常。②先天性胆总管囊肿，呈间歇性黄疸、腹部肿块、呕吐、无黄色大便，超声检查可确诊。③胆汁黏稠综合征，严重新生儿溶血病时大量溶血造成胆总管被黏液或浓缩胆汁所阻塞。皮肤呈深黄绿色，大便呈灰白色，尿色深黄，以结合胆红素升高为主。④肝和胆道肿瘤、胆道周围淋巴结病压迫胆总管引起黄疸，以结合胆红素升高为主。腹部 B 超或 CT 协助诊断。

（4）混合性：如新生儿败血症，感染的病原体或病原体产生毒素破坏红细胞及抑制肝酶活性引起黄疸。常表现为生理性黄疸持续不退或退而复现或进行性加重，有全身中毒症状，有时可见感染灶，早期以非结合胆红素升高为主或两者均高，晚期有的以结合胆红素升高为主，血培养可阳性，白细胞总数、C 反应蛋白增高。

（三）辅助检查

（1）血常规：溶血者红细胞和血红蛋白降低（早期新生儿小于 145 g/L），网织红细胞显著增高（大于 6%），有核红细胞增高（大于 10/100 个白细胞）。

（2）血清总胆红素增高，结合和（或）非结合胆红素升高。

二、护理评估

（一）健康史

了解母亲妊娠史（胎次、有无不明原因的流产、早产及死胎、死产史和输血史，妊娠并发症，产前有无感染和羊膜早破）；有无黄疸家族史；患儿的兄、姐有无在新生儿期死亡或者明确有新生儿溶血病；询问父母血型、母婴用药史；了解患儿喂养方式（母乳或人工喂养）、喂养量和大小便颜色、量；了解患儿有无接触樟脑丸、萘；询问黄疸出现时间及动态变化。

（二）症状、体征

评估黄疸程度、范围；有无皮肤黏膜苍白、水肿、肝脾肿大；评估患儿有无心率快等心力衰竭表现及嗜睡、角弓反张、抽搐等胆红素脑病的表现；检查有无头颅血肿；注意有无脓疱疹、脐部红肿等感染灶；注意大小便颜色及大便次数、量。

（三）社会、心理

评估家长对黄疸病因、预后、治疗、护理的认识程度，了解家长心理状态，有无认识不足和焦虑。

（四）辅助检查

了解母子血型，血红蛋白、网织红细胞、血清胆红素值尤其是非结合胆红素是否升高，抗人球蛋白试验、红细胞抗体释放试验等是否阳性。了解红细胞脆性试验、肝功能检查是否异常。高铁血红蛋白还原率是否小于 75%。了解血培养是否阳性、白细胞总数、C 反应蛋白是否增高。了解血、宫内感染病原学检查结果及腹部 B 超等检查结果。

三、常见护理问题

（一）合作性问题

胆红素脑病。

（二）有体液不足的危险

与光照使失水增加有关。

（三）皮肤完整性受损

与光照疗法引起结膜炎、皮疹、腹泻致尿布疹有关。

（四）有感染的危险

与机体免疫功能低下有关。

（五）知识缺乏

家长缺乏黄疸的护理知识。

四、护理措施

（一）密切观察病情

（1）观察黄疸的进展和消退情况：监测胆红素值；观察皮肤黄染程度、范围及其变化；注意大小便色泽。

（2）注意有无拒食、嗜睡、肌张力减退等胆红素脑病的早期表现。

（3）观察贫血进展情况：严密监测患儿贫血的实验室检查结果。观察患儿面色、呼吸、心率、尿量、水肿、肝脏大小等情况，判断有无心力衰竭。

（二）减少胆红素产生，促进胆红素代谢，预防胆红素脑病

1. 做好蓝光疗法和换血疗法准备工作与护理工作

具体见蓝光疗法和换血疗法。需做换血疗法者用无菌生理盐水持续湿敷脐带残端保持新鲜，防止脐血管干燥闭合，为脐动脉插管做准备。

2. 遵医嘱给予血浆、清蛋白和肝酶诱导剂

非结合胆红素增高明显者遵医嘱尽早使用血浆、清蛋白以降低胆红素脑病的危险。清蛋白一般稀释至 5% 静脉输注。溶血症者遵医嘱正确输注丙种球蛋白以抑制溶血。

3. 杜绝一切能加重黄疸、诱发胆红素脑病的因素

避免发生低温、低血糖、窒息、缺氧、酸中毒、感染，避免不恰当使用药物等。①做好保暖工作，监测体温，维持体温正常。②供给足够的热量和水分，如病情允许及早、足量地喂养，不能进食者由静脉补充液体和热量。监测血糖，及时处理低血糖。③监测血气分析、电解质，缺氧时给予吸氧，及时纠正酸中毒。④避免使用影响胆红素代谢的药物如磺胺类、吲哚美辛等。⑤防止感染：加强皮肤、黏膜、

脐带、臀部护理，接触患儿前洗手。⑥保持大便通畅，必要时开塞露灌肠，促进胆红素排泄。⑦避免快速输入高渗性药液，以免血脑屏障暂时开放而使胆红素进入脑组织。

（三）减轻心脏负担，防止心力衰竭

（1）保持患儿安静，减少不必要的刺激，各项治疗护理操作尽量集中进行。

（2）清蛋白静脉输注 4 h 左右，必要时在输注后遵医嘱预防性使用呋塞米以减轻心脏负荷。

（3）心力衰竭时输液速度 5 mL/（kg·h）左右。遵医嘱给予利尿剂和洋地黄类药物，并密切观察药物反应，防止中毒。

五、出院指导

（一）用药

出院时若黄疸程度较轻，日龄已大，可不必再服用退黄药物。出院时黄疸仍明显，可能需要服用苯巴比妥与尼可刹米联合制剂（酶诱导剂）3 ~ 6 d。贫血者强调铁剂的补充。G-6-PD 缺陷者，可因某些药物如维生素 K_3、磺胺类、解热镇痛药及新生霉素等引起溶血和黄疸，乳母和小儿都应避免应用。肝炎综合征病程较长，一般需 4 ~ 6 个月，出院后常需要服用保肝药，如葡醛内酯、胆酸钠等，同时小儿要加强脂溶性维生素 A、维生素 D、维生素 E、维生素 K 的补充。

（二）复查

疑有胆红素脑病或已确诊胆红素脑病，应加强神经系统方面的随访，以便尽早做康复治疗。新生儿溶血病的小儿，一般在生后 2 ~ 3 个月内每 1 ~ 2 周复查一次血红蛋白，若血红蛋白降至 80 g/L 以下，应输血以纠正贫血。患肝炎综合征的小儿，应每隔 1 ~ 2 个月复查肝功能，直至完全康复。

（三）就诊

孩子出现下列情况如小儿黄疸持续时间较长，足月儿大于 2 周，早产儿大于 4 周，黄疸消退或减轻后又再出现或加重，更换尿布时发现大便颜色淡黄或发白甚至呈陶土色，尿色变深黄或呈茶色，或者皮肤出现瘀斑、瘀点、大便变黑等，家长要引起重视，及时就诊。

（四）喂养

母乳营养高、吸收快、无菌且含有多种免疫活性物质，即使是新生儿溶血病仍提倡母乳喂养，可按需喂养。若为 G-6-PD 缺陷者，乳母和小儿忌食蚕豆及其制品。母乳性黄疸，若黄疸较深可暂停或减少母乳喂养，改喂其他乳制品，2 ~ 4 d 后黄疸会减退，再喂母乳时黄疸再现，但较前为轻且会逐渐消退，所以不必因黄疸而放弃母乳喂养。

（五）促进孩子康复的措施

婴儿和产妇的房间应该空气清新，阳光充足。抱孩子适当户外活动，多晒太阳。保持大便通畅，如大便秘结及时用开塞露灌肠排出大便减少胆红素吸收。由于低温、低血糖会加重黄疸，应避免受寒和饥饿。

G-6-PD 缺陷者，衣服保管时勿放樟脑丸。

溶血症患儿母亲如再次妊娠，需做好产前监测与处理。孕期监测抗体滴度，不断增高者，可采用反复血浆置换术。胎儿水肿，或胎儿 Hb 低于 80 g/L，而肺尚未成熟者，可行宫内输血；重症 Rh 阴性孕妇既往有死胎、流产史，再次妊娠中 Rh 抗体效价升高，羊水中胆红素增高，且羊水中磷脂酰胆碱 / 鞘磷脂比值大于 2，可提前分娩，减轻胎儿受累。胎儿娩出后及时送新生儿科诊治。

第十章 烧伤各期的护理

烧伤的临床过程划分为四期：体液渗出期、急性感染期、创面修复期及康复期。这四个时期在临床上并不是截然分开的。在临床上，烧伤越重，各阶段的交错越多，临床分期越不明显。

第一节 体液渗出期

一、概述

烧伤早期，由于烧伤局部炎性递质的释放，引起毛细血管壁通透性增加，导致血管内液向第三间隙渗透，这段时间称为体液渗出期。体液渗出的速度一般以伤后 6 ~ 12 h 内最快，持续时间多达伤后 24 ~ 36 h，可延至伤后 48 h 或更长。

二、临床特点

（1）由组胺、缓激肽、5- 羟色胺、氧自由基、花生四烯酸等炎性递质的作用下，毛细血管通透性增加，血管内液及小分子蛋白质渗漏到第三间隙，导致低血容量或失血浆性休克。

（2）全身组织进行性水肿，创面局部渗出多。

（3）如果患者伤后及时进行液体复苏，则病员临床表现以组织水肿为主。

（4）如果患者延迟复苏，则临床上患者有不同程度的休克表现，如烦躁不安、肢体发凉、口渴少尿、脉搏加快、脉压缩小或血压下降等。严重的可导致心、肺、肾、胃肠等多器官功能衰竭。

（5）有吸入性损伤的患者，可出现进行性加重的声嘶。

三、治疗

（1）及时有效的液体复苏，监测水电解质平衡。在延迟复苏的病员，注意过快输液导致心衰及肺水肿。

（2）休克相对平稳时，进行创面简单清创。

（3）有吸入性损伤病员，注意呼吸道水肿导致窒息，对于中重度吸入性损伤的患者，可早期进行预防性的气管切开术。

（4）对于肢体、躯干环形深度烧伤的患者，为防止组织水肿导致筋膜间隙压升高，引起肢体远端缺血或限制呼吸动度，应及时行筋膜切开减压术。

（5）严重烧伤患者需静脉预防性使用抗生素。

附：体液渗出期液体复苏的计算及相关注意事项

1. 补液成分

（1）晶体：0.9%NaCl、1.25%NaHCO₂。

（2）胶体：新鲜血浆、血浆代用品（低分子右旋糖酐、6%羟乙基淀粉）、5%人体白蛋白、全血。

（3）水分：5%葡萄糖液。

2. 补液量

补液量的计算有多种公式，目前国内最常用的是 Evans 公式。

Evans 公式表述如下：

（1）烧伤后第一个 24 h，补液总量为晶胶体总量 + 基础水分晶胶体总量 = 烧伤面积（仅Ⅱ～Ⅲ度，%）× 体重（kg）× 常数（成人为 1.5）

$$基础水分 = 5\% 葡萄糖溶液 2\ 000 \sim 3\ 000\ mL$$

在伤后第一个 24 h，晶胶体总量中晶胶体比例为 2：1 或 1：1。在晶体成分中 0.9%NaCl 与 1.25% NaHCO₃ 通常为 2：1；胶体则输注新鲜血浆和血浆代用品。一般在第二个 24 h 输注新鲜血浆和白蛋白，而随着血液浓缩状态的改善和血液黏滞度的改善，一般在第三个 24 h 或以后开始输注全血。

（2）伤后第二个 24 h，输液总量根据第一个 24 h 实际输入量来定。晶胶体总量输入第一个 24 h 实际输入量的一半，水分量不变。

（3）伤后第三个 24 h，液体输入视病情而定，一般情况下可按日需量给予。

（4）小儿因体液占机体组织的比例不同，在上述补液公式中的常数为 1.8，婴儿为 2.0。基础水分小儿为体重（kg）× 60 ～ 80（mL），婴儿为体重（kg）× 100（mL）。

3. 补液原则

（1）先快后慢：由于烧伤休克是毛细血管通透性增加的结果，在伤后第一个 24 h，血管内液向第三间隙渗漏的速度是先快后慢，因此补液时也采用先快后慢。具体来说，24 h 晶胶体输入总量的 1/2 在第一个 8 h 内输入，而另一半在后 16 h 输入，基础水分均匀输入。

（2）先晶后胶：由于血液黏滞度高，首先输入一定量的晶体，8 h 后血容量扩充后再给予胶体。

（3）交替输入：各种成分按比例尽量交替输入。

4. 补液注意事项

（1）液体复苏开始越早越好。

（2）补液时不能片面依赖公式，要根据休克监测指标调整输液速度。

（3）不要片面强调快速补液，尤其对于老人、小儿及既往有心肺疾患的患者要根据休克监测指标控制补液速度和补液量。

（4）对于延迟复苏的患者要及时快速地补液，对于伤后 8 h 入院未输液的患者，入院后可在 1 ～ 2 h 内快速输入 24 h 液体总量的 1/3 ～ 1/2，根据休克监测指标调整输液速度。

（5）根据临床经验，Evans 公式对于烧伤面积 30% ～ 50% 的患者做出的输液计划量基本符合实际输入量，而随着面积的增加，计算量小于实际输入量，差别越大面积越大。所以，临床上强调按休克监测指标调整输液速度和输液量。

（6）对于公式计划外的补充输液量，其中晶胶体与水分的比例与公式计算的总比例基本一致。

四、主要护理问题

1. 体液不足

与大面积烧伤，创面大量渗液致低血容量有关。

2. 皮肤完整性受损

与热力、化学、电流等侵蚀有关。

3. 舒适的改变

与烧伤组织严重水肿和渗出，疼痛、肢体活动受限等因素有关。

4. 有窒息的危险

与吸入性损伤后呼吸道黏膜充血、水肿、坏死、分泌物增多有关。

5. 自我形象紊乱

与面部烧伤后毁容、家庭关系失调等因素有关。

6. 潜在并发症

感染、肺水肿、脑水肿。

五、护理目标

（1）休克期得以平稳渡过。

（2）未发生窒息或得到及时处理。

（3）患者自述不适感减轻或消失。

（4）患者以积极的心态面对疾病。

（5）未发生相关并发症或并发症得到及时发现、及时处理。

六、护理措施

1. 心理护理

烧伤往往是意外发生，容貌的改变及功能障碍，财产损失及治病费用，使早期烧伤患者表现出惊吓、恐惧、担忧、焦虑等心理反应。护士应了解其心理反应及需求，给予同情、安慰、开导的同时，鼓励患者将痛苦说出来，针对不同的原因给予相应的支持。并提供整形美容信息，消除患者不必要的担忧，激发患者对生命、对家庭的责任感，树立战胜疾病的信心。并做好患者亲人、朋友及同事的工作，以寻求到家庭、社会支持。

2. 一般护理（表 10-1）

表 10-1 一般护理

体位	大面积烧伤取平卧位，适当抬高头部 头面颈部烧伤，取高肩仰卧位，以开放气道，并利于充分暴露颈部创面 四肢烧伤者抬高患肢，以促进静脉回流，注意四肢关节置于功能位 生命体征平稳后予以翻身，必要时上翻身床
饮食护理	有休克症状时禁食禁饮 生命体征平稳后早期进食，从口服电解质液开始，逐步向流质、半流质、软食过渡 病情允许时，鼓励进食高热量、高蛋白、高维生素饮食 有消化道症状，如恶心、呕吐、腹胀等暂停进食，必要时予胃肠减压 口服营养不足时，可予静脉补充
保暖	大面积烧伤后由于皮肤被烧毁，保暖屏障破坏，患者常感寒冷，故需保持室温：冬天 32 ~ 34℃，夏天 28 ~ 30℃，湿度 50% ~ 60% 可使用红外线治疗仪局部保暖，或采用空调、暖气等调节室温
留置尿管	置保留尿管，保持引流通畅 准确观察并记录每小时尿量、色泽及比重，间接判断血容量情况
保持呼吸道通畅	密切观察呼吸情况，每小时测量一次生命体征 遵医嘱予持续低流量氧气吸入 观察吸氧效果，注意用氧安全 必要时行气管切开

续　表

用药护理	遵医嘱使用抗感染、抗水肿、利尿、镇静、镇痛、防应激性溃疡药物
	肌内注射吸收障碍，一般常采用静脉滴注
	观察药物效果及不良反应
	镇静止痛药、利尿药应在补足血容量的情况下遵医嘱使用
	老年患者、颅脑损伤患者、呼吸道烧伤患者及 1 岁以下的婴儿禁用镇静止痛药

3. 补液护理（表 10-2）

表 10-2　补液护理

原则	迅速建立有效的静脉通道
	按时、按质、按量输入所需液体，防时松时紧
	先快后慢、先晶后胶、先盐后糖、交替输入
	一般采用表浅静脉穿刺，尽量远离创面
	特大面积患者表浅静脉被烧伤，宜行深静脉置管或 PICC 置管
	电击伤患者患肢表浅静脉大多栓塞，故不宜在患肢行静脉穿刺
	四肢环行烧伤患者不宜在远端穿刺
	经创面做深静脉置管的患者，24 h 内覆盖置管处，以后改为暴露，局部涂磺胺嘧啶银
	局部出现炎症反应应立即更换输液部位
注意事项	全面了解 24 h 输液计划的总量、成分，计算每小时入量，特别注意第一个 8 h 入量
	不能在较长时间内输入一种液体，或短时间内快速输入同一种液体
	小儿输液时，尤其应警惕脑水肿、肺水肿发生
	注意应以受伤时间开始计算，而非入院时间
休克期体液复苏有效监护指标	神志清楚、无烦躁，烦渴有好转
	心率成人在 120 次 /min、小儿在 140 次 /min 以下、收缩压 90 mmHg 以上、呼吸规则、无呼吸困
	无发绀
	尿量成人在 30 ~ 50 mL/h，小儿 1 mL/（kg·h），若有血红蛋白尿或肌红蛋白尿者需在 50 mL/h 以上，老年患者、心血管疾患或合并呼吸道烧伤者可稍偏低
	周围循环良好、肢端温暖、毛细血管充盈良好
	监测中心静脉压维持在 8 ~ 12 cmH$_2$O
	符合以上指标，则表明补液有效，休克纠正

注：1 mmHg = 0.133 kPa。

4. 创面护理（表 10-3）

表 10-3　创面护理

病室要求	定时消毒、通风
	同一病房最好安排同期或同病种患者
	有条件应住层流病房，必要时重度烧伤患者安置在单人或双人病房
	定期监测病室空气菌落数
用物	病床上用物需消毒后使用
	床单棉垫、敷料浸湿需及时更换
保持创面清洁干燥	躯体环行烧伤创面暴露疗法的患者，应每 2 ~ 4 h 翻身一次，防止创面受压潮湿，减少病原菌的繁殖
	翻身幅度不宜过大或过快
	浅度暴露创面经常用消毒棉签拭去渗液
	包扎疗法者，渗液湿透外层敷料应及时更换

七、并发症的预防及护理

并发症的预防及护理（表10-4）。

表10-4　并发症的预防及护理

常见并发症	预防及护理措施
肺水肿	严密观察有无呼吸增快、呼吸困难、胸前紧迫感、阵咳、大量粉红色泡沫痰等肺水肿表现 予以 4～6 L/min 氧气吸入，并经20%～30% 乙醇湿化后吸入（但阿毒性气体引起的肺水肿禁用） 遵医嘱应用脱水剂、强心剂、激素
脑水肿	观察有无神经、精神症状以及肌肉抽动、昏迷、呕吐、眼球震颤、呼吸困难等表现 禁止口服大量不含盐的水分和集中一段时间内大量输入水分等 停止水分摄入，输入适量胶体 遵医嘱给高渗盐水输入 吸氧 在纠正血容量的基础上给脱水剂：常用 20% 甘露醇量遵医嘱 镇静：必要时可用地西泮、苯巴比妥等

八、特别关注

（1）体液渗出期的饮食护理。
（2）体液渗出期的呼吸道护理。
（3）体液渗出期的补液护理。
（4）体液渗出期的创面护理
（5）并发症的早期观察及护理。

九、前沿进展

近年来，有人提出烧伤休克期切痂。一部分学者认为，烧伤休克的始动因素是创面局部炎性递质的释放的结果，早期切痂可以有效地去除炎性递质的进一步释放入血，从而有效地降低血管内液的渗漏，降低休克程度。同时，早期切痂可以去除坏死组织，减少创面感染机会，加快创面愈合，缩短病程。但有学者认为，早期切痂会加重患者的创伤，难以维持休克期的血流动力学和内环境的稳定，从而加重病情。因此，对严重烧伤患者是否应采取休克期切痂尚无定论，需要根据病员情况和医疗机构的诊治水平综合考虑。

第二节　急性感染期

一、概述

所谓急性感染期，系指烧伤后短期内所发生的局部或全身性感染。一般为伤后 1～2 周。在急性感染期所发生严重感染，是导致烧伤病员的早期死亡的主要原因之一。

二、临床特点

1. 发生时间
在伤后 1～2 周。
2. 肠源性感染
可发生于伤后 3～6 h。它的特点是：
（1）常见于大面积烧伤早期液体复苏延迟的患者。

（2）原因是早期肠道黏膜屏障功能破坏，肠道内细菌移位，异位定植。

（3）多为革兰阴性细菌感染，感染来势凶猛，迅速加重早期休克症状，死亡率极高，救治困难。

3. 创面感染

烧伤早期感染的主要原因。感染来源可能是：

（1）烧伤创面周围正常皮肤或烧伤创面残存皮肤附件中的常驻细菌。

（2）烧伤发生时外周环境导致创面污染。

（3）患者自身分泌物或排泄物污染。

（4）急救人员的接触污染。

（5）各种有创操作及植入管道引起感染。

4. 创面感染

根据创面上病原菌的密度及侵犯深度可分为非侵袭性感染和侵袭性感染。

（1）非侵袭性感染特点如下：①烧伤创面仅有少量病原菌定植。②创面有大量细菌检出，仅限于分布表面。③创面病原菌已穿透焦痂，但菌量较少（$< 10^5$CFG/g），仅产生局部炎性反应，或未侵袭到有活力的组织。④患者临床表现主要是创面有局部感染，但全身反应较轻。通过局部创面的清理，坏死组织的去除，大部分感染能有效地清除。

（2）侵袭性感染的特点如下：①根据病原菌侵入的深度分局灶性、普遍性及微血管性侵袭三型，侵袭深度越深，感染越重。②创面显示出明显的感染征兆，水肿严重、分泌物增多，或凹陷、出现坏死斑。③伴有全身感染症状。④最终可引起创面脓毒症及败血症。创面脓毒症的诊断应具备三个标准：病原菌穿透焦痂并侵入活力组织而诱发微血管炎及淋巴管炎，细菌定量培养超过 10^5CFG/g 组织和全身脓毒症症状。

三、治疗

1. 积极有效的液体复苏

早期及时有效的液体复苏可以避免休克导致的多器官功能障碍，特别是有效地减轻或防止肠黏膜屏障功能受损及免疫防御功能受损，从而降低肠源性败血症及创面侵袭性感染的发生率。

2. 及时有效地进行创面清理

休克相对平稳就可以及时清理创面。清除污染物坏死腐皮，创面涂以磺胺嘧啶银糊剂，根据受伤部位、创面污染情况及烧伤严重程度将创面采用包扎疗法或暴露疗法。

3. 免疫调理

目前，许多抗炎性反应的单克隆抗体或受体阻滞剂尚在动物实验阶段。对于严重烧伤伴有明显侵袭性感染或肠源性感染症状的病员，可早期给予静脉补充大量的人体免疫球蛋白，通过提高被动免疫有效地预防感染。

4. 尽早切除创面坏死组织

休克相对平稳后，尽早地去处坏死组织可以有效地降低创面毒素的吸收，去除感染来源，缩短病程。

5. 营养支持

休克相对平稳后，鼓励患者早进食。早期胃肠营养有助于胃肠道功能恢复，减轻肠黏膜屏障功能的损伤，降低肠源性感染的发生率。进食量不足的患者可辅以静脉营养。

6. 生长激素的应用

在患者休克期度过后，可考虑使用生长激素。生长激素可以促进蛋白质的合成，增进食欲，减轻机体的负氮平衡状态，增强机体免疫力。但在使用中可引起血糖增高，注意控制血糖。

7. 抗生素的应用

在预防和控制侵袭性感染时，不容易做到有针对性地使用抗生素，但不能滥用抗生素。早期抗生素的给予是经验性的，一般根据临床表现和本病室近期细菌调查结果综合考虑。一旦创面培养及血培养有阳性发现，要及时调整抗生素的类型及用量。

四、主要护理问题

1. 焦虑

与烧伤后毁容、截肢、医疗费用、家庭关系失调等因素有关。

2. 舒适的改变

与长时间卧翻身床、疼痛、肢体活动受限创面大换药等因素有关。

3. 体温过高或过低

与创面脓毒血症、创面脓毒败血症有关。

4. 意识障碍

与毒素吸收入血有关。

5. 营养失调及休克主要

与食欲差、胃肠道吸收差、持续高代谢状态等因素有关。

6. 自理缺陷

与大面积烧伤活动受限有关。

7. 潜在并发症

感染、应激性溃疡、MODS、急性肾衰竭及 ARDS。

五、护理目标

（1）患者以积极的心态面对疾病。

（2）患者不适感减轻或消失。

（3）患者体温、意识恢复正常，营养状况良好。

（4）患者合理的生活需求得到及时满足。

（5）患者对烧伤愈合过程有初步认识，学会烧伤基本相关护理配合知识。

六、护理措施

1. 心理护理

护理人员应关心理解患者，多与之接触交流。认真分析导致患者心理行为改变的压力源，针对不同的压力源给予相应的指导。使患者及家属了解烧伤治疗的各个环节，正确理解治疗过程中的发热、食欲减退等不适。

2. 体位（表 10-5）

表 10-5　体位

头颈部烧伤	若患者生命体征平稳，取半坐卧位，有利于头面部消肿 颈部烧伤患者取高肩仰卧位 耳郭烧伤患者侧卧时垫棉圈，使其悬空，严防耳郭受压
双上肢烧伤	外展 90°，充分暴露腋下创面 若上肢伸侧为深度烧伤则保持屈肘位，前臂置中立位，不要旋前旋后
手部烧伤	保持腕背屈，虎口张开，掌指关节屈曲 包扎时注意各指间用油纱分隔开，即用油纱逐个手指分别包扎，切忌用一张油纱将所有手指包裹在一起
双下肢烧伤	保持双下肢外展，膝前深度烧伤保持屈膝位，双踝保持背屈位，防止出现足下垂

3. 营养护理（表 10-6）

表 10-6 营养护理

营养供给途径	胃肠道营养是烧伤患者能量摄入的主要来源 胃肠功能尚好但进食困难者，可采用鼻饲营养 胃肠道摄入，可辅以静脉高营养
营养物种类	口服营养以提供高蛋白、高维生素、高热量清淡易消化饮食为主 静脉高营养成分早期以碳水化合物、维生素、电解质及微量元素等为主，逐步以能量蛋白质、脂肪乳化剂、氨基酸均衡供给
原则	多样化，少量多餐 注意改进烹调色、香、味，以刺激患者食欲 解除或减少影响患者食欲的不良因素，减少餐前治疗 鼻饲营养注意现配现用，避免污染变质 静脉营养期间定时测定体重、上臂周径、血浆白蛋白等 每日准确记录出入量，计算氮平衡，保持体液平衡 观察患者对营养物的耐受性，配合医生做好患者营养评估

4. 病情观察及护理（表 10-7）

表 10-7 病情观察及护理

体温	每 30 min 测一次体温，观察有无持续高于 39℃或低于 35℃以及寒战等 高热护理：体温 > 40℃，使用降温措施：降室温、物理降温、药物降温；对症治疗无效遵医嘱使用强有力抗生素及激素等；增加水分的补充 低温护理：注意保暖，体温 < 35℃可用水温计或半导体测温计测肛温
脉搏	大面积烧伤患者除测脉搏外，还应常做心脏听诊，以便及时发现心律失常
呼吸	密切观察呼吸变化，保证呼吸道通畅，准备好气管切开包、气管插管器械、呼吸机和呼吸兴奋剂
神志	尽量减少对患者的刺激，保持室内安静，光线不宜太强 烦躁严重时，按医嘱给予镇静药物 防止患者坠床，可置护架栏，必要时四肢上约束
消化道	腹胀时停牛奶糖类等易产气的食物，密切观察胃肠道蠕动及排气情况，如果腹胀加剧、肠鸣音消失时，需禁食，必要时行胃肠减压、肛管排气 腹泻时注意观察大便性质和颜色，记录排粪便次数和总量，送大便常规和细菌培养及涂片检查，每次便后用温水清洁肛门及周围皮肤。肛周可用氧化锌软膏保护
舌象	舌象变化往往出现在败血症的其他症状之前 加强口腔护理 细致观察舌象和霉菌感染症状 有烧伤创面脓毒症、败血症时，舌象呈红绛紫色，舌苔焦黄、干裂，有芒刺

5. 预防烧伤感染的护理（表 10-8）

6. 药用护理

（1）严格掌握抗生素的使用时机，严密观察其治疗效果及不良反应。

（2）烧伤治疗中抗生素的使用原则是及时、联合、有效。

（3）用药过程中严密监测药效及不良反应。

（4）发现严重肝、肾功能损害者，及时报告医师，停药或改药。

（5）轻度肝肾功能损伤而病情又需要不便更换者，适当延长给药时间及减少给药剂量。

表 10-8　预防烧伤感染的护理

创面护理	保持环境干燥：相对湿度在 18% ～ 28%（平均 24%），必要时可用去湿机
	严密观察：①观察创面有无坏死斑、健康皮肤有无出血点和坏死斑。②暴露的创面应经常细心观察痂下有无感染积脓。③采用包扎疗法的患者，如体温升高、创面疼痛加剧或有持续性跳痛或出现烦躁不安者，均应及时更换敷料、检查创面
	保持创面干燥：①定时翻身，使前、后、侧创面交替暴露，有条件可上翻身床，勿因受压不透气而导致霉菌感染。②可应用热风疗法，使背侧创面保持干燥。③早期创面尚未结痂，要随时用棉签、棉球吸干创面渗液。④创面发现霉菌斑，用 5% 碘酊涂擦创面局部
	根据血培养加药敏选用敏感抗生素
	定时进行病室空气通风消毒，有条件的医院设置层流病房
吸入性损伤护理	严密观察呼吸情况
	保持呼吸道通畅，随时吸痰、翻身拍背
	持续低流量吸氧
	床旁备气管切开包，必要时协助医生及时行气管切开术
	遵医嘱予雾化吸入或气管内持续滴入 0.9% 氯化钠
保护肠黏膜功能	鼓励患者经口进食
医源性侵入性管道护理	注意饮食卫生
	遵医嘱使用胃黏膜保护剂
	静脉留置针或深静脉置管：①保持输液通畅。②严格无菌技术操作。③留置时间在规定安全时限内。④严密观察有无局部渗漏、炎症反应、导管脱出等，如有异常及时更换输液部位
	气管切开：①严格无菌操作，预防肺部感染。②保持呼吸道通畅，随时吸痰，鼓励咳嗽、协助翻身拍背。③湿化气道：导管外口覆盖 0.9% 氯化钠溶液湿纱布 2 层，遵医嘱予雾化吸入或气管内滴药。
	保留尿管：①保持引流通畅。②加强会阴护理。③严格无菌操作，防止逆行感染

7. 翻身床的应用与护理（表 10-9，图 10-1）

表 10-9　翻身床的应用与护理

优点	使创面充分暴露，促进干燥，避免长时间受压
	便于更换体位、减轻患者痛苦
	便于处理大小便、运送患者、清理创面
	便于进行切痂植皮手术
缺点	能变换的体位仅限于仰卧与俯卧，俯卧时伤员多感不适等
适应证	多用于大面积烧伤，特别是有躯干环状烧伤的患者
禁忌证	休克、呼吸障碍、烦躁、心血管系统不稳定等
	年老体弱者慎上翻身床
注意事项	解释：初次翻身前要向病员介绍翻身的目的、意义及可能的不适感觉，解除疑虑，取得合作检查：翻身床使用前一定要检查各部件是否灵活、牢固、安全
	病情观察：翻身前后测定心率、呼吸，观察病情变化，危重患者准备急救物品
	翻身时间：初次俯卧时间不宜过长，一般以 1 ～ 2 h 为宜，适应后 4 ～ 6 h 翻身一次。如有头面部烧伤患者或吸入性损伤者，特别是面颈部水肿严重者，俯卧时间宜短，以半小时为宜，以免发生咽喉部坠积性水肿而影响呼吸
	足部保持功能位，防止足下垂
	安全保证：①有气管切开者，翻身前应检查气管导管是否通畅，翻身前后皆应清理气道的分泌物，检查系带松紧度，翻身俯卧后检查气管导管口有无堵塞，妥善固定氧气管。②有静脉输液者，妥善保护输液管道。③每次翻身前，必须移除附件、杂物等，检查床片固定螺丝是否安放妥当等。④翻转时速度不宜过快或过慢，以防发生意外
	充分暴露：翻身后病员姿势固定为"大"字形，以充分暴露腋下、会阴及双大腿内侧创面
	翻身床使用后应彻底消毒备用

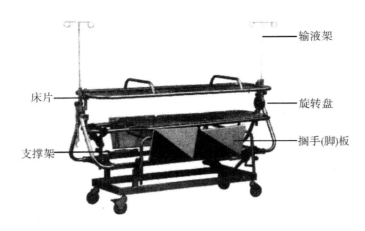

床片 —
支撑架 —

— 输液架
— 旋转盘
— 搁手(脚)板

图 10-1　翻身床的结构

七、并发症的预防及护理

并发症的预防及护理见表 10-10。

表 10-10　并发症的预防及护理

常见并发症	预防及护理措施
感染	严密观察全身及局部症状 严格执行消毒隔离制度 尽量避免感染的危险因素 遵医嘱准确及时应用敏感抗生素 保持创面清洁干燥，及时处理创面 保持引流通畅 加强营养支持，提高抵抗力
应激性溃疡	根据病情尽早指导进食，恢复肠道功能 观察有无腹痛、呕血、黑便等消化道出血表现 积极补液防治休克 保护胃黏膜：应用抗酸疗法或黏膜保护疗法 留置胃管，抽空胃液，灌注止血药物 静脉滴注氨甲苯酸、奥美拉唑、促胰液素、生长抑素 必要时内窥镜直视下止血 做好手术治疗准备
MODS（多器官功能障碍综合征）	休克复苏 控制感染 代谢支持 心肺支持 阻断炎性介质
急性肾衰竭 ARDS	准确记录 24 h 尿量，测量尿比重 控制液体入量，量出为入 控制高钾血症：停止补钾，使用钾拮抗剂、蛋白合成剂、抗生素，必要时予透析治疗 停止使用对肾功能有损害的药物 机械通气可改善肺顺应性，增加动脉氧含量 糖皮质激素的应用：可稳定溶酶体，改善微血管通透性，但对已发生的急性肺损伤无效 吸入低浓度氧化氮：可使缺氧或血栓烷 A_2 引起的肺动脉高压患者的肺动脉压下降

八、特别关注

（1）急性渗出期的营养护理。

（2）急性渗出期的呼吸道护理。

（3）急性渗出期的消化道护理。

（4）急性渗出期的创面及管道护理。

（5）并发症的早期观察及护理。

九、前沿进展

早期切削痂手术：近年来，主张患者一旦休克平稳，可施行早期（伤后 7～10 d 内）切削痂手术。该手术可以减轻创面毒素吸收及感染来源，缩短病程，为特大面积的烧伤患者提供更多供皮区恢复、再次供皮的机会，有效地提高了重度烧伤的救治率。

早期进食：以前，因为担心休克期患者呕吐导致误吸而主张早期禁食，近年来研究证实，休克相对平稳后即可进食。早期进食，可有效地恢复肠道黏膜的屏障功能，维持水电解质平衡，降低肠源性感染的发生率。

生长激素近年来也应用于临床治疗烧伤患者，有促进蛋白合成，促进创面愈合的作用。

第三节　创面修复期

一、概述

创面修复期在临床上没有固定的时间阶段。创面深度越浅，修复发生越早。

二、临床特点

1. 创面的修复期

贯穿到临床的整个过程。

2. 除Ⅰ度烧伤外

所有的创面都有渗出，极易发生感染，创面一旦感染其深度会加深，创面修复将延迟。

3. 浅Ⅱ度烧伤愈合时间在伤后 2 周左右

残留的表皮基底细胞和皮肤附件是自发性愈合的基础。愈合后创面不留瘢痕，皮肤的质地结构正常，仅有色素沉着，一般在数周或数月内消退。

4. 深Ⅱ度烧伤愈合时间在伤后 3～4 周

残留的皮肤附件是自发性愈合的基础。愈合后创面留有瘢痕。头皮由于大部分毛囊分布于皮下组织，即使是深Ⅱ度烧伤创面也可因毛囊表皮细胞再生而迅速覆盖创面。所以，头皮深Ⅱ度烧伤愈合后可不留瘢痕。

5. Ⅲ度烧伤不能自发性愈合

一般在伤后 3～4 周创面开始溶痂，当创面基底健康肉芽组织长出，则可以行刃厚植皮手术。

三、治疗

1. Ⅰ度烧伤无须特殊治疗

伤后 5～7 d 创面脱屑愈合。

2. 浅Ⅱ度烧伤要尽力保护创面

避免继发性感染，促使自发性愈合。

3. 深Ⅱ度烧伤对于特重烧伤的病员

应尽力保护创面，避免继发感染，促使自发性愈合。将残留的有效的供皮源（正常皮肤或Ⅰ度及浅Ⅱ烧伤愈合后的皮肤）用于Ⅲ度烧伤创面的植皮。对于轻、中度或重度烧伤患者、病情平稳且有足够皮源的患者，则可在面部及关节等部位肉芽创面行中厚植皮，以保证愈合后有良好的功能。手背的深Ⅱ度烧伤，可在烧伤早期（伤后 3 ~ 10 d 内），行手背削痂，薄中厚皮植皮术。以尽量恢复手部功能。

4. 小面积的Ⅲ度烧伤创面

可以直接行切痂植皮手术，可大大缩短病程。对于重度或特重烧伤的患者则需要做治疗计划，分期分批对创面进行切痂、削痂或蚕食脱痂，有计划地利用有限的供皮源对创面行植皮手术。这一时期预防供皮区及创面感染非常重要。

5. 在烧伤患者的救治过程中

一旦发生了创面脓毒症，应及时检查创面，再次清创。必要时可在全身麻醉下行坏死组织削除或切除术，彻底引流创面，待创面肉芽形成后及时覆盖创面。为避免暴露创面过多，时间过长，机体组织液丢失过多，创面可用异体皮、异种皮或人工皮覆盖。

6. 对于肢体及躯体深度环形烧伤

注意避免止血带效应，应在烧伤后 24 h 内及时行焦痂及深筋膜切开减压术。

7. 在整个创面修复期要注意预防全身性感染

全面的营养支持及免疫支持，注意水电解质平衡及保护心、肝、肺、肾等脏器功能。

四、主要护理问题

1. 瘢痕

与严重烧伤瘢痕愈合有关。

2. 瘙痒

与瘢痕组织形成有关。

3. 疼痛

与瘢痕粘连、功能锻炼有关。

4. 自我形象紊乱

与容貌改变、瘢痕粘连、关节变形有关。

5. 功能障碍

与瘢痕粘连、关节变形有关。

6. 知识缺乏

缺乏功能锻炼相关知识。

五、护理目标

（1）患者的容貌、功能得到改善。

（2）患者的疼痛、瘙痒等不适感减轻或消失。

（3）患者对烧伤有了初步认识，学会功能锻炼基本知识。

六、护理措施

1. 心理护理

烧伤后期，患者面临频繁地换药、手术。新生皮肤颜色的改变与瘙痒、日益突出的瘢痕增生挛缩所致的功能障碍和畸形；出院前的烧伤患者，面临重新适应家庭、社会环境的局面，必须应对来自自身与环境的压力。此时，医护人员要主动关心患者，及时发现患者的心理变化，有针对性地介绍自我护理的知识及整形美容的新信息，并及时解除患者的痛苦，鼓励患者正视现实。而对盲目乐观，对整形效果抱有过高的期望值的患者，应采用适当的方式把手术后可达到的实际效果告知患者。同时，鼓励患者坚持进行功能锻炼，激发其主观能动性和改善功能的希望，积极配合治疗。

2. 营养护理（表 10-11）

表 10-11　营养护理

饮食类别	鼓励进食高蛋白、高热量、高维生素、易消化饮食，禁食辛辣刺激食物
饮食卫生	注意饮食卫生，防止腹泻
就餐环境	创造整洁、无异味的就餐环境，及时清理污染物等 就餐前不宜进行换药、清洁卫生等操作
增进食欲	少食多餐 注意食物的色香味 了解患者的饮食习惯，病情允许时尽量满足，以增进患者的食欲 必要时遵医嘱使用生长激素
营养摄入方式	经口进食为主 不能经口进食者予管饲 必要时予静脉补充

3. 体位与活动（表 10-12）

表 10-12　体位与活动

颜面部烧伤	面部消肿后，训练眨眼转动眼球等预防睑外翻 张大口或叼黄瓜、胡萝卜在嘴里预防小口畸形 仰卧时头居中，侧卧时用棉圈使耳部悬空
颈部瘢痕	颈前瘢痕：取高肩仰卧位或俯卧时抬头，使颈前过伸 颈侧瘢痕：头向健侧倾斜和转动
腋部烧伤	上肢外展 90°，或上举过头；仰卧位时，双手交叉于脑后
肘部烧伤	练习伸、屈、旋转运动 休息时保持在伸位 用患肢提重物、手拉门柄等
手部烧伤	锻炼握拳动作及拇指与其他四指做对掌运动，休息时置于功能位置 手背烧伤时用夹板使腕背伸、掌指关节屈曲、指间关节伸直，拇指外展 掌侧烧伤时腕、指、掌、指间关节均伸展，以夹板固定 全手烧伤时，腕置微背伸位，掌指关节屈曲80°～90°，指间关节微屈5°～10°位，平时以夹板固定，活动时取下，出现挛缩时以动力夹板牵引 手部烧伤患者最有效的活动方式是日常生活训练，应鼓励患者自己洗漱、吃饭等
膝部烧伤	使膝伸直，腘窝伸展，并做屈膝动作
下肢烧伤	髋关节、膝关节保持伸直位 膝前瘢痕做屈膝活动、练习下蹲 踝关节保持中立位，防止足下垂

4. 器官功能的保护（表 10-13）

表 10-13　器官功能的保护

水电解质平衡	严密观察病情变化 监测血生化，及时纠正水电解质失衡 观察有无心悸、心律失常、脉搏短促、大动脉搏动微弱、呼吸困难、发绀等表现 定期行心肺功能测定 老人及小儿适当控制输液速度 必要时遵医嘱使用强心药

肾功能	观察并记录尿量
	定期抽血查肾功能
	避免使用肾损害大的药物，病情需要时，应减小剂量、加大稀释量、短时使用
	出现肾功能不全或肾衰竭应限制入量，量出为入
脑功能	注意观察有无喷射性呕吐、头疼高热、惊厥等症状
	密切监测体温变化，必要时予冰帽保护脑组织
	积极处理创面，防止发生颅内感染

5. 感染预防（表 10-14）

表 10-14 感染预防

创面护理	注意观察创面情况，有无创周炎、坏死斑、出血点等
	保持创面清洁干燥，定时协助翻身，防止创面受压
	加强创面浸浴及换药
	严格无菌技术操作
	积极改善全身及局部营养状况
	适时手术清创植皮，消灭创面
浸浴疗法	深度烧伤后新愈部位常反复形成水泡，上皮被细菌吞蚀
	采用浸浴治疗，可以彻底清洁创面，清除创面分泌物及痂皮，减少细菌数量，有利于减轻或控制感染
	同时温水浴可以改善局部血液循环，促进创面愈合
	感染控制、肉芽创面新鲜后，进行切削痂植皮手术
输液护理	严格无菌技术操作
	保持输液管道通畅、密闭、无污染
	输液通道尽量远离创面
	一旦发生静脉炎立即更换部位，并积极处理
尿管护理	加强会阴护理，每天 2 次
	尽量保持尿管系统密闭，减少开放次数
	每周更换引流袋，每月更换尿管
	出现膀胱刺激征及时处理
气管切开护理	加强气管切开护理，每天 2 次
	随时吸痰，严格无菌操作
	遵医嘱予雾化吸入或气管内滴药，以稀释痰液，预防和控制肺部感染
	鼓励患者有效咳痰，协助翻身拍背，以利痰液排出
病室环境	病室定时行空气消毒开窗通风
	有条件最好住单人病房或层流病房
手卫生	医护人员操作前后按六步洗手法洗手
	接触每个患者前后均需洗手，防止由医护人员的手导致院内感染的发生
陪伴管理	戴手套、口罩
	限制陪伴，每床限留陪护一人
	教会陪护人员基本的院感防控知识
	有条件最好取消陪护

6. 健康宣教（表 10-15）

表 10-15　出院指导内容

注意事项	保护新愈合皮肤
	保持清洁
	避免使用刺激性的肥皂清洗
	避免日晒
瘙痒	皮肤瘙痒时，避免搔抓
	可遵医嘱口服止痒药，如马来酸氯苯那敏、阿司咪唑
	外用 0.075% 的地乳止痒
功能锻炼	坚持功能锻炼，维持关节部位功能位置
饮食	避免进食刺激性食物
随访及复查	门诊随访
	分别于半个月、1 个月、3 个月、半年后复查

七、特别关注

（1）修复期患者的心理护理。

（2）创面修复期的饮食护理。

（3）创面修复期器官功能的保护。

（4）感染的预防及处理。

八、前沿进展

1. 对于 Ⅱ 度烧伤创面

外用表皮细胞生长因子及成纤维细胞生长因子，或巨噬细胞刺激因子可有助于创面愈合，预防创面感染。

2. 大面积的切削痂术后

采用异体皮、异种皮或人工皮覆盖，较之传统的油纱、棉纱覆盖，可以减轻创面的渗出，减少换药次数。

第十一章　感染科疾病的护理

第一节　概述

外科感染（surgical infection）是指需要外科治疗的感染，包括创伤、烧伤、手术、器械检查或有创性检查、治疗后等并发的感染。

外科感染的特点：①多数为几种细菌引起的混合感染，少数在感染早期为单一细菌所致，以后发展为几种细菌的混合感染；②大部分感染的局部症状和体征明显而突出；③感染一般集中在局部，发展后会导致化脓、坏死等，使组织遭到破坏，最终形成瘢痕组织而影响局部功能。

一、分类

（一）按致病菌种类和病变性质分类

1. 非特异性感染（nonspecific infection）

又称化脓性或一般性感染，占外科感染的大多数，常见有疖、痈、丹毒、急性淋巴结炎、急性乳腺炎、急性阑尾炎、急性腹膜炎等，手术后感染多属此类。常见致病菌有金黄色葡萄球菌、大肠杆菌、乙型溶血性链球菌、拟杆菌和绿脓杆菌等。感染可由一种或几种病菌共同导致，一般先有急性炎症反应，继而可致局部化脓。

2. 特异性感染（specific infection）

特异性感染指由一些特殊的病菌、真菌等引起的感染。不同的病菌可分别引起比较独特的病理变化过程，如结核杆菌、破伤风杆菌、产气荚膜杆菌、炭疽杆菌、白色念珠菌、新型隐球菌等。

（二）按病变进程分类

1. 急性感染

病变以急性炎症为主，病程多在3周以内。

2. 慢性感染

病程持续超过2个月的感染。

3. 亚急性感染

病程介于急性与慢性感染之间。

二、临床表现

1. 局部症状

急性感染一般有红、肿、热、痛和功能障碍的典型表现。体表与浅处的化脓性感染均有局部疼痛和触痛，皮肤肿胀、色红、温度增高，还可发现肿块或硬结；慢性感染也有局部肿胀或硬结，但疼痛大多不明显；体表病变脓肿形成时，确诊可有波动感。如病变的位置深，则局部症状不明显。

2. 全身症状

随感染轻重等因素而表现不一。轻者可无全身表现，较重感染者可出现发热、呼吸脉搏加快、头痛乏力、全身不适、食欲减退等症状。严重感染者可出现代谢紊乱、营养不良、贫血，甚至并发感染性休克等。

3. 器官与系统功能障碍

感染直接侵及某一器官时，该器官功能可发生异常或障碍。严重感染导致脓毒症时，因有大量毒素、炎症介质、细胞因子等进入血循环，可引起肺、肝、肾、脑、心等器官的功能障碍。

4. 特异性表现

特异性感染的患者可因致病菌不同而出现各自特殊的症状和体征。如破伤风患者可表现为肌强直性痉挛；气性坏疽和其他产气菌引起的蜂窝织炎可出现皮下捻发音；皮肤炭疽有发痒性黑色脓疱。

三、处理原则

局部治疗与全身性治疗并重。消除感染因素和毒性物质（如脓液、坏死组织），积极控制感染，促进和提高人体抗感染和组织修复能力。

1. 局部处理

（1）保护感染部位：避免受压，适当限制活动或加以固定，以免感染范围扩展。

（2）局部用药：浅表的急性感染在未形成脓肿阶段可选用中西药进行积极治疗，如消肿散、鱼石脂软膏、芙蓉膏等外敷或硫酸镁溶液湿敷，以促进局部血循环、肿胀消退和感染局限；感染伤口创面则需换药处理。

（3）物理治疗：炎症早期可以局部热敷或采用超短波或红外线辐射等物理疗法，以改善血液循环，促进炎症消退或局限。

（4）手术治疗：脓肿形成后应及时切开引流使脓液排出。部分感染尚未形成脓肿，但局部炎症严重、全身中毒症状明显者也应做局部切开减压，引流渗出物以减轻局部和全身症状，避免感染扩散。深部脓肿可以在超声、CT 引导下穿刺引流。器官组织的炎症病变，应视所在的器官以及病变程度，参考全身情况先用非手术疗法并密切观察病情变化，必要时行手术处理。手术方式为切除或切开病变组织、排脓及留置引流物。

2. 全身治疗

（1）支持治疗：保证休息，提供含丰富能量、蛋白质和维生素的饮食，补充水分和电解质，以维持体液平衡和营养状况。明显摄入不足者，可提供肠内或肠外营养支持；严重贫血、低蛋白血症或白细胞减少者，予以适当输血或补充血液成分。

（2）抗生素治疗：根据细菌学检查及药物敏感试验结果，正确合理使用抗生素种类，监测药物毒性。

（3）中西药治疗：可服用清热解毒类中药。体温过高时，可用物理降温或镇静退热的中、西药；体温过低时应注意保暖。疼痛剧烈者，适当应用止痛剂。

四、护理措施

1. 疼痛

（1）与患者亲切交谈，了解疼痛的部位、性质、持续时间及伴随症状以及患者心理状态。

（2）仔细观察患者表情及行为，评估其语言性暗示的异常程度。

（3）评估有否加重患者痛苦的周围环境因素，如空气、噪声、设备，并设法改善，如空气清新、卧具或坐具舒适、环境清洁、光线柔和。

（4）分散患者注意力，如听收音机、聊天、看书报等，以降低机体对疼痛的感受性。

（5）适当向患者解释引起疼痛的原因，指导患者采取减轻疼痛的方法，如肢体疼痛者，可抬高患肢，以促进静脉回流，减轻局部肿胀而缓解疼痛；局部还可采用金黄散、50% 硫酸镁冷湿敷，以促进炎症局限等。

（6）协助患者采取舒适体位。

（7）遵医嘱合理使用止痛药，并观察药物治疗。

2. 体温过高

（1）倾听患者主诉，评估患者的症状、体征及热型。

（2）密切观察体温变化趋势，每天测量 3 ~ 6 次，必要时可随时测量。

（3）调节室内温度、湿度，使患者舒适。

（4）体温超过 39℃时，给予物理降温，如醇浴、冰敷等，并观察反应，半小时后复测体温。

（5）遵医嘱合理使用药物降温，并注意患者出汗情况，出汗后予以妥善处理以防虚脱、受凉。

（6）能饮水者，鼓励患者多饮水，以促进毒素排出，也可补充因大量出汗而丧失的水分。必要时遵医嘱行静脉补液，以维持水、电解质的平衡。

（7）卧床休息，寒战时注意保暖，减少能量的进一步消耗。

（8）加强营养，给予清淡、高维生素、易于消化的饮食，以补充能量的大量消耗。

（9）告诉患者体温升高的早期表现，如呼吸增快、脉搏加速、虚弱等。

3. 预防感染知识缺乏

（1）通过观察和交流，评估患者知识缺乏的内容及程度，以因人施教。

（2）结合疾病的具体情况，向患者宣教自防知识。

（3）通过疖肿者，不宜挤压，防止引起化脓性海绵窦栓塞症而危及生命。

（4）不随意搔抓炎症部位。

（5）下肢患丹毒的患者可抬高患肢，减轻疼痛。

（6）颈部蜂窝织炎的患者感呼吸困难时，应及时报告医护人员，避免严重后果的发生。

（7）加强个人卫生，及时治疗各种瘙痒性皮肤病，以防体表化脓性感染的发生。

4. 营养失调：低于机体需要量

（1）为患者提供色、香、味俱全的饮食，以提高患者食欲。

（2）提供促进患者食欲的环境，如空气新鲜、环境清洁等。

（3）进食困难时，应行鼻饲流质，必要时需给予静脉营养液。

（4）允许患者少量多餐，并给予足够的时间进食。

（5）保持口腔清洁，促进食欲。

第二节 感染性患者的护理

一、护理评估

（一）一般状况

了解患者的一般状况有助于护士判断引起感染的危险因素。患者的年龄、吸烟或饮酒史、现病史、用药情况、家族史及营养状况等，都与感染发生的危险密切相关。护士还应了解患者是否有污染物品的接触史、是否接触过有类似症状的患者或进食污染的食物和饮料等，以利于寻找感染源。动物也可能是感染源或媒介，护士还应询问患者最近是否接触过宠物、近期内是否被昆虫叮咬等情况，包括在家、工作单位或其他场所。此外，护士还应了解患者的旅行情况，是否去过国内外疫区或在旅行中是否接触过疑似患者。

询问患者的性生活史，有助于了解患者是否有性传播疾病的危险因素。询问静脉吸毒和输血史，对于评估患者患乙肝、丙肝、HIV 感染的危险因素非常重要。

患者的局部症状、各部位症状出现的先后顺序对于判断感染的原发灶非常有帮助。

（二）临床表现

1. 感染的临床表现

因致病菌的不同而异。典型的局部表现为红、肿、热、痛等炎性反应的一般症状。感染较重患者还常出现邻近淋巴结肿大、咽喉肿痛和消化道不适等非特异性症状。护士应仔细评估患者感染部位的局部表现，注意检查邻近部位的淋巴结是否肿大、有无咽部充血和咽痛等。

2. 感染的并发症

（1）局部并发症：局部感染如果没有得到有效的控制，会导致感染向周围组织或器官扩散，甚至导致二重感染等并发症。对于局部病灶应及时清创、无菌换药，合理使用抗生素，使局部感染得以控制或尽量缩小感染的范围。

（2）全身并发症：局部组织的感染如不能得到控制，即便是轻微的局部感染，也可能导致寒战、高热、头晕、头痛等全身毒性反应。这主要是致病菌进入血液循环，并在体内生长繁殖或产生毒素而引起的。常见的全身并发症有菌血症、败血症等，起病急、进展快，严重者可出现感染性休克、多脏器功能障碍、DIC 等，威胁患者的生命安全。

（三）辅助检查

1. 实验室检查

感染性疾病的确诊，需要找出致病菌。如将血液、体液或组织直接镜检，通常并不能获得致病菌的阳性结果，需要借助实验室技术的帮助来获得致病菌的信息。

（1）细菌培养和药物敏感试验：细菌培养找出致病菌是诊断感染性疾病的"金标准"，细菌培养的标本可来自体液或感染局部的组织，护士应根据医嘱采取培养标本。通常选择患者寒战、高热发作时或给药前抽血化验，以提高检出率。细菌培养后进行药敏试验，可以发现致病菌对抗生素的耐药或敏感性，是合理选择抗生素的有效方法。

（2）全血细胞计数：对所有怀疑感染的患者都要进行全血细胞计数的检查，尤其是五类白细胞，即中性粒细胞、嗜酸性粒细胞、嗜碱性粒细胞、淋巴细胞和单核细胞。急性感染患者，尤其是细菌性感染，白细胞计数通常会升高，严重感染或发生败血症者白细胞计数可降低。

（3）红细胞沉降率：是测定红细胞在血浆中沉降的速率，对机体炎症有较大的参考价值。凡体内有感染或组织坏死，红细胞沉降率会加快，如慢性感染、骨髓炎等。

2. 影像学检查

影像学检查可协助诊断致病菌造成组织或器官结构或功能异常的疾病，如 X 线有助于发现肺部感染，CT 和 MRI 有助于发现脊柱或颅脑结核感染等。

（四）心理社会评估

感染通常引发患者不同程度的心理负担，尤其是需要反复检查或诊断暂不明确者。最常见的心理反应是焦虑、烦躁、抑郁、害怕、恐惧感等。护士应评估患者心理和情绪反应、应对能力等。

有些患者担心感染性疾病会通过不同途径传播给家人或其他人，护士应评估患者及其家属对感染相关知识，如发生机制、传播途径和预防方法等的理解和认识，评估疾病对患者的家庭和社会角色的影响，以及对其社会人际关系的影响等。

患有不能被社会接受的感染性疾病者，可能会感到孤立和自责，护士应仔细观察患者的反应，加强沟通，鼓励患者主动说出遇到的困难或发泄不良情绪等。

二、护理诊断及医护合作性问题

（1）体温过高：与疾病有关。

（2）疲乏：与摄入减少、能量消耗增加有关。

（3）社会孤立：与疾病的影响有关。

三、护理计划与实施

（一）体温过高的护理

发热是机体抵抗致病菌的一种反应，但体温过高会给患者带来不适，使代谢消耗增加，甚至可能引发神经系统症状、损伤脑功能等。故体温过高者的护理目标是尽快降低体温或恢复至正常。除了寻找发热的原因，并给予相应的治疗措施，护士还可采取以下措施。

1. 药物退热

退热药物可有效降低患者体温，但降温效果持续时间较短，且对观察患者的病程带来一定困难。因此，除患者非常难受或对患者造成较大危害外，一般不用药物降温。使用退热药后，患者排汗后体温下降，如降温速度过快、出汗过多时可出现血压下降，甚至引发低血容量性休克。护士应注意监测患者的体温，观察其出汗量和出汗后的反应，注意补充液体，如出现心悸、血压下降等现象应及时通知医生。

2. 使用抗生素

抗生素是治疗和控制感染的主要方法。自 20 世纪 40 年代青霉素发明以来，预防和控制感染的抗生素种类越来越多。目前几乎所有的细菌感染都有有效的抗生素，抗真菌的药物少且不良反应大。

抗生素的常见不良反应有恶心、呕吐、皮疹等，有些药物容易引起过敏性反应，严重者可致过敏性休克。护士在给药前应询问患者的药物过敏史，根据需要做皮试。给药后注意观察并记录不良反应，及时通知医生。静脉输液给药时，开始时应控制输液速度，观察患者无不良反应后再调至正常输液速度。

3. 物理降温

高热患者可使用冰毯、冰袋等方法进行降温。体温超过 39.5℃时，可为患者进行温水或酒精全身擦浴，尤其是血管明显的部位。物理降温时，护士要注意观察患者是否有寒战，如出现寒战应停止物理降温，注意保暖。待寒战停止后再给予降温措施。

4. 补液

发热患者会因体液的快速蒸发而丢失大量水分，体温越高丢失的水分就越多。护士应鼓励患者多喝水，注意观察患者是否有脱水的表现，如口渴、皮肤弹性降低、黏膜发干等，必要时遵医嘱给予静脉补液。

（二）疲乏的护理

感染的典型症状是不适和疲乏。发热可加快代谢过程，导致体重下降、营养物质丢失；发热还可使心率加快、体液丢失；这些都会使患者感到不适和疲乏。疲乏的护理目标是使患者活动水平逐渐恢复到正常，这一目标能否实现基于能否确定并去除引起疲乏的原因。护士应评估和寻找可能引起患者疲乏的因素，如营养或液体摄入不足、水电解质失衡等。鼓励患者积极配合治疗、摄入足够的热量及蛋白质、卧床休息、保持体力等。护士还应鼓励患者诉说内心的感受，适当活动以恢复正常的活动水平。

（三）社会孤立的护理

患者社会孤立的护理目标是使患者不再感到孤立，宣教是实现这一目标的主要方法。护士应根据患者的具体情况，制订一份宣教计划书，内容主要包括所患疾病的传播途径和预防感染传播的方法等，使患者及其家属了解是患者所患的疾病需要隔离，而不是患者。鼓励患者通过电话与亲属沟通，也可通过电视、广播等方式联系社会。

（四）健康教育

（1）向患者解释疾病的病因、发病机制、进展和预后等知识。

（2）向患者解释疾病是否具有传染性。

（3）如果患者所患的是传染性疾病，应向患者讲明疾病传播途径和预防传播的方法等。

（4）如果患者正处于传染期，护士应向患者及其家属讲明隔离的必要性、隔离期限和预防传播的方法等。

四、护理评价

患者能遵医嘱合理使用抗生素；体温正常；恢复正常的活动水平；学会预防感染传播的措施；没有

感染复发的迹象。

第三节　浅部软组织的化脓性感染

一、疖

疖（furuncle）俗称疖疮，是单个毛囊及其周围组织的急性化脓性感染。病菌以金黄色葡萄球菌为主，偶可由表皮葡萄球菌或其他病菌致病。常发生于毛囊和皮脂腺丰富的部位，如头、面、颈部、背部、腋部及会阴部等。

（一）护理诊断及医护合作性问题

1. 疼痛

与感染有关。

2. 潜在并发症

颅内化脓性感染。

（二）护理措施

（1）保持疖周围皮肤清洁，以防感染扩散。

（2）避免挤压未成熟的疖，尤其是"危险三角区"的疖，以免感染扩散引起颅内化脓性感染。

（3）疖化脓切开引流后，应及时更换敷料，注意无菌操作，促进创口愈合。

（4）疖伴有全身症状者，要注意休息。全身应用抗生素，加强营养，且不可随便手术，防止感染扩散。

二、痈

痈（carbuncle）指邻近多个毛囊及其周围组织的急性化脓性感染，也可由多个疖融合而成。中医称为"疽"，颈后痈俗称为"对口疮"，背部痈为"搭背"。

（一）护理诊断及医护合作性问题

1. 疼痛

与感染有关。

2. 潜在并发症

全身化脓性感染。

（二）护理措施

（1）保持痈周围皮肤清洁，避免挤压未成熟的痈或感染灶，以防止感染扩散。

（2）伴有全身反应的患者要注意休息，加强营养，摄入含丰富蛋白质、维生素及高能量的食物，以提高人体抵抗力，促进愈合。

（3）严格无菌操作，痈的创面应及时更换敷料、清除坏死组织和脓液。可敷生肌散，促进肉芽组织生长。

（4）脓肿切开引流者，应及时更换敷料、换药，促进切口愈合。

（5）注意个人日常卫生，尤其夏季，应做到勤洗澡、洗头、理发、剪指甲、注意消毒剃刀等；免疫力差的老年人及糖尿病患者尤应注意防护。

三、急性蜂窝织炎

急性蜂窝织炎（acute cellulitis）指皮下、筋膜下、肌间隙或深部疏松结缔组织的急性弥漫性化脓性感染。

（一）护理诊断及医护合作性问题

1. 体温过高

与感染有关。

2. 潜在并发症

呼吸困难。

（二）护理措施

1. 一般护理

患者患处制动，应注意休息，加强营养。摄入含丰富蛋白质、维生素及高能量的食物，以增加人体抵抗力，促进愈合。

2. 病情观察

（1）对体温较高者，给予物理降温，如冰囊、冰袋、温水或乙醇擦浴，同时鼓励患者饮水，必要时静脉补液并监测 24 h 出入的水量。

（2）特殊部位如口底、颌下、颈部等的蜂窝织炎可能影响患者呼吸。因此，应严密观察患者的呼吸情况，注意患者有无呼吸费力、困难，甚至窒息等症状，以便及时发现和处理，警惕突发喉头痉挛，做好气管插管等急救准备。

3. 合理应用抗生素

酌情对创面分泌物进行细菌培养和药物敏感试验，确定抗生素的合理使用。

4. 其他

厌氧菌感染者，注意观察 3% 过氧化氢溶液冲洗创面和湿敷的效果。

四、丹毒

丹毒（erysipelas）是皮肤淋巴管网的急性炎症感染，好发部位是下肢与面部。

（一）护理诊断及医护合作性问题

疼痛可能与感染有关。

（二）护理措施

（1）做好床边隔离，防止接触性传染。

（2）观察局部及全身症状，及时应用抗生素，加强营养，提高抵抗力。

（3）注意卧床休息，抬高患肢。

五、急性淋巴管炎和淋巴结炎

急性淋巴管炎（acute lymphangitis）指致病菌经破损的皮肤、黏膜或其他感染病灶侵入淋巴流，引起淋巴管与淋巴结的急性炎症。

（一）护理诊断及医护合作性问题

1. 疼痛

与感染有关。

2. 潜在并发症

血栓性静脉炎。

（二）护理措施

（1）肢体感染者，应卧床休息，抬高患肢，适当被动活动关节。鼓励患者经常翻身，预防血栓性静脉炎。

（2）注意保持个人卫生，积极预防和处理原发病灶，如扁桃体炎、龋齿、手癣及足癣等感染。

六、脓肿

脓肿是身体各部位发生急性感染后，病灶局部的组织发生坏死、液化而形成的脓液积聚，周围有一完整的脓腔壁将其包绕。

（一）护理诊断及医护合作性问题

1. 体温过高

与感染有关。

2. 营养不良

低于机体需要量，与消耗增加有关。

3. 潜在并发症

坠积性肺炎、血栓性静脉炎。

（二）护理措施

（1）密切观察患者的局部和全身症状，熟悉脓肿波动征，注意面部、颈部感染的发展，尽早发现并控制颅内化脓性感染等严重并发症的发生。监测体温变化，体温过高时，应限制患者活动，保持安静状态，减少产热。当体温超过 38.5℃时应采取物理降温，同时鼓励患者多饮水，必要时可静脉输液，补充机体所需的液体量和热量，纠正水、电解质和酸碱失衡，并监测 24 h 出入水量。

（2）增加营养，增强机体抵抗力，鼓励患者进高蛋白、高热量、含丰富维生素的饮食，多饮水，以增强机体的代谢促进毒素的排泄。

（3）感染初起时，可局部使用物理透热法、热敷法和硫酸镁湿敷法，使脓肿消退，限制感染扩散；感染较重时，可根据细菌培养和药物敏感试验结果应用有效的抗生素。如用药 2～3 d 后疗效不明显，应更换抗生素的种类，以提高治疗效果。对于严重感染者可考虑应用肾上腺皮质激素，以减轻中毒症状，改善患者的自身状况。

（4）脓肿切开引流者，要保持创面干燥、清洁，及时更换敷料，注意无菌操作，防止或减少感染发生。对于疼痛不缓解者可给予止痛剂和镇静剂，以保证患者有充分休息和睡眠。

（5）对感染较重或肢体感染者，应嘱患者卧床休息，患肢制动抬高，并协助做患肢运动，以免病愈后患肢活动障碍。卧床期间，要鼓励患者经常做深呼吸、咳痰、翻身等活动，必要时可给患者雾化吸入，并协助翻身、叩背、排痰，以预防坠积性肺炎及血栓性静脉炎的发生。

第四节　特异性感染

一、破伤风

破伤风（tetanus）是指破伤风杆菌侵入人体伤口并生长繁殖、产生毒素而引起的一种特异性感染。常继发于各种创伤后，亦可发生于不清条件下分娩的产妇和新生儿。

（一）护理评估

1. 健康史

了解患者的发病经过，不能忽视任何轻微的受伤史。尤其注意发病前的创伤史、深部组织感染史、近期人工流产及分娩史。

2. 身体状况

了解患者发病的前驱症状及持续时间；观察患者强烈肌痉挛发作的次数、持续时间和间隔时间，以及伴随的症状；评估患者呼吸形态，呼吸困难程度；观察患者有无血压升高、心率加快、体温升高、出汗等症状；了解患者排尿情况以及其他器官功能状态等。

3. 心理社会状况

破伤风患者面对痉挛的反复发作和隔离治疗，常会产生焦虑、紧张、恐惧和孤独的感觉，故应了解患者紧张、焦虑和恐惧表现和程度。了解患者家属对本病的认识程度和心理承受能力，患者对医院环境的适应情况。

（二）护理诊断及医护合作性问题

1. 有窒息的危险

与持续性喉头痉挛及气道堵塞有关。

2. 有体液不足的危险

与痉挛性消耗和大量出汗有关。

3. 有受伤危险

与强烈肌痉挛抽搐，造成肌撕裂或骨折有关。

4. 尿潴留

与膀胱括约肌痉挛有关。

5. 低于机体需要量

与痉挛消耗和不能进食有关。

（三）护理目标

（1）患者呼吸道通畅。

（2）体液维持平衡。

（3）未发生舌咬伤、坠床、骨折等伤害。

（4）能正常排尿。

（5）营养的摄取增加，以适应机体的需求量。

（四）护理措施

1. 一般护理

（1）环境要求：将患者置于隔离病室，室内遮光、安静、室温 15 ~ 20℃、湿度约 60%。病室内急救药品和物品准备齐全。处于应急状态。

（2）减少外界刺激：医护人员要做到走路轻，语声低，操作稳，避免光、声、寒冷及精神刺激；使用器具无噪音；护理治疗安排集中有序，尽量在痉挛发作控制的一段时间内完成，减少探视，尽量不要搬动患者。

（3）严格隔离消毒：严格执行无菌技术；医护人员进入病房穿隔离衣，戴口罩、帽子、手套，身体有伤口时不要进入病室内工作；患者的用品和排泄物应严格消毒处理，伤口处更换的敷料应立即焚烧。尽可能使用一次性材料物品。

（4）保持静脉输液通畅：在每次发作后检查静脉通路，防止因抽搐使静脉通路堵塞、脱落而影响治疗。

（5）加强营养：轻症患者，应争取在痉挛发作间歇期，鼓励患者进高热量、高蛋白、高维生素饮食，进食应少量多次，以免引起呛咳、误吸。重症不能进食的患者，可通过胃管进行鼻饲，但时间不宜过长。也可根据机体需要由静脉补充或给予全胃肠外营养。

2. 病情观察

遵医嘱测量体温、脉搏、呼吸、血压，常规吸氧，使氧饱和度在 95% 左右。观察患者痉挛、抽搐发作次数，持续时间及有无伴随症状，并做好记录，发现异常及时报告医生，并协助处理。

3. 呼吸道管理

（1）保持呼吸道通畅：对抽搐频繁、持续时间长、药物不易控制的严重患者，应尽早行气管切开，以便改善通气；及时清除呼吸道分泌物，必要时进行人工辅助呼吸。

（2）在痉挛发作控制后的一段时间内，协助患者翻身、叩背，以利排痰，必要时用吸痰器，防止痰液堵塞；给予雾化吸入，稀释痰液，便于痰咳出或吸出。气管切开患者应给予气道湿化。

（3）患者进食时注意避免呛咳、误吸，引起窒息。

4. 维持水、电解质平衡，纠正酸中毒

由于肌痉挛大量出汗，体力消耗极大以及不能进食，均可引起患者水和电解质代谢失调，所以应及时补充纠正，记录 24 h 出入水量。

5. 防护

保护患者，防止受伤使用带护栏的病床，必要时使用约束带，防止痉挛发作时患者坠床和自我伤害；应用合适的牙垫，以防舌咬伤；剧烈抽搐时勿强行按压肢体，关节部位放置软垫，以防止肌腱断裂、骨折及关节脱位；床上置治疗气垫，防止褥疮。

6. 人工冬眠的护理

应用人工冬眠过程中，应密切观察病情变化，做好各项监测，随时调整冬眠药物的剂量，使患者无痉挛和抽搐的发作。

7. 留置导尿

保持持续导尿，每天会阴护理 2 次，防止发生泌尿系统感染。

8. 基础护理

患者生活多不能自理，应加强基础护理。对于不能进食患者要加强口腔护理，防止发生口腔炎和口腔溃疡；抽搐发作时，患者常大汗淋漓，护士应及时轻轻擦汗，病情允许情况下应给患者勤换衣服、床单、被褥；按时翻身，预防压疮发生；高热是病情危急的标志，体温超过 38.5℃，应行头部枕冰袋和温水或乙醇擦浴等物理降温。

（五）健康教育

（1）加强宣传教育：增强人们对破伤风的认识，加大宣传力度，可用黑板报、宣传小册子、印制各种图片、授课等形式开展健康教育。

（2）加强劳动保护，防止外伤：不可忽视任何小伤口，如木刺伤、锈钉刺伤，要正确处理深部感染如化脓性中耳炎等，伤后及时就诊和注射破伤风抗毒素。

（3）避免不洁接产，以防止新生儿破伤风及产妇产后破伤风等。

（六）护理评价

（1）患者呼吸道是否通畅，血氧饱和度是否维持在正常范围。

（2）生命体征是否正常，如尿量是否正常，有无脱水、电解质和酸碱失衡等现象。

（3）是否发生伤害，如舌咬伤、坠床或骨折等，强直痉挛和抽搐有无缓解。

（4）是否尿潴留，膀胱括约肌痉挛是否缓解，是否恢复自行排尿。

（5）营养摄入能否满足机体代谢需要，是否恢复经口饮食。

二、气性坏疽

气性坏疽（gas gangrene）通常指由梭状芽孢杆菌所致的以肌坏死或肌炎为特征的急性特异性感染。此类感染因其发展急剧，预后严重。

（一）护理诊断及医护合作性问题

1. 疼痛

与创伤、感染及局部肿胀有关。

2. 组织完整性受损

与组织感染坏死有关。

3. 自我形象紊乱

与失去部分组织和肢体而致形体改变有关。

（二）护理措施

1. 严格隔离消毒

立即执行接触隔离制度，患者住隔离室。医护人员进入病室要穿隔离衣，戴帽子、口罩、手套等，身体有伤口者不能进入室内工作；患者的一切用品和排泄物都要严格隔离消毒，患者的敷料应予焚烧；尽可能应用一次性物品及器具，室内的物品未经处理不得带出隔离间。

2. 监测病情变化

对严重创伤患者，尤其伤口肿胀明显者，应严密监测伤口肿痛情况，特别是突然发作的伤口"胀裂样"

剧痛；准确记录疼痛的性质、特点及与发作相关的情况。

对高热、烦躁、昏迷患者应密切观察生命体征变化，警惕感染性休克的发生。如已发生感染性休克，按休克护理。

3. 疼痛护理

及时应用止痛剂，必要时给予麻醉止痛剂。亦可应用非药物治疗技巧，如谈话、娱乐活动及精神放松等方法，以缓解疼痛。对截肢后出现幻觉疼痛者，应给予耐心解释，解除其忧虑和恐惧。对扩大清创或截肢者，应协助患者变换体位，以减轻因外部压力和肢体疲劳引起的疼痛。伤口愈合过程，对伤肢实施理疗、按摩及功能锻炼，以减轻疼痛，恢复患肢功能。

4. 心理护理

对患者应以关心、同情、热情的态度，帮助患者进行生活护理。对需要截肢的患者，截肢前，向患者及家属解释手术的必要性和可能出现的并发症等情况，使患者及家属能够了解、面对并接受截肢的现实；截肢后，耐心倾听患者诉说，安慰并鼓励患者正视现实；指导患者掌握自我护理技巧，但绝不勉强患者，避免增加其痛苦和心理压力；介绍一些已经截肢的患者与之交谈，使其逐渐适应自身形体变化和日常活动；指导患者应用假肢，使其接受并做适应性训练。

（三）健康教育

（1）指导患者对患肢进行自我按摩及功能锻炼，以便尽快恢复患肢的功能。

（2）对伤残者，指导其正确使用假肢和适当训练。帮助其制定出院后的康复计划，使之逐渐恢复自理能力。

第五节　全身性感染

全身性感染是指致病菌侵入人体血液循环，并在体内生长繁殖或产生毒素而引起的严重的全身性感染或中毒症状，通常指脓毒症（sepsis）和菌血症（bacteremia）。脓毒症是指因感染引起的全身性炎症反应，如体温、循环、呼吸等明显改变的外科感染的统称；菌血症是脓毒症中的一种，即血培养检出致病菌者。

（一）护理评估

1. 健康史

了解患者发病的时间、经过及发展过程。

2. 身体状况

了解原发感染灶的部位、性质及其脓液性状；评估患者有无突发寒战、高热、头痛、头晕、恶心、呕吐、腹胀等；评估患者的面色、神志、心率、脉搏、呼吸及血压等的改变；观察患者有无代谢失调、代谢性酸中毒、感染性休克及多器官功能障碍等表现；了解包括血常规、肝、肾等重要器官的检查及血液细菌或真菌的培养结果。

3. 心理社会状况

多数全身性感染患者起病急、病情重、发展快，患者和家属常有焦虑、恐惧等表现。故应评估他们的心理状态，患者和家属对疾病、拟采取治疗方案和预后的认知程度和患者对医院环境的适应情况。

（二）护理诊断及医护合作性问题

1. 焦虑

与突发寒战、高热、头痛及心率、脉搏、呼吸等的改变有关。

2. 体温过高

与全身性感染有关。

3. 潜在并发症

感染性休克等。

（三）护理目标

（1）患者焦虑程度减轻或缓解。

（2）体温维持正常，全身性感染得到控制。

（3）病情变化被及时发现和处理，抗休克治疗有效。

（四）护理措施

1. 一般护理

（1）卧床休息：提供一个安静、舒适的环境，保证患者充分休息和睡眠。

（2）营养支持：鼓励患者进高蛋白质、高热量、含丰富维生素、高碳水化合物的低脂肪饮食，对无法进食的患者可通过肠内或肠外途径提供足够的营养。

2. 病情观察

严密观察患者的面色和神志、监测生命体征等，及时发现病情变化；高热患者，给予物理或药物降温，以降低代谢消耗；保持呼吸道通畅，协助患者翻身、叩背咳痰、深呼吸，如痰液黏稠给予雾化吸入。床头备吸痰装置；也可提供氧治疗以提高组织器官氧浓度；监测 24 h 出入水量，纠正水、电解质失衡；在患者寒战高热发作时，做血液细菌或真菌培养，以便确定致病菌，为治疗提供可靠依据。

3. 用药护理

根据医嘱及时、准确地执行静脉输液和药物治疗，以维持正常血压、心排血量及控制感染。

4. 心理护理

关心、体贴患者，给患者及家属心理安慰和支持。

（五）健康教育

注意个人日常卫生，保持皮肤清洁；加强饮食卫生，避免肠源性感染；发现身体局部感染灶应及早就诊，以免延误治疗。

（六）护理评价

（1）患者的焦虑是否减轻或缓解。

（2）体温是否正常、全身性感染是否控制。

（3）是否并发感染性休克，或发生后是否得到及时发现和有效处理。

第六节　感染性腹泻

感染性腹泻（infectious diarrhea）是一常见病和多发病，是由病原微生物及其代谢产物或寄生虫所引起的以腹泻为主的一组肠道传染病。我国传染病防治法中，将霍乱列为甲类强制管理传染病，痢疾、伤寒列为乙类严格管理传染病，其他病原体引起的感染性腹泻列为丙类监测管理传染病。

一、病因与发病机制

（一）病原学

感染性腹泻是一组广泛存在并流行于世界各地的胃肠道传染病，也是当今全球性重要的公共卫生问题之一。其发病率仅次于上呼吸道感染。在我国感染性腹泻发病率居传染病之首位。引起感染性腹泻的病原体有细菌、病毒、寄生虫、真菌等。导致感染性腹泻的主要病原体见表 11–1。

从全球看引起感染性腹泻的病原体以细菌和病毒最为主要，细菌中志贺菌、大肠埃希菌、沙门菌、O1 群及 O139 群霍乱弧菌、副溶血弧菌及空肠弯曲菌等占有重要位置；病毒中最多见的是轮状病毒。从我国感染性腹泻的发病现状观察，位居前列的是由志贺菌或轮状病毒；其次为大肠埃希菌或空肠弯曲菌；沙门菌腹泻以食物中毒为主，一般居第 3 或第 4；弧菌性腹泻多见于沿海各地；由寄生虫作为病原体的腹泻，仍以阿米巴痢疾较为多见。

表 11-1　感染性腹泻的主要病原体

1. 病毒

轮状病毒 (RV、ARV)、诺瓦克病毒、肠腺病毒、嵌杯病毒、星状病毒

2. 细菌

志贺菌属 (痢疾杆菌)、沙门菌属、大肠埃希菌属、空肠弯曲菌、耶尔森菌、弧菌属、气单胞菌属、邻单胞菌属、变形杆菌、金黄色葡萄球菌、难辨梭状芽孢杆菌

3. 真菌

白色念珠菌

4. 原虫

溶组织内阿米巴，贾氏兰第鞭毛虫

5. 蠕虫

血吸虫、姜片虫、钩虫、蛔虫、鞭虫、绦虫

（二）流行病学

1. 传染源

主要是受病原体感染的人或动物，包括患者、病原携带者及致病食物。

2. 传播途径

主要经粪 – 口途径传播。水、食物、生活接触及媒介昆虫均可单一或交错地传播疾病。

3. 人群易感性

普遍易感。多数无年龄、性别区别，但轮状病毒主要侵犯婴幼儿。病后免疫既短又不稳定，可多次感染或复发。

4. 流行特征

全年均可发病，一般有明显的夏秋季节发病高峰，流行与暴发也多发生在夏秋季节。但许多感染如轮状病毒、诺瓦克病毒腹泻主要发生在冬春季节。

近年来，国内外旅游事业迅猛发展，引发的旅行者腹泻（traveler's diarrhea）是指因个体初到一个新环境，机体内外环境改变而引起的短暂性腹泻。可分为肠道感染性和非感染性两类，仍以感染性腹泻为主。特殊感染性腹泻增多，表现在以下方面：①免疫功能低下患者发生的腹泻；②抗生素相关性腹泻；③耐药细菌的感染；④医院感染相关腹泻。

（三）发病机制

感染性腹泻病原体主要通过侵袭性或非侵袭性作用致病，主要发病机制为以下几种。

1. 肠毒素

病原体进入肠道后，并不侵入肠上皮细胞，仅在小肠繁殖，产生大量肠毒素，导致肠黏膜上皮细胞分泌功能亢进，产生水和电解质，临床表现以分泌性腹泻为主，常见病原体有霍乱弧菌、大肠埃希菌、沙门菌属等。

2. 侵袭和破坏上皮细胞

病原体通过其侵袭作用，直接侵入肠上皮细胞或分泌细胞毒素，引起肠黏膜炎性和溃疡病变，导致痢疾样症状及腹泻。常见病原体有志贺菌属、肠出血大肠埃希菌、肠侵袭性大肠埃希菌等。

3. 黏附作用

病原体黏附于肠黏膜上皮细胞后，导致细胞微绒毛结构消失和乳糖分泌减少，引起肠道对营养物质和电解质吸收减少和食糜渗透压升高，因而发生吸收不良和渗透性腹泻，表现为水样腹泻。常见病原体有轮状病毒、诺瓦克病毒、肠致病性大肠埃希菌等。

二、临床表现与诊断

（一）临床表现

1. 非侵袭性腹泻

由于病原体为非侵袭性，多无组织学变化，其感染主要在小肠，临床特征是全身中毒症状不明显，无发热或明显腹痛，腹泻为水样便、量多、不伴有里急后重，易导致失水与酸中毒，大便内无炎性细胞，病程一般短（1～3 d）。霍乱、产毒素性大肠杆菌（ETEC）、病毒性腹泻及大多数细菌性食物中毒属此类型。

2. 侵袭性腹泻

侵袭性腹泻病原体多为侵袭性，肠道病变明显，可排出炎性渗出物，主要累及结肠。其临床特征是全身毒血症状较明显，有发热、腹痛和里急后重，腹泻多为黏液血便，或血性水样便，便次多而量少。大便镜检时有大量白细胞和红细胞。志贺菌属、肠出血大肠埃希菌、肠侵袭性大肠埃希菌、沙门菌、空肠弯曲菌等属此类型。

（二）诊断要点

1. 准确收集流行病学资料

当地流行情况、季节、进食不洁饮食史、接触史等。

2. 临床表现

每日3次或3次以上的稀便或水样便，食欲下降、呕吐或不呕吐，可伴有发热、腹痛及全身不适等症状。

3. 实验室检查

1）病原学诊断

（1）粪培养：对疑有细菌、真菌感染者，对粪便或肛拭子标本进行培养，大便培养应重复多次进行，并尽量在抗菌药物使用前留取标本，以提高阳性率。由于病原菌的多重耐药菌株不断增加，因此，对于培养出的阳性菌株应常规进行药物敏感试验，以便指导临床用药，提高治愈率。

（2）感染性腹泻病原菌的 PCR 检测：聚合酶链反应（PCR）是体外酶促合成特异 DNA 片段的一项新技术，近年在感染性腹泻的病原诊断方面得以运用，以便从标本中直接鉴定病原菌和分离菌株。

（3）核酸检测：以病毒基因、其体外转录的 mRNA、用病毒基因克隆的 cDNA、细菌 DNA 等，经放射性核素或生物素标记作为探针进行杂交，可对某些病原做出特异性诊断，此即核酸杂交技术。

2）粪便白细胞的检查

侵袭性病原体感染者大便中含有大量中性粒细胞，而致毒素性病原体、病毒和食物中毒造成水样便，粪便镜检只见少量有形成分。

三、治疗原则

针对腹泻类型，治疗有所侧重，分泌性腹泻以补液疗法为主，抗菌病因治疗为辅；侵袭性腹泻除补液外，尚需进行抗菌病因治疗；病毒性腹泻大都为自限性，对小儿与虚弱者应注意纠正脱水。

四、常见护理问题

（一）传染性

1. 相关因素

与病原体可通过粪－口途径传播有关。

2. 护理措施

1）诊断

收集流行病学资料、临床特征，通过病理生理学的分析对感染性腹泻患者做出假设的病因诊断（表11-2），协助尽早诊断出霍乱、菌痢、伤寒等甲类、乙类肠道传染病。

表 11-2 腹泻的临床特征

特征		感染部位	
病原体	霍乱弧菌　小肠	志贺菌　大肠	
	大肠埃希菌株 (ETEC EPEC)		
	轮状病毒	大肠埃希菌 (EIEC EHEC)	
	诺瓦克病毒		
	贾氏兰第鞭毛虫		
疼痛部位	脐区	下腹部	
大便量	多	少	
大便类型	水样	黏冻	
血便	少见	多见	
大便中白细胞	少见	多见	

2）霍乱

（1）2 h 内传染病网络报告。

（2）按甲类传染病严密隔离，确诊患者和疑似患者应分别隔离。

（3）密切接触者，严格检疫 5 d，并预防性服药。

（4）排泄物消毒处理。

（5）症状消失 6 d 后，连续 3 次粪便培养阴性后解除隔离。

3）细菌性痢疾（简称菌痢）或其他感染性腹泻

（1）按消化道隔离。

（2）菌痢接触者医学观察 7 d。

（3）服务行业（尤其饮食业）者定期检查，慢性带菌者调换工种，接受治疗。

（4）菌痢患者症状消失后，连续 2 次粪便培养阴性后解除隔离。

（二）腹泻

1. 相关因素

与病原体产生促进肠道分泌的毒素或引起肠道炎症病变有关。

2. 临床表现

（1）菌痢：黏液脓血便伴发热、腹痛、里急后重者。

（2）霍乱：无痛性腹泻，米泔水样大便，伴喷射状呕吐。

（3）其他感染性腹泻：稀水样便，伴腹痛、呕吐。

3. 护理措施

（1）病情观察：观察腹泻的次数、性状、伴随症状与体征；观察全身状况包括神志意识、血压、脉搏与皮肤弹性，判断脱水程度（表 11-3）与治疗效果。

表 11-3 脱水程度

	轻度	中度	重度
皮肤弹性	轻度减低	中度减低	明显减低
皮皱恢复时间	2 s	2 ~ 5 s	5 s
眼窝	稍凹陷	明显下陷	深度凹陷
指纹	正常	皱瘪	干瘪
声音	正常	轻度嘶哑	嘶哑或失声
神志	正常	呆滞或烦躁	嗜睡或昏迷
尿量	正常	少	无尿
血压	正常	轻度下降	出现休克

（2）休息：腹泻频繁者卧床休息，严重脱水、疲乏无力者应协助床上排便，以免增加体力消耗。

（3）饮食

①严重腹泻伴呕吐者可暂时禁食 6 ~ 8 h，症状好转后少量进食。

②病情控制后，进食流质，适当补充糖盐水或口服补液盐（oral rehydration salts，ORS）。

③轻症患者鼓励进食，腹泻期间，消化、吸收能力下降，常常伴有乳糖酶缺乏，饮食以清淡、少渣流质或半流质，避免牛奶等含乳糖食物，以免肠胀气。

④恢复期：高热量、高蛋白、低纤维易消化半流质饮食，避免生冷（如水果）、多渣饮食。

（4）保持水、电解质平衡：轻度、中度脱水者可口服 ORS，重度脱水者静脉补液，在补液过程中，观察血压及末梢循环，调整输液速度和液体的浓度。

（5）皮肤护理

①腹泻频繁者，每次排便后清洗肛周。

②老年患者，肛门括约肌松弛，易大便失禁，每次便后清洗肛周，并涂上油膏，或用 1：5 000 高锰酸钾溶液坐浴，防止皮肤糜烂。

③保持床单清洁、干燥，减少局部刺激。

④腹泻伴里急后重者，避免排便用力过度，以免脱肛，如发现脱肛，可戴橡皮手套轻柔地助其回纳。

（6）对症护理

①腹痛者，观察疼痛的范围、性质、与腹泻的关系、腹部体征。感染性腹泻的疼痛，主要是胃肠肌肉痉挛所致，常表现为左上腹、脐周或左下腹疼痛，便后缓解，应用解痉药后，一般在短时间（5 ~ 10 min）可缓解。对持续腹痛者，应加强观察，注意与外科、妇科急腹症鉴别。

②呕吐者，协助坐起或头偏一侧，防止窒息，及时漱口，保持口腔清清。

（7）标本采集：挑选新鲜粪便的脓血、黏液部分送细菌培养。直肠拭子标本可置于 Stuart 培养基中运送，以免标本干燥病原体死亡。临床怀疑有特殊病原体感染应注明，以便接种特殊培养基。标本可连续多次送检以提高阳性率。

（三）脱水

1. 相关因素

与细菌及其毒素作用于胃肠黏膜，导致呕吐、腹泻引起大量体液丢失有关。

2. 临床表现

面色苍白，四肢湿冷，血压下降，脉细速，尿少，烦躁等休克征象。

3. 护理措施

1）休息

急性期卧床休息，协助床旁排便，以减少体力消耗，有休克征象者，平卧或休克体位，注意保暖。

2）病情监测

记录呕吐物及排泄物的性质、颜色、量、次数。观察生命体征和神志的变化，根据皮肤的弹性、尿量、血压的变化等判断脱水的程度，并结合实验室生化检查为治疗提供依据。

3）输液护理

（1）原则：早期、迅速、足量补充液体和电解质。

（2）安排：先盐后糖、先快后慢、纠酸补钙、见尿补钾。

（3）输液量：轻度脱水者口服补液为主。呕吐不能口服者静脉补液 30 00 ~ 4 000 mL/d，最初 1 ~ 2 h 宜快速滴入，速度为 5 ~ 10 mL/min。中度脱水者补液量 4 000 ~ 8 000 mL/d，最初 1 ~ 2 h 宜快速滴入，待血压、脉搏恢复正常后，再减慢速度为 5 ~ 10 mL/min。重度脱水者补液 8 000 ~ 12 000 mL/d，一般两条静脉管道同时输入，开始按 40 ~ 80 mL/min 滴入，以后按 20 ~ 30 mL/min 滴入，直至脱水纠正。

（4）输液过程中观察有无呼吸困难、咳泡沫样痰及肺底湿啰音，防止肺水肿及左侧心力衰竭的发生。

（5）抗休克治疗有效的指征：面色转红、发绀消失，肢端转暖，血压渐上升。收缩压维持在

80 mmHg 以上，脉压 > 30 mmHg。脉搏 < 100/min，充盈有力，尿量 > 30 mL/h。

4）口服补液

感染性腹泻不损害肠黏膜对钾的吸收和葡萄糖 - 钠共同转运机制，摄入葡萄糖可促进钠的吸收。

（1）适应证：轻度、中度脱水。

（2）禁忌证：顽固性呕吐、严重腹胀或肠鸣音消失，心、肾功能不全，新生儿，糖尿病，严重高钠血症或低钠血症患者。

（3）方法：不能获得市售的 ORS，可采用替代品，如在每升饮用水中加入 1 平勺食盐和 4 满勺糖或 500 mL 米汤中加 1.5 ~ 2 g 食盐。ORS 服用方法：使用前加温水 1 000 mL 稀释。成人口服 750 mL/h，小儿口服 250 mL/h，以后每 6 h 口服量为前 6 h 泻吐量的 1.5 倍。

五、健康教育

（一）心理疏导

实施严密隔离的霍乱或疑似霍乱患者，会不同程度地出现焦虑抑郁状态，向患者解释疾病的发生、发展过程，说明严密隔离的重要性及隔离期限，教会患者需配合的注意事项和方法，使患者尽快适应隔离环境，配合治疗。

（二）饮食指导

（1）根据病情的进展，教会患者合理饮食。

（2）鼓励口服补液，并教会正确的方法。

（3）慢性菌痢者避免暴饮暴食，避免进食生冷食物，如冷饮、凉拌菜等，以免诱发急性发作。

（三）用药指导

（1）根据医嘱指导合理使用抗生素，防止因疗程不足而影响疗效，防止滥用抗生素引起耐药或菌群失调。

（2）使用止泻或收敛药物时，观察腹泻的次数和量，及时调整，防止用药时间过长或过量引起便秘。

（3）减少抗生素对胃黏膜的刺激，指导患者饭后服药。

（四）出院指导

针对感染性腹泻的感染因素：如饮食时用手拿、隔夜菜不加热、外出聚餐、生食海鲜等不良饮食习惯，进行卫生知识宣教。

（1）养成洗手习惯：在接触动物和动物制品、患者以及污染物后尤为重要。

（2）注意饮食卫生：保证进食蒸熟食物、消毒牛奶和洁净饮用水。

（3）减少聚餐机会。

（4）高危人群注意避免某些危险因素：如肝硬化等慢性肝病患者进食某些海产品易发生创伤弧菌感染。免疫系统缺陷人群进食奶酪、某些熟食易发生单核细胞增多性李斯特感染。这些人群应避免上述食物。

（五）旅游者腹泻的预防

（1）提高旅游者的卫生意识：外出旅游保持良好的个人卫生习惯，确保饮食、饮水卫生。

（2）抗生素预防：是目前尚有争议的一个问题，抗生素对旅游者腹泻有良好的保护作用，但一般不建议每一个旅客都使用。抗生素预防宜用于：①短程（3 ~ 5 d）旅行者，预防成功的概率在延缓 12 ~ 24 h 后会大大降低。②参加官方访问的旅行者，这些人出于应酬不能严格遵守饮食规范。③内科疾病患者，由于急性腹泻伴有酸中毒。这些人的总体健康状况会更差。④胃酸分泌较低的患者，因为这些患者所拥有的胃酸杀菌功能较差。⑤免疫力低下的旅游者。⑥已知有炎性肠道疾病的患者。

第十二章　眼科疾病患者的护理

第一节　眼睑皮肤病

一、眼部带状疱疹

（一）病因

眼部带状疱疹是一种性质较为严重的睑皮肤病，由三叉神经的半月神经节或某一分支受水痘—带状疱疹病毒感染所致。正在接受放射治疗或免疫抑制剂治疗的患者，容易发生本病。发病后终身免疫，很少复发。

（二）临床表现

1. 发病部位

常发生于三叉神经之第一支（眼支），分布在有发的头皮、前额与上睑的皮肤；有时也侵犯第二支，病变分布在下眼睑、颊部及上唇。其特点为仅侵犯单侧，止于眼前额的中线，形成明显的分界。

2. 自觉症状

发病初期，三叉神经的分布区有剧烈神经痛、怕光、流泪等。

3. 体征

发病数日后出现皮肤潮红、肿胀，簇生无数透明、大小不一的疱疹，呈带状排列，水泡初为无色透明，继则混浊化脓，数周内结痂脱落。因侵犯真皮，遗留永久性瘢痕。常并发角膜炎和虹膜睫状体炎，影响视力，偶尔也发生眼肌麻痹。此外严重者可伴有发热、畏寒、不适等全身症状，或局部淋巴结肿大及压痛。

（三）治疗

（1）卧床休息，吃易消化的食物。

（2）局部涂 1% 甲紫，也可撒滑石粉。

（3）疼痛剧烈时可给予镇静剂和镇痛剂。

（4）病情重者可给予肌注胎盘球蛋白、丙种球蛋白和维生素 B_{12}，以提高机体抵抗力。

（5）恢复期应用全血或血清行肌肉注射，每次 10 mL，可有显效。

（6）若并发角膜炎或虹膜睫状体炎，局部应点 0.1% ~ 0.2% 碘苷（I、D、U）、散瞳及热敷等。

（7）必要时，可适当加用抗生素及皮质类固醇。

（四）护理

1. 护理评估

（1）患者的年龄、职业、文化程度；患者的现病史、既往病史、过敏史。

（2）眼部情况。眼睑有无红、肿、热、痛、脓肿形成，眼睑位置形态，结膜有无充血、分泌物、溢泪等。

（3）患者的心理状态，对治疗的配合程度。

（4）患者的视力、屈光状态；患者的营养状态，有无糖尿病及维生素 A 缺乏等。

2. 护理措施

（1）皮肤护理

为患者提供清洁、舒适的环境。做好疱疹护理，减少摩擦，疱壁一般不刺破，保持局部干燥，避免搔抓、热水及皂类刺激。在发生疱疹处用 3% 硼酸溶液湿敷，以防继发感染。为促进疱液吸收及伤口愈合，用红外线灯照射每日 2 次，每次 30 min，注意调整灯距，防止烫伤。照射时用无菌生理盐水湿纱布遮盖双眼并嘱患者闭眼。

（2）眼睛护理

对眼部带状疱疹患者视力的保护，是护理的重中之重。在提高免疫力和使用有效的抗病毒药的前提下，应及早短期使用中、小剂量的糖皮质激素，以控制眼损害。遵医嘱交替使用抗病毒、类固醇类等滴眼液，每 2 h 1 次，每次 1 ~ 2 滴，每种滴眼液应相隔 15 min。滴眼前先用棉签将分泌物拭去，不可将药物直接滴在角膜上，以免刺激角膜。滴眼药动作要轻柔，以免眼球受压引起角膜疱疹破溃。嘱患者注意卫生，不要用手揉眼睛和用不干净的手帕、纸等擦眼睛，勿让眼睑的疱疹液及清洁液流入眼内。注意观察患者的病情变化及视力情况，防止葡萄膜、视网膜炎的发生。

（3）疼痛护理

发生在三叉神经部位的疼痛相当剧烈，因此，医护人员要想尽办法解除患者的痛苦。对疼痛耐受力差的患者，给予适当的止痛剂并注意用药后的效果。多与患者沟通，多交流，多倾听，要同情和安慰患者，建立相互信任的护患关系，给患者以安全感，充分发挥心理镇痛效应。对某些神经痛剧烈持久、难以忍受、情绪难以控制的患者，要尤为耐心细致，进行特别护理。

（4）心理护理

带状疱疹的发展有一个过程，皮疹范围在一定时间内有逐渐扩大的趋势，患者在不了解病情发展的情况下，对医师的诊治产生怀疑，对治疗失去信心，护理人员要向患者耐心说明医师诊治的准确性以及疾病本身的发展经过，帮助患者解除疑虑，增强战胜疾病的信心。另外，因病灶累及眼部，患者畏光、流泪、眼睑水肿难以睁开，再加上难以忍受的疼痛，因此产生烦躁、恐惧情绪，担心疾病影响视力甚至致盲，更产生消极悲观心理，对治疗产生抵触。护理人员应耐心细致地讲解有关疾病知识，使其对本病有正确的认识，从而消除患者恐慌情绪，使之主动配合治疗和护理。

（5）全身症状的观察及护理

加强眼部护理的同时，应强调整体护理，护士应准确记录疼痛的性质、范围、持续时间、缓解方式以及生命体征的变化。出现头痛、恶心、呕吐、颈强直的症状，可能是病毒侵犯中枢神经系统，发生脑炎及脑脊髓膜炎，及时报告医师，给予脱水疗法。当发现发热等全身炎症反应时，应立即报告医师，给予相应抗感染治疗。

（6）饮食护理

饮食以清淡、易消化、营养丰富为宜，多食富含维生素 A 及维生素 B 的食物，如动物肝脏、胡萝卜、南瓜、柑橘等，以加强角膜呼吸作用，改善局部代谢，促进上皮细胞修复。可适当配合以清热解毒除湿、清肝胆的食物，如绿豆汤、冬瓜汤、薏仁粥等。忌甜品、辛辣、煎炸食物，忌烟酒，不饮浓茶和咖啡。口服激素期间应低盐饮食。

（7）健康教育

疾病知识的缺乏是引起患者焦虑和抑郁的主要因素，通过疾病知识的宣教，向患者讲解眼部带状疱疹病的有关知识，让患者了解眼部带状疱疹发病诱因、发病原因、临床症状、治疗的注意事项、护理配合方法等，使患者积极配合治疗，促进疾病的康复。

二、接触性皮炎

接触性皮炎是眼睑皮肤对某些致敏原所产生的过敏反应。可单独发生，也可合并头面部发生。

（一）病因

1. 药物过敏

尤以药物性皮炎最为典型。常见的致敏物有抗生素溶液、磺胺类药物、表面麻醉剂、阿托品、汞制剂等。

2. 化妆品过敏

也为常见的过敏源，如清洁液、染发剂、眼影粉、气雾剂等。

3. 塑料制品

如眼镜架等。

（二）临床表现

（1）自觉症状：病变部位有痒及烧灼感。

（2）急性期：眼睑红肿，皮肤起泡，伴有渗液，色微黄，质黏稠。

（3）慢性期：渗液减少，红肿减轻，皮肤表面变得粗糙，有痂皮及脱屑。

（4）有时伴有睑黏膜肥厚、充血、水肿。

（三）治疗

（1）除去病因，立即中断对致病源的接触和使用。

（2）急性期用生理盐水或 3% 硼酸溶液冷湿敷。

（3）局部应用皮质激素药物，如 0.025% 地塞米松及强的松眼膏，但不宜包扎。

（4）全身服用维生素类药物及抗组织胺药物，如氯苯那敏等。重者可口服激素类药物。

（5）戴用深色平光镜，减少光线刺激和症状。

（四）护理

（1）寻找过敏源及可疑致敏病因，避免再刺激。女性化妆时要避开睑缘处，不用劣质化妆品。

（2）进食清淡食物，给高蛋白、高维生素饮食。忌食海味、辛辣食品及特殊蛋白质食物。

（3）皮肤损害部位禁用肥皂水、碘酊、酒精等刺激和搔抓。做好眼部护理，每日 2 次用 3% 硼酸溶液清洗，清除分泌物，后涂 1% 金霉素眼膏，防止眼睑粘连。

（4）保持室内适宜的温湿度，以免着凉。注意室内空气消毒，更换无菌床单、被褥和纱布垫。注意全身状况。

（5）注意观察有无细菌感染或真菌继发感染。

第二节　睑缘炎

睑缘炎是各种致病因素引起睑缘表面、睫毛毛囊及其腺体组织的亚急性或慢性炎症。临床上分为鳞屑性睑缘炎、溃疡性睑缘炎和眦部睑缘炎。

一、临床表现

（一）鳞屑性睑缘炎

自觉刺痒，睑缘潮红，睫毛根部及睑缘表面附有头皮样鳞屑。睫毛易脱落，但可再生，少数病例皮脂集中于睫毛根部呈蜡黄色干痂，除去后局部只见充血，并无溃疡面。病程缓慢，有时能引起睑缘肥厚。

（二）溃疡性睑缘炎

症状较前者重，为三型中最严重者，睫毛根部有黄痂和小脓疱，将睫毛粘成束，剥去痂皮，暴露睫毛根部有出血的溃疡面和小脓疱。因毛囊被破坏，睫毛脱落后不能再生而造成秃睫。溃疡愈合后形成瘢痕，瘢痕收缩时牵引邻近未脱落的睫毛而使其乱生，刺激眼球。如病程日久，睑缘肥厚外翻，泪小点闭塞，可造成溢泪。

（三）眦部睑缘炎

自觉瘙痒，多为双侧，外眦部常见。其特点为内、外眦部皮肤发红、糜烂、湿润，有黏稠性分泌物。重者出现皲裂，常合并眦部结膜炎。

二、辅助检查

（1）分泌物送检做细菌培养。如溃疡性睑缘炎大多可查出葡萄球菌；眦部睑缘炎多数可见莫－阿双杆菌；鳞屑性睑缘炎无固定病原菌。

（2）分泌物送检做药敏试验，有助临床选用敏感抗菌药物治疗。

三、治疗原则

（一）鳞屑性睑缘炎

（1）2% 碳酸钠溶液或生理盐水清洁局部，擦去皮屑。

（2）涂抗生素眼膏，或用 1 ：5 000 氧氰化汞软膏涂搽睑缘，每天 2 ～ 3 次，用药需至痊愈后 2 周，以防复发。

（3）如汞剂过敏或局部刺激反应过重者，则改用抗生素或 5% 磺胺眼膏。

（二）溃疡性睑缘炎

需要长期治疗。基本治疗是清除痂皮，并拔除受累的睫毛，用抗生素或者磺胺眼膏搽涂。对屡发和长期不愈的患者，应做细菌培养与药物试验，以选择有效药物。严重的溃疡性睑缘炎可用 1% 硝酸银涂抹。

（三）眦部睑缘炎

治疗基本同溃疡性睑缘炎。保持个人卫生，清洁眼睑，以 0.25% ～ 0.5% 硫酸锌眼液滴眼。

四、护理评估

（一）健康史

评价患者是否有屈光不正、视疲劳和营养不良等病史；并了解患者最近有无文眼线或是否使用劣质化妆品，以及平时的卫生习惯；患病期间的用药史等。

（二）身体状况

睑缘炎患者常常自觉眼部干痒、刺痛和烧灼感。

（三）心理－社会状况

评价患者因睑缘炎反复发作引起焦虑心理，并了解因眼部分泌物过多给患者带来的学习、工作影响，以及患者对疾病的认知程度。

五、护理诊断

（1）舒适受损：眼部干痒、刺痛和烧灼感与睑缘炎有关。

（2）潜在并发症：角膜溃疡、慢性结膜炎、泪小点外翻。

（3）焦虑/恐惧：与担心预后有关。

（4）自我形象紊乱：与担心自我形象被别人歧视有关。

（5）知识缺乏：缺乏睑缘炎的自我保健知识。

六、护理措施

（一）心理护理

注意沟通的语言、方式，告知患者一般预后较好，使其积极配合治疗，消除焦虑情绪。满足患者的心理需求，教会患者正确处理眼周分泌物的方法。教会患者正确点眼药水的方法。

（二）指导眼部用药方法

保持眼部清洁，用生理盐水湿棉签拭去睑缘鳞屑，再用棉签蘸黄降汞眼膏（对汞过敏者禁用）或用抗生素糖皮质激素眼膏涂抹睑缘皮肤，每天2～3次。症状严重者按医嘱全身使用抗生素。

（三）饮食护理

进食清淡、高营养、多维生素的食物。不吃辛辣刺激性食品，保持大便通畅，戒烟酒。

（四）生活指导

（1）改变不良作息时间及生活习惯，保证足够的睡眠。长期熬夜、睡眠不佳可诱发或加重本病。

（2）不用脏手揉眼睛，远离不洁环境。睑缘炎患者外出时可戴防护眼镜，避免风、沙、尘、强烈光线等刺激。

（3）如有屈光不正，应佩戴眼镜矫正。

（4）避免精神紧张，神经系统和内分泌系统调节紊乱、免疫功能低下容易诱发睑缘炎或使本病加重。

七、健康教育

（1）平时注意营养和体育锻炼，增加机体抵抗力。

（2）注意个人卫生，特别是眼部清洁。

（3）保持良好的用眼卫生，避免视疲劳。

（4）保持大便通畅，减少烟酒刺激。

第三节　睑腺炎

睑腺炎是化脓性细菌侵入眼睑腺体而引起的一种急性炎症，是常见的眼睑炎症，多发生于儿童及青年人。根据感染的部位不同，临床上分为内、外睑腺炎。其中睑板腺感染，称为内睑腺炎；睫毛毛囊或其附属皮脂腺、汗腺感染，称为外睑腺炎，又称麦粒肿。

一、临床表现

（一）外睑腺炎

常发生于睫毛根部的睑缘处。局部有红、肿、热、痛等急性炎症表现，在红肿区可触及局限性硬结，红肿范围较弥散。数天后，睑缘皮肤面出现黄色脓肿。严重者，可自行破溃。

（二）内睑腺炎

常发生于睑板腺内。肿胀较局限。睑结膜充血，可出现黄白色脓点。脓点破溃后症状减轻。

二、辅助检查

如果分泌物送检细菌培养，可以发现敏感药物，但临床上很少选用。

三、治疗原则

（一）早期

局部理疗或热敷，点抗生素眼药水及眼药膏，促使炎症消退，重病者全身应用抗生素和磺胺类药以控制炎症，防止扩散。切忌过早切开或挤压，否则炎症扩散，轻者可引起眶蜂窝织炎，重者能导致海绵窦血栓或败血症，甚至危及生命。

（二）脓点已出现

局部有波动感时切开排脓。外睑腺炎在皮肤面沿睑缘做横形切口，一定要将脓栓摘出。内睑腺炎，在睑结膜面做与睑缘垂直的切口，排净脓液。

（三）对多次复发的顽固病例

首先去除病因，并取脓液做细菌培养及药物敏感试验，亦可做自家疫苗注射。

四、护理评估

（一）健康史

了解患者有无糖尿病等慢性病；评估患者眼睑肿痛时间、程度，有无体温升高、寒战，有无挤压或针挑以及用药史，了解患者用眼卫生情况。

（二）身体状况

患侧眼睑可出现红、肿、热、痛等急性炎症表现，常伴同侧耳前淋巴结增大。外睑腺炎的炎症反应集中于睫毛根部的睑缘处，红肿范围较弥散，脓点常溃破于皮肤面。内睑腺炎的炎症浸润常局限于睑板腺内，有硬结，疼痛和压痛程度均较外睑腺炎剧烈，病程较长，脓点常溃破于睑结膜面。

（三）心理－社会状况

睑腺炎起病较急，出现疼痛等不适症状，影响外观，患者较为着急，尤其在脓肿未溃破之前，患者易自行挤压或针挑。护士应评估患者对疾病的认知程度。

五、护理诊断

（1）疼痛：眼痛与睑腺炎症有关。

（2）焦虑/恐惧：与对手术的恐惧及担心预后有关。

（3）知识缺乏：缺乏睑腺炎的相关知识。

（4）潜在并发症：眼睑蜂窝织炎、海绵窦脓毒血栓与致病菌毒力强、机体抵抗力低下有关。

六、护理措施

（一）疼痛的护理

1. 心理护理

仔细观察患者对疼痛的反应，耐心听取患者的疼痛主诉，解释疼痛的原因，给予支持与安慰，指导放松技巧。

2. 指导患者热敷

热敷可以促进血液循环，有助于炎症消散和疼痛减轻；早期热敷有利于脓肿成熟。热敷时应特别注意温度，以防烫伤。常用方法如下。

（1）熏热敷法：在装满开水的保温瓶瓶口，上覆盖一层消毒纱布，嘱患者眼部靠近瓶口，使热气集中于眼部，水温以患者能接受为度，每次 15 ~ 20 min，每天 3 次。

（2）湿性热敷法：嘱患者闭上眼睛，先在患眼部涂上凡士林，再将消毒的湿热纱布拧干敷盖眼上，水温以患者能接受为度，每 5 ~ 10 min 更换一次，每次更换 2 ~ 4 遍，每天 2 ~ 3 次。

（3）干性热敷法：将热水袋内装有 2/3 满的热水，外裹多层纱布，置于患眼。温度一般在 40℃左右，每次热敷 15 ~ 20 min，每天 3 次。

3. 指导患者外用药

指导患者正确滴用抗生素眼药水和涂用眼膏的方法。

4. 掌握脓肿切开引流的指征

即脓肿成熟后如未溃破或引流排脓不畅者，应切开引流。外睑腺炎应在皮肤面切开，切口与睑缘平行；内睑腺炎则在结膜面切开，切口与睑缘垂直。

（二）预防感染的护理

（1）测体温、查血常规，并采集脓液或血液标本送检细菌培养及药物敏感试验。

（2）局部炎症明显并有全身症状或反复发作者，可遵医嘱全身应用抗生素。

（3）观察病情：局部炎症明显并有全身症状或反复发作者，注意体温、血常规、头痛等全身症状变化；合并糖尿病者，应积极控制血糖，按糖尿病常规护理。对顽固复发、抵抗力低下者，如儿童、老人或患有慢性消耗性疾病的患者，给予支持治疗，提高机体抵抗力。

七、健康教育

（1）指导家庭护理，养成良好的卫生习惯，不用脏手或不洁手帕揉眼，保持眼部清洁，特别是皮脂腺分泌旺盛者。

（2）在脓肿未成熟前切忌挤压或用针挑刺，以免细菌经眼静脉进入海绵窦，导致颅内、全身感染等严重并发症。

（3）告诉患者治疗原发病的重要性，如有慢性结膜炎、睑缘炎或屈光不正者，应及时治疗或矫正。

第四节　睑与睫毛位置异常

眼睑的正常位置是：①眼睑与眼球表面紧密接触，形成一个毛细间隙，使泪液能吸附在这一毛细间隙中，随着瞬目动作向内眦流动，同时润滑眼球表面。②上下睑的睫毛分别向前上、下方整齐排列，可阻挡尘埃、汗水等侵入眼内，但绝不与角膜相接触。在内眦部睑缘前唇的上、下泪点，依靠在泪阜基部，以保证泪液能顺利导入。一旦发生异常，会对眼球带来危害。

一、倒睫

睫毛倒向眼球，刺激眼球，称为倒睫。

（一）病因

因毛囊周围瘢痕收缩所致。凡能引起睑内翻的各种原因均能造成，其中以沙眼常见，特别是瘢痕期沙眼。此外，睑缘炎、睑腺炎烧伤、外伤、手术等均可通过瘢痕的形成，改变睫毛方向，使睫毛倒长。

（二）临床表现

（1）自觉症状为持续性异物感、流泪、畏光、眼睑痉挛等。

（2）体征为被倒睫摩擦引起的结膜充血、角膜混浊，甚至形成角膜溃疡。

（三）治疗

1. 拔睫毛法

对于少数倒睫毛可用拔睫毛镊子拔除，但拔除后不久又可再生。

2. 电解法

为避免倒睫再生，可用电解法破坏毛囊，以减少睫毛再生的机会。

3. 手术

为数多或密集的倒睫，乃由瘢痕性睑内翻引起，可行睑内翻矫正术。

二、睑内翻

（一）定义

睑内翻为一种睑缘内卷、部分和全部睫毛倒向眼球刺激角膜的反常状态。

（二）病因与类型

1. 瘢痕性睑内翻

由睑结膜和睑板瘢痕性收缩弯曲所引起，常见于沙眼瘢痕期，也可发生于结膜烧伤、结膜天拖疱及白喉性结膜炎等病之后。

2. 痉挛性内翻

主要发生在下睑，由于眼轮匝肌痉挛收缩所致，多见于老年人。因老年人皮肤松弛，以致失去牵制眼轮匝肌纤维的收缩作用，加上眶脂肪减少，使眼睑后面缺乏足够的支撑。此外结膜炎、角膜炎的刺激，长期将眼包扎过紧，小眼球、无眼球等均可诱发本病。

3. 先天性睑内翻

主要见于婴幼儿下睑内翻，大多由于内眦赘皮牵拉，体质肥胖及鼻根部发育不够饱满所致。也有些是由于睑缘部眼轮匝肌发育过度或睑板发育不全引起。

（三）临床表现

同倒睫，但更严重，睑缘内卷，倒睫刺激角膜，可造成角膜溃疡和角膜混浊。

（四）治疗

针对不同原因分别进行治疗。

（1）瘢痕性者手术矫正。

（2）痉挛性者去除病因，老年者手术治疗。

（3）先天性者，轻度内翻可随年龄的增长而减轻或消失，较重者可行手术矫正。

（五）护理

（1）注意眼部清洁，积极防治沙眼。

（2）做好心理护理，告诉病人疼痛原因，缓解病人焦虑心理。

（3）如睑内翻症状明显，可用胶布法或缝线法在眼睑皮肤面牵引，使睑缘向外复位。

（4）少量倒睫可用睫毛镊拔出或行电解倒睫术。

（5）大量倒睫和睑内翻需要手术矫正，遵医嘱做好手术准备，常用术式：结膜下睑板切除术和结膜睑板切除法、部分睑板切除法，按外眼手术常规护理，术前 1 ~ 2 d 点抗生素滴眼液，每日 4 次。

（6）术后第一天换药，换药时用生理盐水湿棉签擦去眼部分泌物，清洁用 75% 酒精棉签消毒缝线部位，结膜囊内涂抗生素眼膏，用眼垫包眼，术后第五天拆线。

（7）遵医嘱给予抗生素眼药水滴眼，预防感染。

三、睑外翻

（一）定义

睑外翻是睑缘离开眼球、向外翻转的反常状态。轻者睑缘与眼球离开，重者暴露睑结膜，甚至眼睑全部外翻。

（二）病因与分类

1. 瘢痕性

由于眼睑外伤、烧伤、眼睑溃疡、眶骨骨髓炎或睑部手术不当等所造成的皮肤瘢痕牵引所致。

2. 痉挛性

由于眼睑皮肤紧张，眶内容充盈眼轮匝肌痉挛压迫睑板上缘（下睑的睑板下缘）所致。常见于患泡性结角膜炎的小儿，或高度眼球突出的患者。

3. 麻痹性

仅见于下睑，由于面神经麻痹，眼轮匝肌收缩功能丧失，下睑依其本身的重量下垂而形成外翻。

4. 老年性

仅见于下睑，由于老年人的眼轮匝肌功能减弱，眼睑皮肤及外眦韧带也较松弛，使睑缘不能紧贴眼球，终因下睑本身重量下坠而外翻。加上外翻引起的溢泪、慢性结膜炎，使患者频频向下擦泪，加剧了外翻的程度。

（三）临床表现

（1）因泪小点外翻，发生溢泪。

（2）暴露部分的结膜充血、肥厚、干燥、粗糙，甚至呈表皮样改变。

（3）严重者可导致睑闭合不全及暴露性角膜炎。

（四）治疗

去除病因，涂抗生素眼膏，夜间包盖，防止干燥，保护角膜。

1. 瘢痕性

彻底切除瘢痕，做植皮术。

2. 麻痹性

轻者涂眼膏及眼垫包扎，重者应行眼睑缝合术以保护角膜。

3. 老年性

轻者，应嘱其向上擦泪，以减少或防止外翻加剧。重者手术矫正，以缩短睑缘为原则，最简易的方法是在结膜睑板层及皮肤肌肉层各做一个三角形切除，然后缝合之。

（五）护理

1. 保护角膜，防止暴露性角膜炎

可点抗生素滴眼液，晚上涂润滑性眼膏及眼垫包眼。

2. 手术护理

（1）术前护理

①按外眼手术常规，并应协助患者做好术前的各项检查工作。②对眼部的护理：加强眼部的护理，用温生理盐水冲洗结膜囊，每日 2 ~ 3 次，如分泌物过多，可用消毒棉签轻轻拭去，再行冲洗。按医嘱给予抗生素眼药水滴眼，每晚睡前涂抗生素眼膏，严重者用凡士林油纱布遮盖或戴眼罩，以防灰尘及异物落入眼中，还可保持结膜及角膜湿润。睑结膜肥厚者，手术前 3 d 起，用2% 生理盐水湿敷以促进水肿消退。③心理护理：术前详细介绍手术方法、手术所需时间、手术中可能出现的问题，以便取得患者在手术中的配合。还要详细说明手术后必然出现的反应，包括疼痛、肿胀等，以及手术切口的自然恢复过程、敷料包扎的时间等，以使其能理解和接受。告之患者无论治疗单侧或双侧睑外翻矫正术，术后均需要包扎双眼，目的是为防止因健侧眼睑的活动而影响对侧的固定，同时还要了解患者的生活习惯，以便在包扎期间的护理工作顺利进行，使患者满意。④术晨准备：术晨再次用生理盐水冲洗结膜囊，按医嘱滴眼药水，嘱患者用肥皂水洗脸，禁止涂抹化妆品。协助长发患者盘好长发，充分暴露手术部位，便于皮肤消毒。

（2）术后护理

①局部观察：因术中止血不彻底或因术中使用肾上腺素后反应性出血，术后皮片下可能发生水肿，应密切观察，如出现敷料上有进行性渗血，浸透或肿痛逐渐加重，应立即通知医师妥善检查处理。②注意角膜刺激症状：如患者主诉眼内有异物感时，就立即通知医师检查处理，以免由于倒睫或纱布等损伤角膜。③术后按常规协助医师更换外层敷料，用热生理盐水棉球拭净睑裂处分泌物，并涂以抗生素眼药膏。④生活护理和心理护理：由于术后患者双睑包扎，生活不能自理，故应协助患者进行床上洗漱、进食、排便，切忌让患者自行下床活动，以免发生损伤。为患者做治疗，应先通知，切忌突然擦触患者使之受到惊吓。经常巡视患者，询问有无不适，及时给予必要的协助。患者由于寂寞，常感到心情郁闷或焦躁不安，应尽量为他们排忧解难，如与患者进行谈心，让患者听音乐等。⑤植皮后的理疗：一般采用紫外线照射，术后 3 d 植皮区以 2 ~ 3 个生物剂量紫外线照射，尤其是创面愈合缓慢或出现感染迹象时，应每隔 2 ~ 3 d 照射 1 次，可改善局部血循环，防止感染，促进创面愈合。⑥拆线：术后 7 ~ 10 d 拆除植皮区缝线，睑粘连缝线应酌情推迟拆线，一般在术后 3 ~ 6 个月才剪开粘连部缝线。

（3）出院前的健康指导

移植皮片愈合稳定后，可行局部按摩，以促进软化。植皮区与供皮区可适当涂以抗疤痕药，预防疤痕增生。皮片移植术后多有颜色加深表现，日光照射会加重这一变化，应告诉患者注意避免日光直接照射植皮区。

第五节 眼睑过敏性炎症

眼睑过敏性炎症是眼睑皮肤对某些物质产生的过敏反应。眼睑可单独犯病，也可能是头面皮肤受累的部分表现。最常见的过敏反应是眼睑湿疹。

一、临床表现

眼睑湿疹起病急，眼睑部烧灼感、极痒、畏光、流泪，眼睑皮肤水肿、充血。局部出现红色丘疹、水泡及渗出物，疱疹破溃后留一粗糙面，覆以痂皮，如有继发感染则发生溃疡。湿疹的范围可由眼睑扩散至额部、面颊部，还可侵及结膜囊，形成结膜炎和角膜浸润。

二、辅助检查

眼睑湿疹血常规检查常有嗜酸性粒细胞增多。

三、治疗原则

（1）找出致敏物质，停止接触致敏物质，加强营养。

（2）局部用 3% 硼酸水湿敷，外涂皮质类固醇霜或氧化锌软膏。

（3）口服泼尼松及氯苯那敏、阿司咪唑等抗过敏药，或静脉注射葡萄糖酸钙等。

四、护理评估

（一）健康史

评价患者是否有接触某种过敏性物质或药物史。

（二）身体状况

患者有眼睑刺痒、烧灼感。眼睑水肿明显，伴有轻度充血，继而出现红斑、丘疹、水疱等湿疹样改变。慢性者常反复发作，皮肤外观似鳞屑状粗糙肥厚。

（三）心理－社会状况

患者因病程长，反复发作，对治疗缺乏信心，常表现为焦虑、烦躁，故应关心体贴患者，同情患者的痛苦，了解患者和家属对疾病的认知情况。

五、护理诊断

（1）舒适的改变：与眼睑刺痛及烧灼感有关。

（2）焦虑/恐惧：与担心预后有关。

（3）自我形象紊乱：与担心自我形象被别人歧视有关。

（4）知识缺乏：缺乏眼睑过敏性炎症的自我保健知识。

六、护理措施

（一）心理护理

解释治疗的必要性、方式、注意事项，进行心理疏导，鼓励患者表达自身感受和想法，采取针对性的心理防护措施。

（二）饮食护理

饮食宜清淡易消化，忌食辛辣刺激性食物及可致过敏的食物。

（三）用药指导

按医嘱给予全身及局部抗过敏药物，并介绍用药的目的及注意事项；按医嘱教会患者正确的涂抹药膏方法。

七、健康教育

（1）平时注意休息，不要过度疲劳，保持良好的情绪，合理锻炼身体，增强体质。

（2）进食清淡饮食，多吃新鲜水果、蔬菜，补充维生素，保持排便通畅。

（3）行过敏试验，避免接触过敏源。

参考文献

［1］刘书哲，卢红梅. 肿瘤内科护理［M］. 郑州：河南科学技术出版社，2017.

［2］李军华，林建荣. 儿科护理［M］. 武汉：华中科技大学出版社，2017.

［3］杭荣华，刘新民. 护理心理学［M］. 合肥：中国科学技术大学出版社，2013.

［4］史铁英. 急危重症临床护理［M］. 北京：中国协和医科大学出版社，2018.

［5］周更苏，白建英. 护理管理［M］. 北京：人民卫生出版社，2016.

［6］谢芳. 妇产科常见病诊疗与护理［M］. 昆明：云南科技出版社，2018.

［7］方茜，王小琴. 腹腔镜手术护理技术图谱［M］. 贵阳：贵州科技出版社，2018.

［8］温贤秀，蒋蓉，蒋文春. 疾病护理常规［M］. 北京：人民卫生出版社，2018.

［9］黄欢. 临床护理路径［M］. 昆明：云南科技出版社，2018.

［10］乐俊. 临床内科常见疾病的诊疗与护理［M］. 昆明：云南科技出版社，2018.

［11］徐国辉，周卓珍. 社区护理［M］. 北京：科学出版社，2017.

［12］杨霞，孙丽. 呼吸系统疾病护理与管理［M］. 武汉：华中科技大学出版社，2016.

［13］李敏. 图解实用外科临床护理［M］. 北京：化学工业出版社，2017.

［14］黄朝芳，王小为，陈鸣风. 心脏术后心包纵膈引流管的观察及护理［J］. 海南医学，2010（2）：132-133.

［15］史俊萍，秦勤爱. 老年护理案例版［M］. 北京：科学出版社，2013.

［16］化前珍. 老年护理学（第3版）［M］. 北京：人民卫生出版社，2012.

［17］吴红宇，王春霞. 老年护理［M］. 北京：高等教育出版社，2015.

［18］张艳蕾. 中心静脉压的调控在肺心病诊疗过程中的应用研究［J］. 中国继续医学教育，2015，7（3）：30-31.

［19］杨蓉，冯灵. 神经内科护理手册（第2版）［M］. 北京：科学出版社，2017.

［20］周文静，唐丽梅，曹晓亚. 急危重症护理查房［M］. 北京：科学技术文献出版社，2015.

［21］潘瑞红，等. 专科护理技术操作规范［M］. 武汉：华中科技大学出版社，2016.

［22］彭瑛. 全科护理［M］. 昆明：云南科技出版社，2018.